VOLKER MEHL | ANKE PACHAUER

UNSER ayurveda KITCHEN RETREAT

60 Ayurveda-Rezepte, Yogaübungen und Selfcaretipps für das kleine Glück zu Hause

INHALT

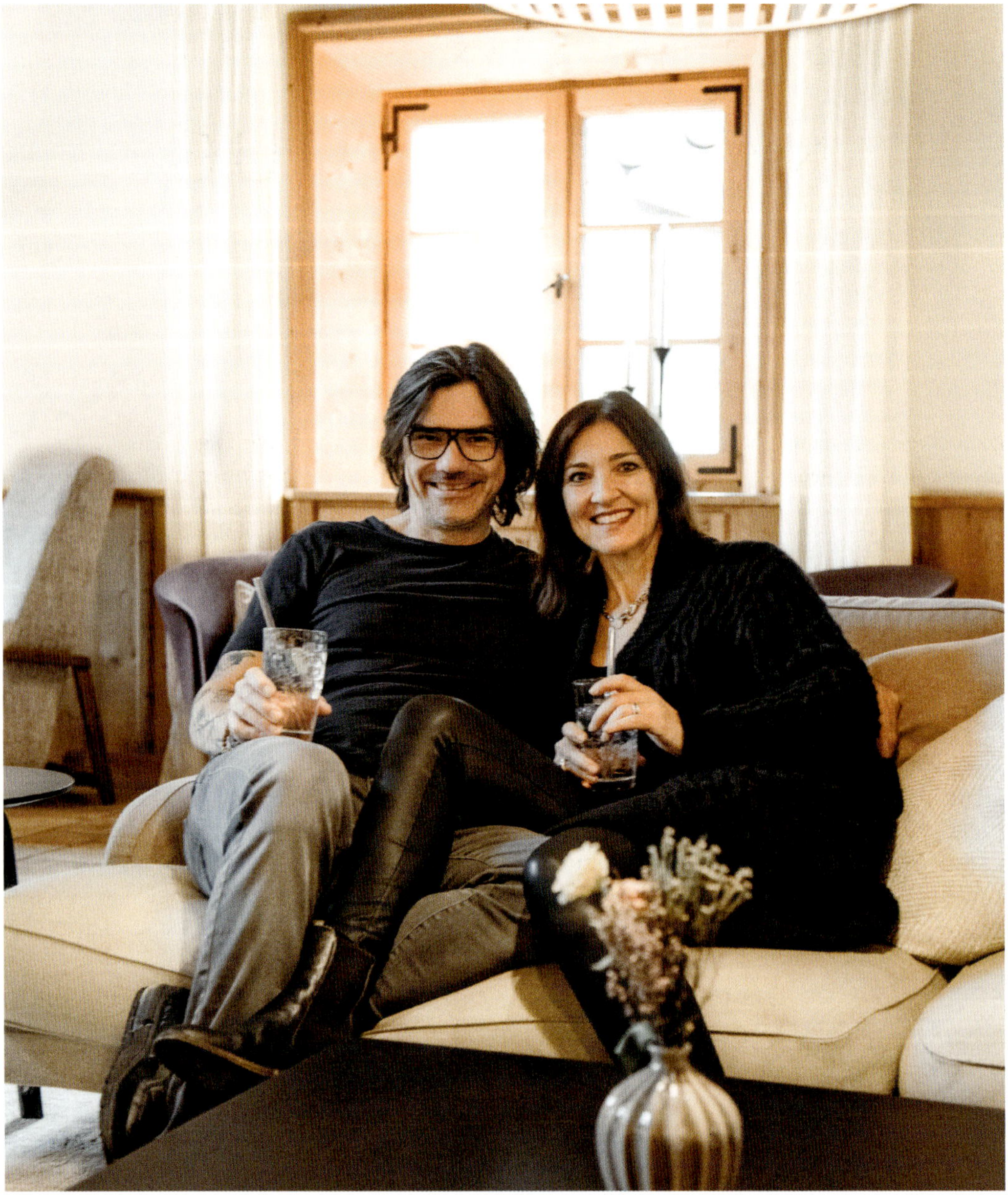

»WIR LADEN DICH DAZU EIN,
DEINE KÜCHE AB JETZT DURCH DIE
WELLNESSBRILLE ZU ERLEBEN.«

Anke und Volker

DIE SEHNSUCHT NACH RÜCKZUG

Geht es dir auch manchmal so, dass du zwischen Beruf, Familienleben und all den Verpflichtungen des Alltags gerne noch etwas mehr Zeit für dich selbst hättest? Gerade wenn der Job, der Partner oder die Partnerin, Kinder, Verwandte, Freunde und Freundinnen, der Einkauf, der Haushalt, die Haustiere oder was auch immer viel Aufmerksamkeit im Alltag fordern – und das oft vom Aufwachen bis zum Schlafengehen. Bestimmt hast du auch noch Ansprüche an deine eigene Gesundheit, dein Aussehen, deine körperliche und mentale Fitness sowie an ein paar soziale Themen. Das ist ganz schön viel und führt oft dazu, dass die Tage und damit das Leben einfach so vorbeirauschen, ohne dass du es bewusst wahrnehmen, geschweige denn genießen kannst. In einem solchen Setup ist es meist nicht möglich, sich mal ein oder zwei Wochen auszuklinken, um in einer Kur oder – wie man heute so schön sagt – in einem »Retreat« neue Kraft zu tanken. Lass uns deshalb gemeinsam einen alternativen Weg einschlagen: Willkommen bei unserem »Ayurveda Kitchen Retreat« – deiner persönlichen Woche für mehr Entlastung und Entspannung im Alltag. Schön, dass du dir selbst etwas Gutes tun willst!

Die Küche als Rückzugsort

Die Küche ist der beliebteste Ort einer jeden Party, die besten Feste starten und enden bekanntermaßen dort. Wir folgen damit einem Urinstinkt, denn schon unsere Vorfahren vor Tausenden von Jahren versammelten sich um das wohlig warme Lagerfeuer, um sich auszutauschen und Speisen zu teilen. Ein Rückzug mit Wohlfühlgarantie! Auch für uns ist die Küche das Zentrum unseres Wohnens und ein Platz für gute Stimmung und entspannte Selbstfürsorge. Genau das möchten wir dir hier – für den Fall, dass du es vergessen oder noch nie so gesehen und erlebt hast – näherbringen.

Wie oft hast du schon in deiner Küche gestanden und dir mehr oder weniger bewusst Essen zubereitet? Die Küche ist als Ort für viele so selbstverständlich, dass er oft gar nicht als etwas Besonderes wahrgenommen wird. In den meisten Fällen ist es ja so, dass wir uns an Gegenstände, Räume, Zustände (wie z. B. unsere Gesundheit), aber auch an Menschen, die wir täglich im Umfeld haben, gewöhnen und das Wow-Gefühl sukzessive weniger wird. Was nicht bedeuten soll, dass sie deshalb weniger wertvoll sind. Sie treten einfach in den Hintergrund. Und deshalb möchten wir dir in diesem Buch einfache Impulse als kleine Reminder mitgeben, die banalen Dinge des Alltags immer wieder aufs Neue wertzuschätzen: dich als Person, deinen Körper, deine Gesundheit, deine Atmung, deine Küche, dein Haus oder deine Wohnung, die Menschen um dich herum, ... – all das, was dich ausmacht und zu dir gehört.

Dein Retreat für zu Hause

Im Zentrum dieses Buches steht ein Wochenprogramm, das zum einen auf den Erkenntnissen des Ayurveda basiert, der seit vielen Jahrtausenden beschreibt, welche Lebensbedingungen sich günstig im Hinblick auf ein langes, gesundes und glückliches Leben auswirken, und sich zum anderen auf unsere eigenen Erfahrungen stützt, wie ein gesunder Alltag heutzutage, mit Job, Familie und all den Anforderungen, die die Umwelt an uns stellt, zu bewerkstelligen ist.
In unserer Retreat-Woche zeigen wir dir, dass deine Küche ein Ort der Selbstfürsorge ist und dass Spaß haben, achtsam sein und die Zubereitung von Nahrung sich wunderbar ergänzen. Oder, um es mit den Worten des Schriftstellers Jonathan Swift auszudrücken:

»DIE BESTEN ÄRZTE DER WELT SIND DR. ESSEN, DR. RUHE UND DR. FRÖHLICH.«

Jonathan Swift,
englisch-irischer Schriftsteller

Kochen, Meditation, Yoga-, Atem- und Beautyeinheiten, die sonst kaum Platz im vollgepackten Alltag finden, bringen wir an einem Ort zusammen: in deiner Küche. Du fragst dich sicher, wie das geht. Ganz einfach: Du übst Yoga-Asanas am Küchentresen oder -tisch, schnippelst und rührst dich in einen meditativen Zustand und nährst deinen Körper mit wertvollen Beautyölen, die du selbst herstellst.
Unsere einfachen Rezepte bestehen aus hochwertigen Zutaten, vollgepackt mit Inhaltsstoffen, die dich satt machen, ohne zu belasten, und dich mit vielen guten Glücksbotenstoffen versorgen. Mithilfe von Farben und Musik nutzt du zudem die Kraft physikalischer Energiewellen, die direkt zu deinem Wohlbefinden beitragen. Warum? Weil Farbe reine Energie ist und sich intensiv – sowohl auf unseren Körper als auch auf unseren Geist – auswirkt. Wenn wir uns in der Retreat-Woche also einmal durch den Regenbogen kochen und essen, dann haben wir schon sehr viele Bereiche in unserem Organismus berührt und aktiviert.

Der Vorteil an unserem Programm ist, dass du dir für dieses Retreat keinen Urlaub nehmen oder eine Reise planen musst, sondern jederzeit einsteigen kannst. Wir haben dafür viele Impulse für dich zusammengefasst, die dir dabei helfen können, die Aufgaben des Alltags mit Momenten der Selbstfürsorge zu verknüpfen, und die deinen Blick auf das Wirken in der Küche nachhaltig verändern. Mit einer achtsamen Haltung dir gegenüber und den wertvollen Tipps aus dem Ayurveda bringst du mehr Ruhe, Klarheit und Kreativität in dein Leben und wirst dadurch in vielfacher Hinsicht deinen Alltag bewusster und nachhaltiger, mit mehr positiven Effekten für deine Gesundheit und dein Wohlbefinden erleben.

Während der Retreat-Woche wirst du erfahren, was dir individuell guttut und was für dich den größten Effekt im Sinne der Entspannung und Lebensfreude hat. An jedem Retreat-Tag findest du dafür Impulsfragen zur Selbstreflexion und bist dazu eingeladen, ein Tagebuch oder Journal zu führen, in das du deine persönlichen Highlights eintragen kannst, sodass du am Schluss deiner Retreat-Woche noch einmal alles Revue passieren lassen kannst und einen guten Fahrplan für die Zeit danach hast. Du nimmst das mit, was du gerne weiterführen willst, und integrierst so Stück für Stück mehr Selbstfürsorgemomente in deinen Alltag. Wenn also der Stress mal wieder überhandnimmt, belastende Gedanken oder körperliche Beschwerden dich aus der Balance bringen, dann nutze deine Erkenntnisse aus der Retreat-Woche, um dich auszugleichen.

DAS GLÜCK LIEGT IM ALLTÄGLICHEN

Wie immer, wenn es ans Kochen geht, können wir dir gewisse Dinge, wie einkaufen gehen, Gemüse schnibbeln und Kochzeiten abwarten, nicht ersparen. Das wollen wir aber auch gar nicht! Denn es geht vor allem um die innere Haltung zu Dingen. Wenn wir mit entspannter Gesinnung Kartoffeln schälen und Saucen rühren, wirkt das wie eine sanfte Bremse im sonst vollgepackten Alltag. Und wenn du dich mal ganz bewusst darauf einlässt, dann kann das, was dich vielleicht letzte Woche noch tierisch genervt hat, auf einmal sogar Spaß machen. Keine Sorge, du musst jetzt nicht zum Meditationswunder werden und jeden Brokkoli beim nächsten Einkauf streichelnd in deinen Einkaufswagen legen. Wir wollen dich einfach dazu einladen, ganz banale Dinge, die du wahrscheinlich schon unzählige Male getan hast, aus einer anderen Perspektive und mit einem anderen Mindset anzugehen. Das Leben ist wunderbar einfach und wunderschön in seiner Selbstverständlichkeit – das mal wieder zu spüren, dazu wollen wir dich einladen.

NAHRUNG FÜR DIE SEELE

Wir haben beide eine starke Motivation, ein gutes, gesundes Leben zu führen. Das, was wir dir in diesem Buch weitergeben, ist deshalb kein angelesenes theoretisches Wissen, wie ein gutes Leben funktionieren kann, sondern praktische und gelebte Erfahrung – untermauert von Erkenntnissen aus wissenschaftlichen Studien zur Funktionsweise des Körpers, der Wirkung von Nahrungsmitteln und Farben sowie Achtsamkeitsmethoden auf den Körper.

Wir hatten beide das Glück, in Elternhäusern und mit Großeltern aufzuwachsen, in denen die Küche und das Kochen eine zentrale Rolle gespielt hat. Von klein auf haben wir erlebt, wie Lebensmittel selbst angebaut oder regional beim Bauern eingekauft wurden, wie Kräuter und Gemüse im Garten frisch gewachsen sind und wie diese mit Liebe zu leckeren, nährenden Gerichten verarbeitet wurden – meistens jedenfalls, denn als Kind findet man Schwarzwurzelgemüse und Rote-Bete-Salat ja nicht immer ganz so prickelnd ...

Es ist nicht verwunderlich, dass wir uns auch beim Kochen kennengelernt haben – das ist ein paar Jahre her und bis zu einem »uns« und dem Teilen der Leidenschaft hat es schließlich noch etwas gedauert. Aber umso mehr genießen wir jetzt diese gemeinsamen Auszeiten in der Küche. In der Küche beim Werkeln und Wirken kommen uns oft die besten Gedanken. Vielleicht kennst du das auch? In solchen Momenten, in denen du »im Fluss bist« – beim Handwerken, beim Spazierengehen, beim Fahrradfahren oder unter der Dusche –, bist du kreativ und voller Schaffenskraft. Deshalb ist es unser Wunsch, dass du dir mit unserem »Ayurveda Kitchen Retreat« Zeit nimmst für deine Selbstfürsorge, dass du deine Gesundheit fokussierst und die Momente des Alltags, die dich dabei unterstützen können, wertschätzt. Wir möchten zudem einen Wert nachhaltig bewahren, den wir selbst mitbekommen haben: nämlich dass die gute Energie aus frischen, hochwertigen Lebensmitteln, die mit Achtsamkeit und Liebe zubereitet werden, nicht nur Einfluss auf die Stimmung, die Gesundheit und das Wohlgefühl hat, sondern auch auf den Geschmack! Dies gilt umso mehr, wenn der Koch oder die Köchin mit einer positiven Einstellung an die Zubereitung geht. Das Ergebnis wird schmackhafte, gesunde Nahrung für Körper, Geist und Seele sein.

Kurz: Essen müssen wir sowieso – und wenn das Vorbereiten, das Kochen und die richtige Wahl der Lebensmittel dabei nachweislich glücklich machen, dann können wir nur noch sagen:

»AB IN DIE KÜCHE UND ROCK OM!«

Anke und Volker

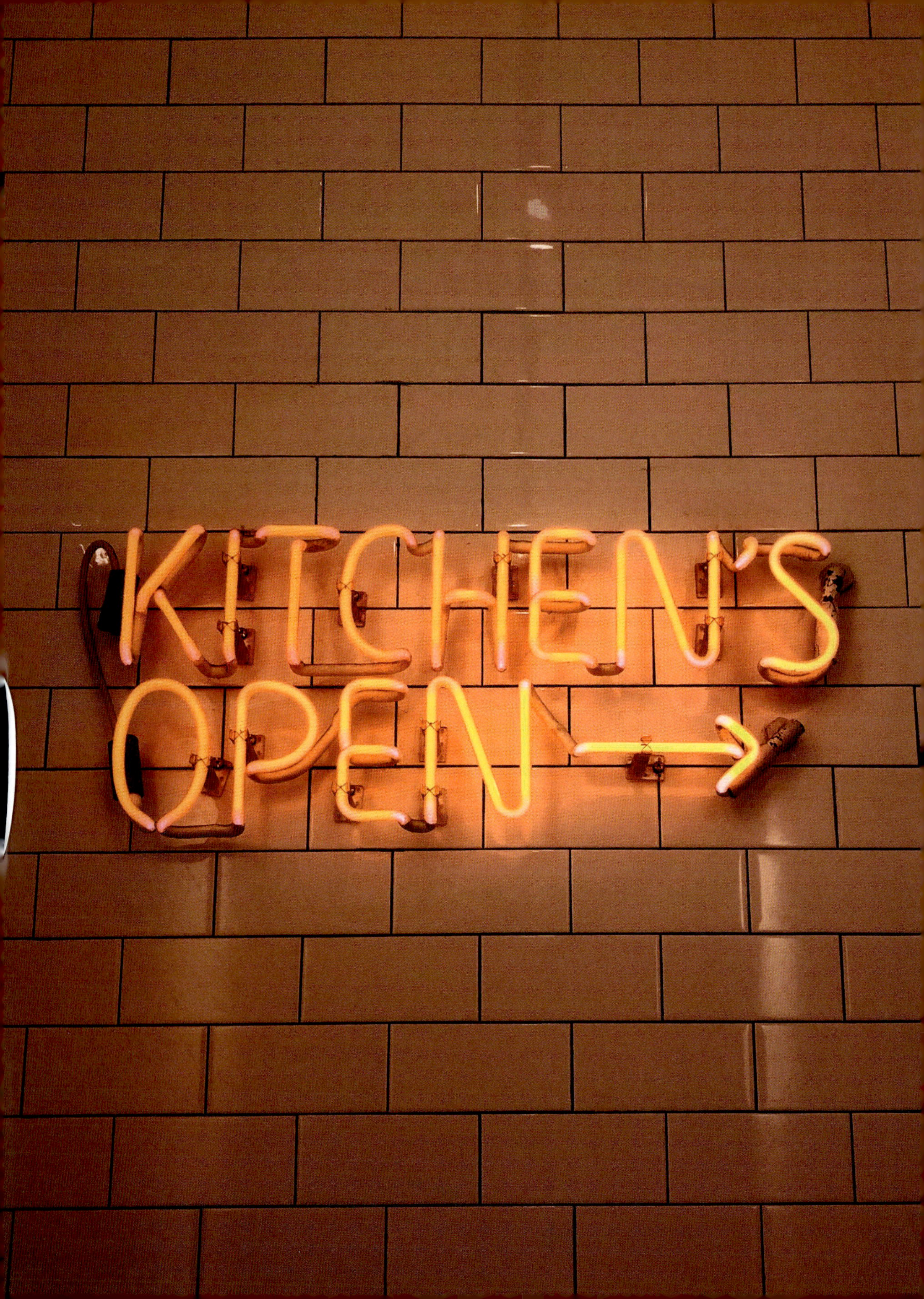
KITCHEN'S
OPEN

DEINE AUSZEIT

Retreat-Momente im Alltag beginnen damit, dass du dir selbst erlaubst, dir Zeit für den kleinen Rückzug einzurichten. Gesundheit und Selbstfürsorge sind wichtig und beides beginnt mit dem, was du dir selbst zuführst, deiner Ernährung, und an dem Ort, der perfekt für kleine Auszeiten geeignet ist: deiner Küche.

WARUM EINE AUSZEIT VOM ALLTAG?

Ein Retreat im Alltag ist eine wunderbare Gelegenheit, innezuhalten und aufzutanken. Bei vielen von uns bewegt sich das Leben schnell und der natürliche Zustand unseres Körpers ist an dieses Tempo nicht gewöhnt. Das merken wir oft direkt an Verdauungs- und Schlafbeschwerden, fahler Haut oder einem launigen Gemüt. Regelmäßige Rückzugseinheiten wirken hier Wunder.

Eine Auszeit vom Alltag, in der man einfach mal die Seele baumeln lassen kann, ist der Wunsch vieler in unserer zunehmend zeitlich durchgetakteten Welt. Zwischen privaten und beruflichen To-dos, der Familie, den Einkäufen, Fitness- und Friseurterminen oder anderen Verpflichtungen bleibt dafür oft leider kaum Zeit. Dabei wäre genau das mehr als nötig für über ein Viertel der Deutschen, die einer Studie zufolge häufig gestresst sind – Frauen übrigens mehr als Männer. Auf der Suche nach Entspannung praktiziert mittlerweile etwa jede vierte Frau und mehr als jeder siebte Mann in Deutschland Yoga oder Meditation, Tendenz steigend. Laut einer Umfrage im Jahr 2023 sind es rund 3,3 Millionen Menschen ab 14 Jahren, die in ihrer Freizeit häufig Yoga machen. Und die Sehnsucht nach einer länger andauernden geplanten Auszeit, heutzutage als »Retreat« beschrieben, wächst. So wie auch die Angebotsvielfalt an Retreats im In- und Ausland rasant zunimmt.

Was bedeutet Retreat?

Der Begriff »Retreat« bedeutet zunächst einmal »Rückzug«. Während er im Englischen ganz allgemein für jegliche Phasen benutzt wird, die der Entspannung oder dem Abbau von Stress dienen, wird er im deutschen Sprachraum über diese Beschreibung hinaus mit der Idee von einer mehrtägigen oder -wöchigen Auszeit an einem abgelegenen, oft fernöstlichen Ort unter Ausübung spiritueller Praxis verbunden. Vor allem Yoga-Retreats sind derzeit total im Kommen. Oft finden sie an Orten mitten in der Natur, in paradiesischen Traumlocations im Ausland, in ehemaligen Klöstern oder am Meer statt. Hauptsache, weg vom Alltagstrubel, von der Stadt und allem, was zu viel Unruhe stiftet. Es hat den Anschein, dass das Erholungspotenzial von Retreats oft danach bemessen wird, wie ausgefallen oder weit entfernt der Ort ist und wie viele Massage- und Wellnessanwendungen dazu angeboten werden. Dabei geht es nicht unbedingt darum, sich weit genug zu entfernen, sondern vielmehr näher zu sich selbst zu finden! Die Akkus aufzuladen, neue Energie zu tanken, mal zur Ruhe zu kommen, sich gut zu ernähren, sich zu bewegen und selbst wieder zu spüren – körperlich wie geistig. Das, was viele im Alltag offensichtlich nicht mehr gut schaffen.

Jeder Moment ist ein Retreat-Moment!

Die gute Nachricht ist: So langsam sickert es durch, dass es völlig in Ordnung und durchaus möglich ist, sich auch im normalen Alltagsgeschehen mal zurückzuziehen, sich selbst zu verwöhnen und den Gedankenwirbeln eine Ruhepause zu gönnen. Und: Man muss nicht weit reisen, um sich selbst die Zeit zu nehmen und wieder mit dem eigenen Inneren anzudocken. Was zählt, ist das Hier und Jetzt, die Momente im normalen Alltag und in vertrauter Atmosphäre einfach zu Retreat-Momenten zu machen. Das bedeutet, du gehst zur Arbeit, lebst den Alltag mit Kollegen und Kolleginnen, Freunden und Freundinnen sowie der Familie und gleichzeitig nimmst du dir regelmäßig diese kleinen Auszeiten, in denen du deine ganze Aufmerksamkeit dir selbst widmest.

Zugegeben: Ein Retreat in der Mitte des Alltagsgeschehens kann eine Herausforderung sein. Vor allem dann, wenn man es zu streng oder dogmatisch angeht. Wir haben die Erfahrung gemacht, dass eine gewisse Leichtigkeit hier guttut. Unsere Retreat-Woche ist deshalb so aufgebaut, dass sie dir genügend Freiheit gibt, zu bestimmen, was du wie und wann entspannt schaffen kannst.

»Entspannt« ist zuerst einmal der besondere Ort für dieses Retreat: deine eigene Küche! Du musst nämlich nicht erst zum Retreat-Ort anreisen, sondern nutzt bereits jede Minute deiner freien Zeit für deinen Rückzug. Hier beginnt Selbstfürsorge mit einem Schneidebrett, einem Messer und einem Berg gesunder Nahrungsmittel.

Die Küche als Retreat-Ort

Laut einer Umfrage im Jahr 2022 kochen 39 Prozent der deutschen Erwachsenen so gut wie jeden Tag frisch, weitere 40 Prozent zwei- bis dreimal pro Woche. Das sind ziemlich viele Menschen, die täglich Zeit in der Küche verbringen – mit mehr oder weniger Spaß dabei. Nur, wenn wir schon Lebenszeit mit der Zubereitung von Essen verbringen, dann macht es Sinn, die Zeit des Kochens und Essens auch mit voller Aufmerksamkeit zu nutzen, oder? Vor allem, wenn wir bedenken, dass die Ernährung, neben Sonnenlicht, Bewegung und einem ausgeglichenen Seelenleben, einen großen Einfluss auf unsere Gesundheit hat.

Nutze also die Momente im Alltag und betrachte den Akt in der Küche als einen der Selbstwertschätzung und Selbstliebe. Weil das, was du

»IMMER IST DIE WICHTIGSTE STUNDE DIE GEGENWÄRTIGE; IMMER IST DER WICHTIGSTE MENSCH DER, DER DIR GERADE GEGENÜBERSTEHT; IMMER IST DIE WICHTIGSTE TAT DIE LIEBE.«

Meister Eckhart

»SEI IM MOMENT, GENIESSE DAS, WAS DU TUST, BETRACHTE ES MIT DER RICHTIGEN EINSTELLUNG, ALS AKT DER SELBSTLIEBE, UND DU WIRST FESTSTELLEN, DASS EIN GROSSTEIL DES TAGES ›YOGA‹ IM URSPRÜNGLICHSTEN SINNE IST.«

Anke und Volker

darin für dich und deine Liebsten (er)schaffst, ein wahrer »Kitchen Retreat«-Moment ist. Darüber hinaus ist so eine Retreat-Woche zu Hause auch eine günstige Möglichkeit, um eine große Wirkung auf dein allgemeines Wohlbefinden zu erzielen. Wir alle leiden von Zeit zu Zeit unter Stress, aber eine regelmäßige Selbstfürsorge, in Form von Zeit für sich selbst mit einer entspannten Einstellung und entspannenden Aktivitäten zu Hause, kann einen entscheidenden Unterschied machen. Also fangen wir mit deiner Einstellung an: Die Küche ist ab sofort dein Yoga- und Meditationszentrum!

Was passiert in einer Retreat-Woche?

Wie so ein Kitchen-Retreat aussehen kann, das zeigen wir dir mit unserem Wochenprogramm. Wir haben bewusst eine Woche gewählt, weil dies eine Zeitspanne ist, die einen guten Eindruck gibt, wie viel Potenzial der Ayurveda (siehe ab Seite 41) birgt und welche Bereicherung ein Retreat für deinen Alltag sein kann, denn du wirst nach wenigen Tagen bereits erste Effekte bemerken. Wenn dir die sieben Tage guttun, dann empfehlen wir dir, das Retreat weiter fortzuführen. Dafür findest du ab Seite 100 weitere Rezepte, Beautyeinheiten und Yogaübungen, die du in deinen Alltag integrieren kannst.

Ehrlicherweise verfolgen wir noch einen viel größeren Wunsch, nämlich den, dass du erkennst, wie viel Gutes du dir mit der richtigen Einstellung zum Thema Kochen, der Auswahl der passenden Lebensmittel, der liebevollen Zubereitung und dem Genuss dessen, was du selbst erschaffen hast, tun kannst. Damit gestaltest du dir Stück für Stück deine individuelle Ayurveda-Praxis im Alltag für mehr Wohlbefinden, Energie und Entspannung.
Lass uns ein paar Vorteile nennen, die du bereits im Laufe der Retreat-Woche für dich feststellen wirst, sowie weitere Veränderungen, die du über die sieben Tage hinaus noch erfahren kannst, wenn du das Retreat fortführst. Beachte jedoch: Jeder Körper reagiert anders, denn wir sind alle individuelle Wesen!

Retreat-Benefits für Körper, Geist und Seele

HEISSHUNGER ADE!

Das Besondere bei der ayurvedischen Ernährung ist, dass alle sechs Geschmäcker, nämlich süß, sauer, salzig, scharf, bitter und herb bzw. zusammenziehend, in eine Mahlzeit integriert werden. Bereits nach einem Tag wirst du merken, dass dein Jieper nach etwas Süßem oder Salzigem dadurch nachlässt und du dich möglicherweise gesättigter und weniger heißhungrig fühlst. Vielleicht fühlt sich dein Magen sogar etwas leichter an oder du hast schon in der ersten Nacht besser geschlafen. Wenn deine Ernährung bis jetzt aus vielen raffinierten Kohlenhydraten wie Weißbrot, Nudeln und Backwaren sowie zugesetztem Zucker bestanden hat, dann hat dein Blutzuckerspiegel wilde Achterbahnfahrten hinter sich. Unsere Retreat-Rezepte in diesem Buch werden dem ein Ende setzen und dafür sorgen, dass sich dein Blutzucker stabilisiert. Das passiert in der Regel schon innerhalb von ein bis zwei Tagen. Mit einem niedrigen Blutzuckerspiegel sinkt auch gleich das Risiko für Diabetes und Herzerkrankungen, gleichzeitig steigt deine Konzentrationsfähigkeit und dein Energielevel. Was du also sehr schnell bemerken wirst, ist, dass du deinen Alltag mit mehr Energie meistern kannst. Das klingt doch schon sehr verlockend, oder nicht? Doch die ayurvedische Ernährung bringt noch weitere Vorteile.

SCHWELLUNGEN REDUZIEREN SICH

Nach einer Retreat-Woche wirst du feststellen, dass dein Körper zu weniger Schwellungen neigt. Wenn du z. B. des Öfteren mit geschwollenen Augen kämpfst, dann wird die Schwellung bereits nach kurzer Zeit merklich nachlassen. Denn in der ayurvedischen Küche verwenden wir viele Gewürze und Kräuter, aber weniger Salz. Das führt dazu, dass die Wasserretention abnimmt, also die Ansammlung von Wasser im Körper durch eine verminderte Wasserausscheidung. Am deutlichsten zeigt sich dies um die Augen herum. In Einzelfällen kann sich auch die Kleidung schon lockerer anfühlen.

Kräuter und Gewürze spielen in der ayurvedischen Küche und für die Gesundheit eine besondere Rolle.

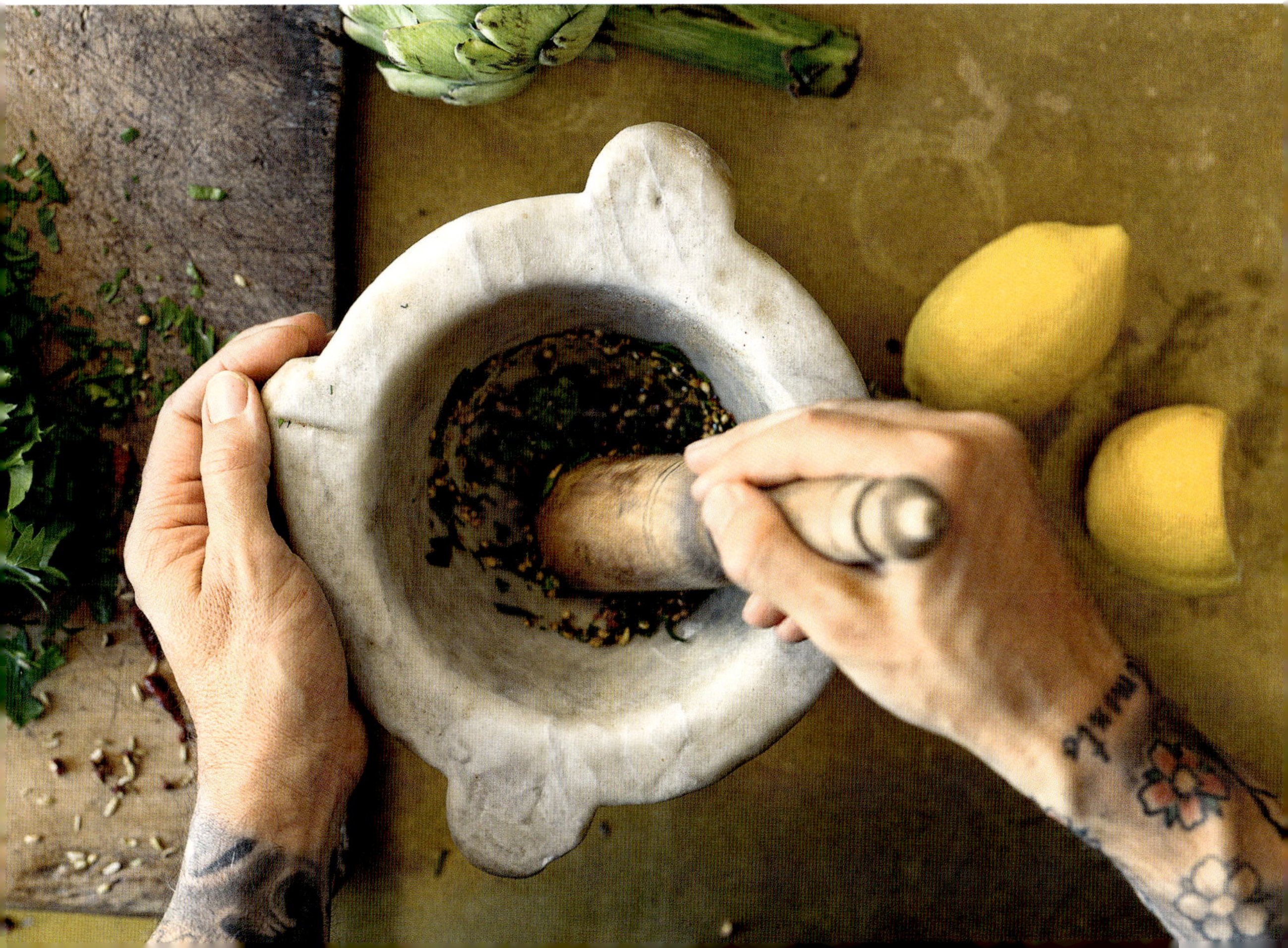

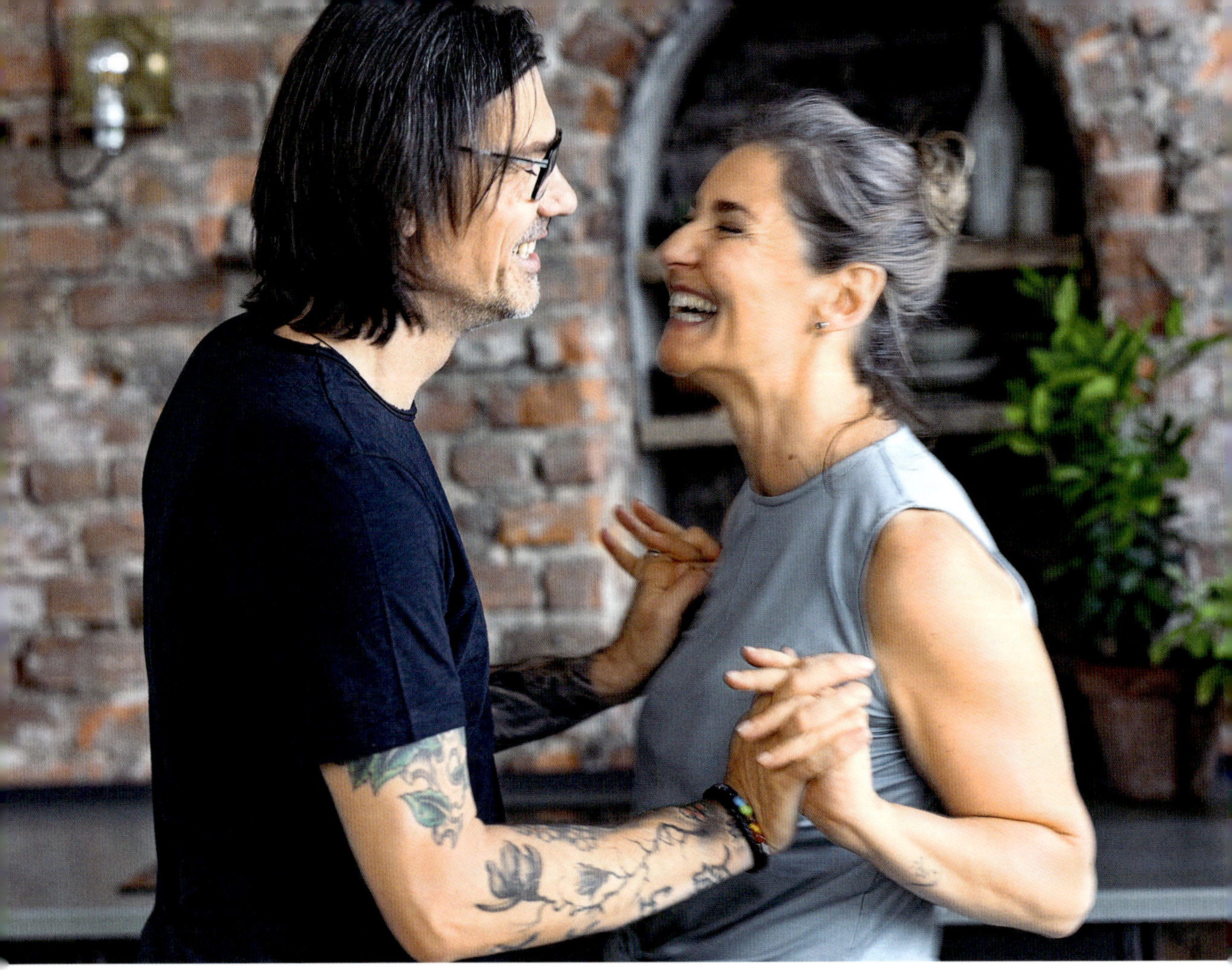

Nähren wir unseren Körper mit guten Lebensmitteln, lässt uns das innerlich und äußerlich strahlen.

MIT MEHR ENERGIE DURCH DAS NACHMITTAGSTIEF!

Im Ayurveda wird der Tagesrhythmus in sechs Phasen mit besonderen Qualitäten unterteilt (siehe Seite 61), die Einfluss auf die Doshas (siehe ab Seite 54) und unseren Körper haben. Am Nachmittag, zwischen 14 und 18 Uhr, beginnt die zweite Vata-Phase des Tages. Hier verringert sich das Energielevel des Körpers. Er wird etwas träge und die Konzentrationsfähigkeit lässt nach. Unsere Rezepte sowie die Energy Balls (siehe Seite 78) liefern hier die richtige Energie, damit du nicht ins Nachmittagsloch fällst. Wie du siehst, profitiert dein Körper bereits nach sieben Tagen von der ayurvedischen Ernährung. Aber lass uns mal noch ein bis zwei Wochen weiterdenken. Denn wenn du das Retreat mit unseren Rezepten (siehe ab Seite 100) noch weiterführst, dann werden wahrscheinlich folgende positive Effekte eintreten – und hier teilen wir echte Erfahrungen von Menschen, die wir in unseren Kochkursen, Workshops und Beratungen kennengelernt und noch eine Weile in ihrer Ernährungsumstellung begleitet haben:

KEIN HANGRY-EFFEKT MEHR!

Wenn der Hunger einsetzt und der Blutzuckerspiegel niedrig ist, dann macht das manche

»NACH ZWEI BIS DREI WOCHEN WIRST DU INSGESAMT MERKEN, DASS SICH DEIN GANZER KÖRPER SOWIE DEIN GEIST UND DEINE SEELE VERÄNDERT HABEN.«

Anke und Volker

Menschen mürrisch. Im Englischen gibt es sogar einen Begriff dafür: »hangry« – ein Zusammenspiel aus den beiden Wörtern »angry« (wütend) und »hungry« (hungrig). Mit den Rezepten aus deiner Retreat-Woche wirst du eine ausgewogene Ernährung aus komplexen Kohlenhydraten, hochwertigen Proteinen und gesunden Fetten genießen, die dazu führt, dass sich der Blutzuckerspiegel zusammen mit deiner Stimmung nachhaltig stabilisiert.

DER TRIGLYCERIDSPIEGEL SINKT

Auch dein Triglyceridspiegel wird nachhaltig profitieren und sinken. Triglyceride sind eine Art von Fett im Blut, die Studien zufolge mit der Herzgesundheit in Verbindung gebracht werden. Triglyceride reagieren sehr empfindlich auf die Ernährung. Allein schon der Verzicht auf einfache Kohlenhydrate, wie sie in Limonaden, Süßigkeiten und Snacks stecken, senkt den Spiegel drastisch.

HALLO, GLOW-EFFEKT!

Deine Haut wird sichtbar strahlender. Wusstest du, dass sich die Hautzellen alle 30 Tage erneuern? Bereits nach drei Wochen kannst du feststellen, wie die Ernährung deine Hautgesundheit beeinflusst hat: Entzündungen verringern sich, die Kollagenbildung nimmt zu, die Haut wird besser mit Feuchtigkeit und gesunden Fetten versorgt. Das lässt sie praller erscheinen und fördert einen gesunden Farbton sowie einen schönen Glanz – den sogenannten »Glow« oder im Ayurveda auch als »Tejas« bezeichnet.

ENTSPANNTER DARM UND MEHR WOHLGEFÜHL

Die insgesamt gesündere Ernährung mit mehr Ruhe und Achtsamkeit entspannt auch den Darm und führt zu einer deutlich besseren Darmgesundheit. Du wirst feststellen, dass dein Stuhlgang regelmäßig abgeht und du weniger Blähungen hast. Mit der besseren Verdauung steigt auch dein Wohlbefinden.

MEHR SCHLAF, MEHR ENERGIE!

Und last, but not least: Dein Schlaf verbessert sich. Mit einer bewussten Ernährung wirst du sehr wahrscheinlich besser schlafen, was wiederum mehr Energie, eine bessere Stimmung und einen strahlenden Teint bedeutet.
Alles in allem wirst du also nach deiner Retreat-Zeit wahrnehmen können, dass deine Kleidung lockerer sitzt, du dich wohler in deiner Haut fühlst, entspannter, vitaler und ausgeruhter bist, weniger Schmerzen empfindest und mehr Strahlkraft hast.

DEINE RETREAT-BENEFITS:

- Schwellungen nehmen ab.
- Das Nachmittagstief verschwindet.
- Das »Hangry«-Gefühl lässt nach.
- Der Triglyceridspiegel sinkt.
- Deine Haut wird sichtbar strahlender.
- Blähungen nehmen ab und der Stuhlgang wird regelmäßiger.
- Dein Schlaf verbessert sich.

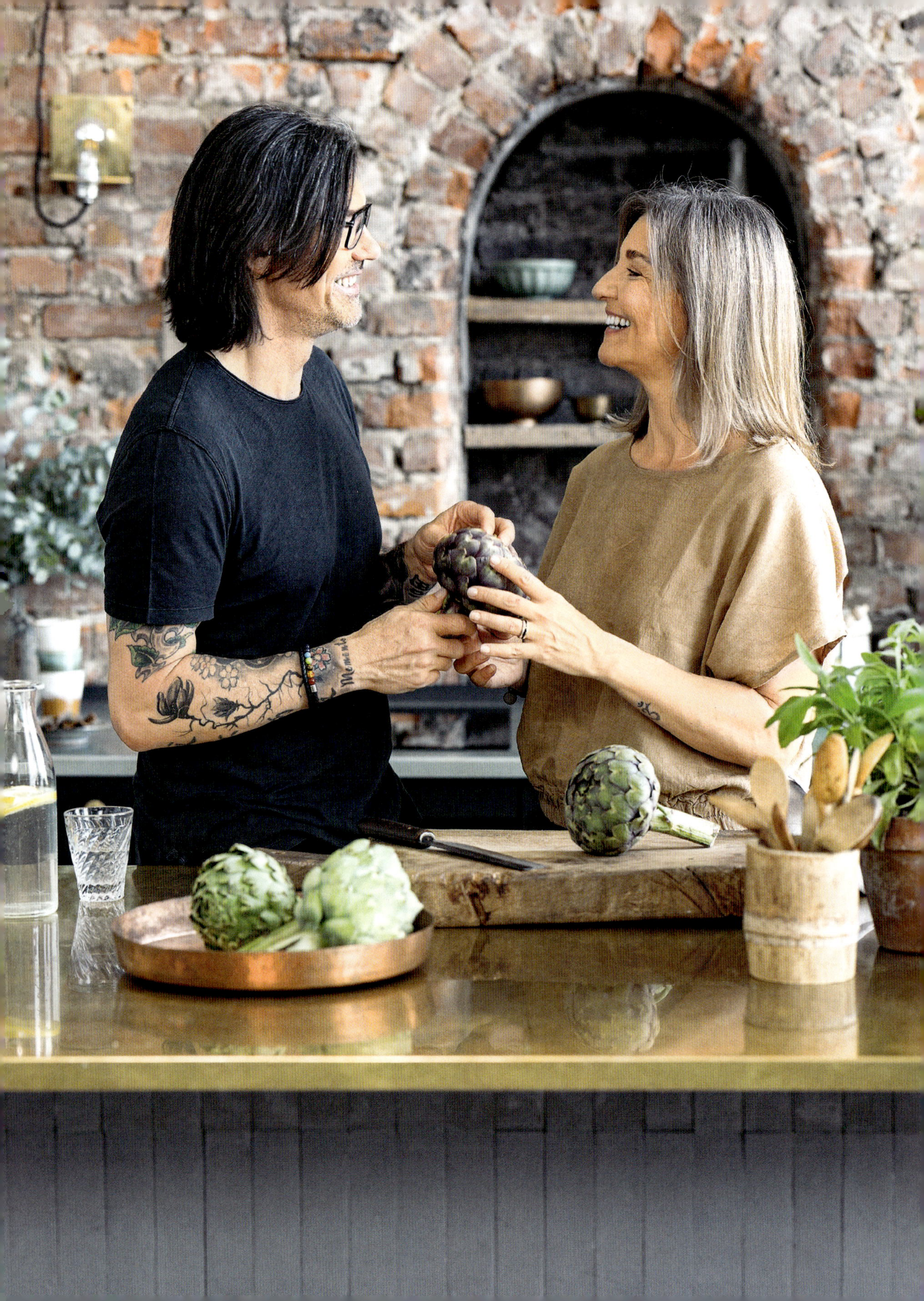

DU WIRST, WAS DU VERDAUST

Die Ernährung spielt eine große Rolle für deine Gesundheit und dein Wohlbefinden, weil sie das Ausgangsmaterial für deine Gewebe bestimmt und darüber hinaus die Qualität deines Stoffwechsels beeinflusst. Ob er ausgeglichen oder gestört ist, hängt maßgeblich von deiner Ernährung ab.

KOCHEN IST EIN GESCHENK

Wer selbst kocht, übernimmt Verantwortung. Nicht nur, dass du mit den richtigen Zutaten Einfluss nehmen kannst auf dein morgiges Ich, du gewinnst auch an Bewusstsein im Umgang mit hochwertigen Lebensmitteln. Kochen ist zudem eine der ursprünglichsten Formen der Selbstfürsorge.

Die Magie der inneren Haltung

Quer durch alle Philosophien, Religionen und Meditationsmethoden gibt es einen Aspekt, der immer wieder auftaucht: die innere Haltung zu allen Dingen, die wir tun, ganz gleich, wie unspektakulär sie uns auch erscheinen mögen. Als Gesellschaft sind wir heute extrem auf die äußere Form getrimmt: Wie sehe ich aus? Habe ich die richtige Bikinifigur? Bin ich erfolgreich genug? Was denkt die Nachbarin? Kommen meine Fotos auch spektakulär genug auf Instagram rüber? Wie viele Likes habe ich bekommen? Um hier nur ein paar Fragen zu nennen, von denen wir uns zum Einstieg eines Yoga-, Meditations- oder Achtsamkeitsworkshops freimachen dürfen. Der Blick darf ganz auf den Moment und das jetzige Tun gerichtet werden. Fragen wie oben sollten den Geist nicht belasten.
Wenn du das Kochen vielleicht bis jetzt nicht unbedingt als super Werkzeug für Entspannung und Selbstfürsorge empfunden hast, möchten wir dich zu unserem Kitchen-Retreat einladen. Gehe mit uns gemeinsam auf eine Reise zu den kleinen, unscheinbaren Dingen des Alltags, die auf einmal ganz besonders und sogar magisch wirken können. Du bist nicht allein auf diesem Weg, wir nehmen dich mit, begleiten dich und teilen unsere Leidenschaft für das Kochen mit dir. Mach dir also keine Gedanken, wenn du nicht der absolute Crack in der Küche bist, daran sollte es nicht scheitern. Kochen ist eine Fähigkeit, die man erlernen und mit der Zeit immer mehr verbessern kann.
Wir haben bei unseren Kochrezepten und Rezepturen für Körperöle und Beautyprodukte (siehe ab Seite 158) darauf geachtet, dass sie auch für Küchenneulinge einfach nachzumachen sind. Außerdem findest du im Internet auf unseren Social-Media-Kanälen viele Inspirationen, Kochvideos und -tipps, die dich Schritt für Schritt anleiten und begleiten.

Von innen nach außen – du wirst, was du verdaust

Im Ayurveda gibt es den Spruch des berühmten Ayurveda-Arztes Charaka: »Wenn die Ernährung falsch ist, nützt die Medizin nichts. Wenn die Ernährung richtig ist, ist die Medizin überflüssig.« Du weißt selbst längst, dass du deine Gesundheit nicht erhalten oder gesünder werden kannst, wenn du dich von Softdrinks, Knabberzeug und Fast Food ernährst. Wenn du wissen willst, welche Nahrungsmittel gut für dich und deine Gesundheit sind, kannst du dich schon mal grob an diesen drei Aspekten orientieren:

- Es wächst in der Natur.
- Es hat keine Zutatenliste.
- Es gibt keine klassische Werbung und kein Marketing dafür.

Kochen ist reine Selbstfürsorge und Selbstliebe, denn die Nahrung, die du dir heute zuführst, formt deinen Körper von morgen. Jedes Lebensmittel, das du zu dir nimmst, trägt zur Bildung von neuen Zellen bei. Die Auswirkung der richtigen Ernährung auf unseren Organismus ist am Beispiel der Haut gut nachvollziehbar. Sie ist das einzige Organ, das du direkt sehen und anfassen kannst, im Gegensatz zu den anderen Organen. Üblicherweise pflegen wir unsere Haut von außen mit Cremes, Ölen oder Masken. Das Ganze dringt je nach Art und Weise der Behandlung mehr oder weniger tief in die Haut ein. In den meisten Fällen, z. B. beim schnellen Eincremen, ist nach der oberen Hautschicht Schluss. Da sich die Haut etwa alle 30 Tage erneuert, hat das keinen besonders nachhaltigen Effekt. Wenn wir die Haut dagegen von innen mit naturbelassenen, vollwertigen und aktivierenden Nahrungsmitteln versorgen, dann entstehen daraus neue, gesunde und frische Hautzellen. Der Effekt ist innerhalb weniger Wochen sichtbar – die Vitalität und Strahlkraft nimmt zu, die Haut sieht jünger und gesünder aus. Dies gilt dann natürlich auch für nicht sichtbare Organe.

Aus einer naturbelassenen und vollwertigen Ernährung entstehen neue, gesunde Zellen und Gewebe.

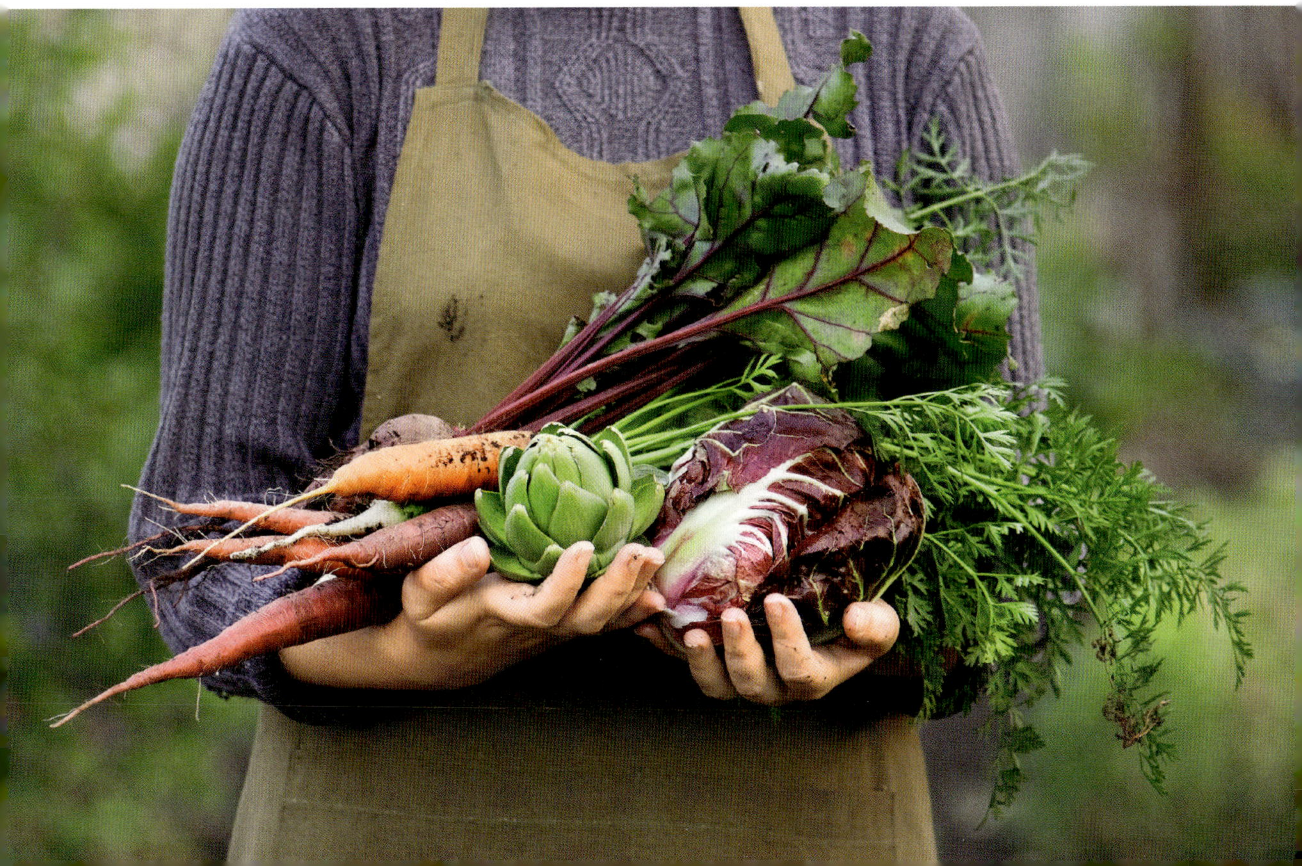

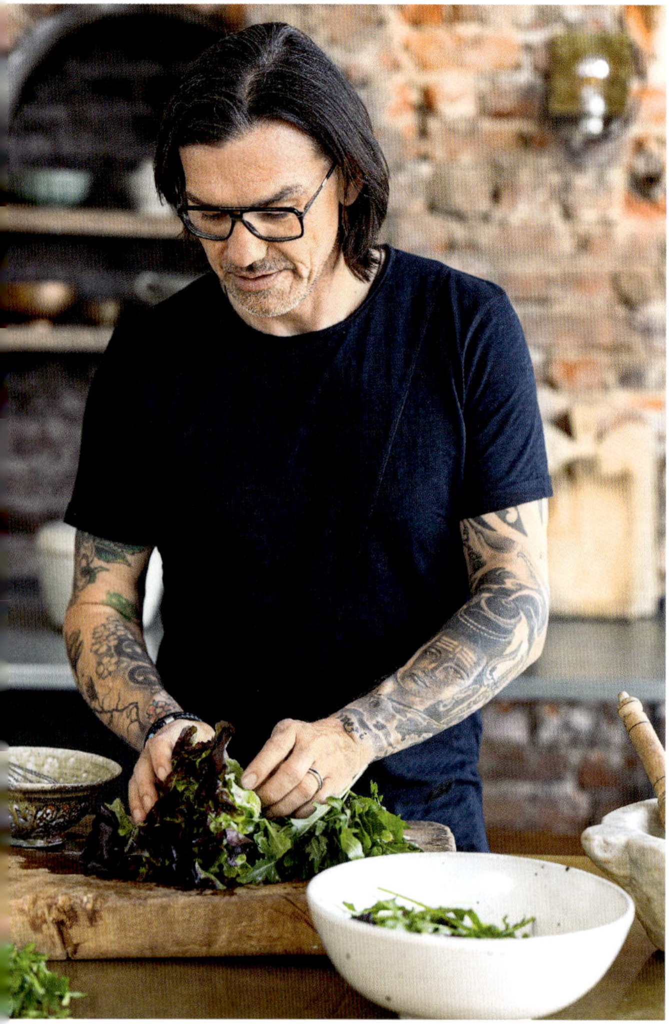

Nachhaltige Gesundheit kommt von innen.

Es erklärt sich von selbst, dass es nicht wirklich Sinn macht, dir teure Hautprodukte zu kaufen, um dein Äußeres zu verwöhnen, wenn du dich gleichzeitig mit schlechten Lebensmitteln ernährst. Im Sinne von Vitalität, Gesundheit und einer positiven Ausstrahlung empfehlen wir dir daher, ein Maximum an natürlichen, unverarbeiteten Nahrungsmitteln, möglichst aus biologischem Anbau, zu dir zu nehmen. Denn nachhaltige Gesundheit und Ausstrahlung kommt vor allem von innen!

Das bedeutet übrigens nicht, dass du dich nicht mehr eincremen oder dir keine Beautytermine mehr gönnen darfst. Zur Selbstfürsorge gehört ein vielseitiger Ansatz, der auch Körperpflege und Wellness mit einschließt – alle Dinge, die die Seele nähren! Deshalb ist auch Körperpflege ein Teil unserer Retreat-Woche. Die Konzentration liegt aber eindeutig auf dem Nähren von innen heraus. Mit ein paar grundlegenden Ernährungsprinzipien, die du in dieser Woche kennenlernst, wirst du mittel- und langfristig dein Wohlfühlgewicht halten, deine Haut wird klarer und strahlender und der sichtbare Alterungsprozess verlangsamt sich.

ATMEN, ESSEN, SCHLAFEN

Um es einmal auf die elementarsten Dinge herunterzubrechen: Solange wir leben, gibt es drei Dinge, die wir tun (müssen): atmen, essen und schlafen.

- Atmen – daraus folgt Entgiftung.
- Essen – daraus folgt Körpergewebe.
- Schlafen – daraus folgt Regeneration.

Wie die Regeneration im Schlaf abläuft, ist eine unmittelbare Folge der Art und Weise, wie wir atmen und wie und was wir essen. Gleichzeitig nimmt der Schlaf Einfluss auf unser Hungergefühl. Die Atmung ist ein integraler Bestandteil eines jeden Retreats und spielt auch in unserem Programm eine wichtige Rolle (siehe ab Seite 174). Jedes Mal, wenn wir einatmen, bringt das den Körper in eine aktive Haltung. Jedes Mal, wenn wir ausatmen, entspannt er sich. Die Einatmung regt den Sauerstoffgehalt im Blut an und steigert dadurch unsere Leistungsfähigkeit. Die Ausatmung dagegen entgiftet und entsäuert unseren Körper. Im Rahmen unseres Kitchen-Retreats werden wir deshalb auch der Atmung unsere Aufmerksamkeit schenken und dir Möglichkeiten und Wege zeigen, wie du eine bewusste Atmung in deinen Alltag einbauen kannst, z. B. durch Atemübungen beim Schneiden von Gemüse oder während du in einer Suppe rührst.

Happy Brainfood – der Einfluss von Nahrung auf Körper und Psyche

Es gibt wohl kaum einen Bereich, der emotional so stark aufgeladen ist wie die Ernährung. Die Social-Media-Kanäle werden jeden Tag geflutet mit Bildern von hübsch hergerichteten Mahlzeiten und es gibt unzählige Filme, die hochemotional und sinnlich die Bedeutung von Essen und Ernährung beschreiben wie »Madame Mallory und der Duft von Curry«, »Chocolat« oder »Soul Kitchen«. Zu gerne erinnern wir uns an unsere Urlaube in Italien: An einem lauen Sommerabend servieren die Nonnas aus dem Dorf ihre mit viel Liebe hergestellte Pasta. Wer stört sich denn da an den »bösen« Kohlenhydraten oder dem Extraschuss Olivenöl zum Weißbrot? Doch auf der anderen Seite gibt es unzählige Portale, die Kohlenhydrate und Fette zur Wurzel allen Übels erklären. Wer hat nun recht? Wahrscheinlich, wie so oft im Leben, wird die Wahrheit irgendwo in der Mitte liegen.

»ALLE DINGE SIND GIFT UND NICHTS IST OHNE GIFT. ALLEIN DIE DOSIS MACHT, DASS EIN DING KEIN GIFT IST.«

Paracelsus

Wir glauben nicht an die Verteufelung einzelner Lebensmittelgruppen, sondern an die leider viel zu oft vergessene Tugend des rechten Maßes – und daran, dass es wichtig ist, frische Nahrungsmittel zu verwenden und diese selbst zu verarbeiten. »Die gesundheitlichen Probleme der Leute kommen sicher nicht davon, dass sie zu oft frisch zubereiteten Süßkartoffelstampf gegessen haben«, wie ich (Volker) immer betone.

KANN ESSEN WIRKLICH GLÜCKLICH MACHEN?

»Koch dich glücklich«, das erste Buch von mir (Volker), erschien 2011. Was damals vielleicht als mutige Aussage betrachtet wurde, ist mittlerweile mehrfach durch empirische Studien belegt: Kochen hat einen positiven Effekt auf unsere Stimmung.

Forschungsergebnisse konnten zeigen, dass bewusste Ernährung und Selbstwirksamkeit in der Küche u. a. die psychische Gesundheit fördern und so zu einem geringeren Depressionsrisiko führen. Die Qualität der eigenen Ernährung durch bewusste Verarbeitung von guten Zutaten und die Fähigkeit, diese zu einem schmackhaften Gericht umzuwandeln, konnte bei allen teilnehmenden Personen sowohl Selbstbewusstsein als auch Glücksempfinden steigern. Auch das Planen der Mahlzeiten und der Gang zum Super- oder Wochenmarkt wurden als »entspannt« wahrgenommen. Außerdem zeigten alle Testpersonen eine bessere allgemeine und psychische Gesundheit. Und das, obwohl sich ihre Nährstoffzufuhr nicht wesentlich verändert hatte.

Doch keine Sorge, um die Vorteile des Kochens für deine eigene Gesundheit zu nutzen, musst du kein großartiger Koch oder keine großartige Köchin sein. Es geht vor allem um zwei Aspekte: einfach machen und achtsam bleiben! Schon allein dadurch, dass du selbst etwas für dich zubereitest, profitierst du. Selbst wenn du noch nie etwas gekocht hast und schließlich etwas hinbekommst, was schmeckt, zahlt das schon auf dein Selbstwertkonto ein. Und es mit Bedacht zu tun, ist der zweite Aspekt: Du kannst dir auch einfach nur ein Butterbrot schmieren und dabei maximal entspannen, solange du es bewusst, achtsam in dem Moment und ohne Druck machst.

Für uns steht fest, was wir schon immer geahnt haben: Selbst kochen macht glücklich und glückliche Menschen leben gesünder – und, wie wir nun auch wissen: selbstbewusster.

Blue Zones

Den Begriff »Blue Zones« hat Dan Buettner mit seinem Buch »The Blue Zones Solution« populär gemacht. Darin beschreibt er Gegenden, in denen Gemeinschaften von Menschen leben, die deutlich älter und wesentlich gesünder sind als der Durchschnitt der Weltbevölkerung.

Es gibt fünf Blaue Zonen, die über die ganze Welt verstreut sind:

- Ogliastra auf Sardinien (Italien)
- Okinawa (Japan)
- Loma Linda in Kalifornien (USA)
- Nicoya-Halbinsel (Costa Rica)
- Ikaria (Griechenland)

Die Orte liegen weit voneinander entfernt und die Menschen haben keine direkte Verbindung zueinander. Dennoch gibt es einige Gemeinsamkeiten und der aktuelle Stand der Forschung legt nahe, dass diese ihnen ein längeres und gesünderes Leben ermöglichen als dem Rest der Menschheit. Gerne möchten wir hier kurz auf die Erkenntnisse eingehen, weil sie zu unserer eigenen Lebensphilosophie passen und vieles davon in unserer Retreat-Woche berücksichtigt ist. Allem voran die Erkenntnis, dass die Epigenetik – das Bindeglied zwischen unseren Genen und äußeren Umwelteinflüssen – eine herausragende Rolle spielt. Gute Gene allein haben nur einen geringen Einfluss, sie brauchen das passende Lebensumfeld und einen passenden Lebensstil, um positiv gedeihen zu können.

Es haben sich neun Faktoren herauskristallisiert, die dem Leben offenbar gesunde und mehr Jahre hinzufügen:

FAKTOR #1: ERKENNE EINEN SINN IM LEBEN

Einen Sinn oder eine Bestimmung zu erkennen, bedeutet, jeden Tag mit einem Grund für das Leben aufzuwachen. Die Okinawaner nennen es »Ikigai«, was so viel bedeutet wie: »Der Grund, aus dem man morgens aufwacht.« Ohne diesen Grund kann man leicht in einen ungesunden Geisteszustand abgleiten, der sich mit der Zeit auf die allgemeine Gesundheit auswirkt. In allen Blauen Zonen verfolgen die Menschen ein starkes Ziel: Von klein auf lernen sie, jeden Tag mit Achtsamkeit und Dankbarkeit zu leben.

Regelmäßige Spaziergänge in der Natur wirken sich positiv auf die Gesundheit und das Wohlbefinden aus.

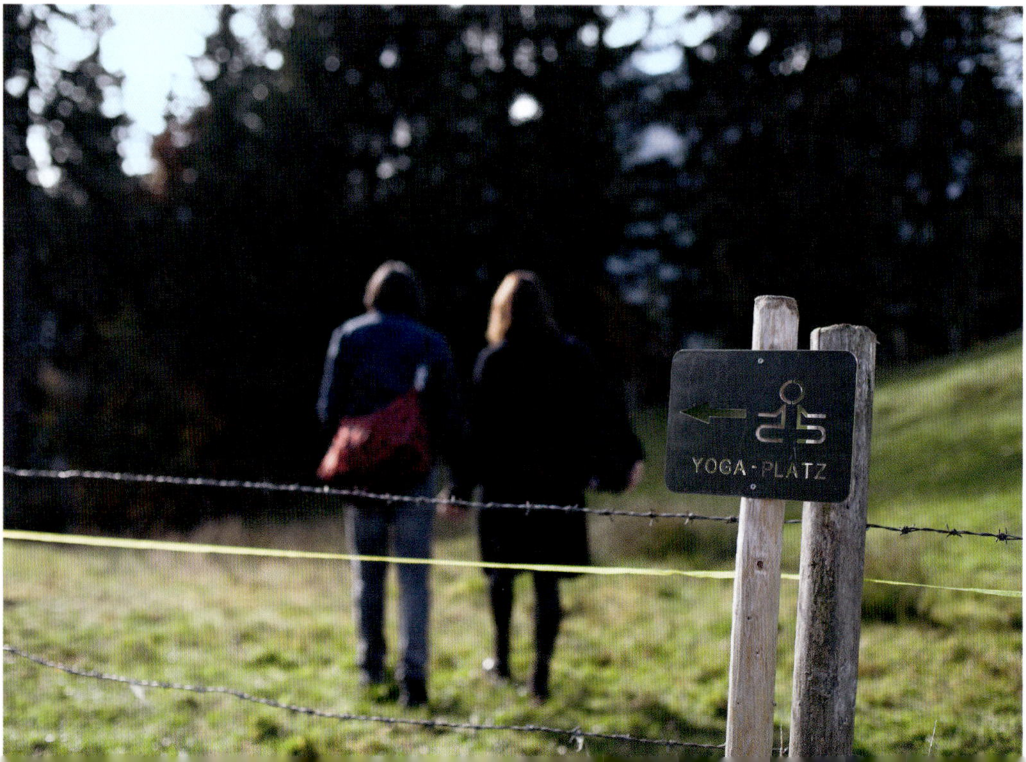

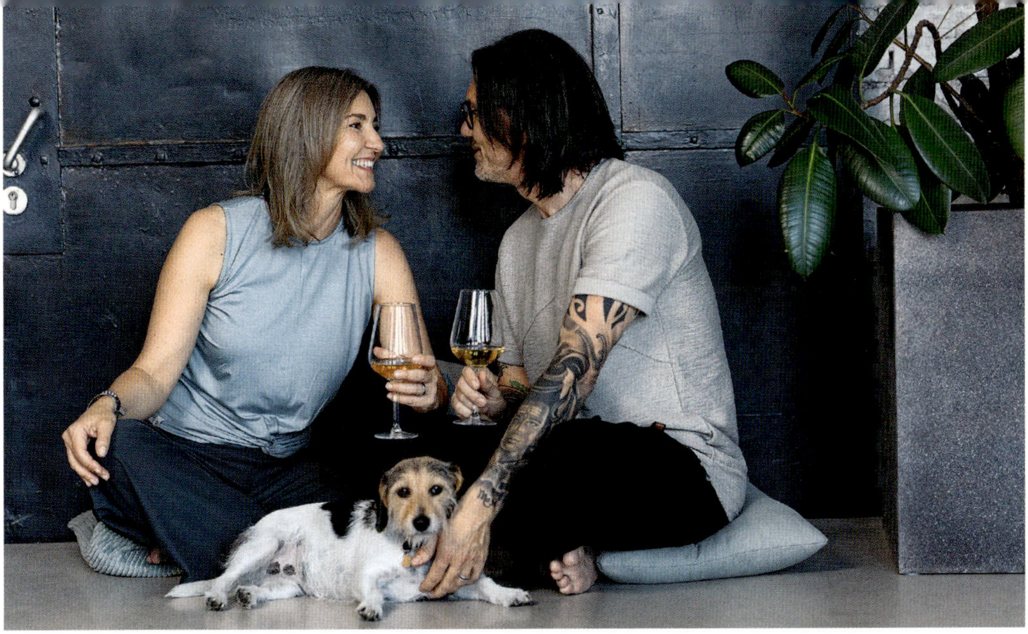

Täglich ein Glas Qualitätswein wirkt dank der Flavonoide antioxidativ auf die Zellen und fördert ein langes Leben.

FAKTOR #2: GIB DEM KÖRPER ZEIT ZUR VERDAUUNG

Menschen in den Blauen Zonen machen längere Essenspausen. Sie nutzen damit die Vorteile des intermittierenden Fastens, bei dem tage- oder stundenweise auf Nahrung verzichtet wird und dem verschiedene gesundheitsfördernde Wirkungen auf den Stoffwechsel zugeschrieben werden.

FAKTOR #3: GLAUBE AN ETWAS IN GEMEINSCHAFT

Es hat sich gezeigt, dass der Glaube und die spirituelle Praxis im Allgemeinen die Lebenserwartung erhöhen, und dieses Thema findet sich auch in den verschiedenen Blauen Zonen wieder: Fast alle, die das hundertste Lebensjahr erreicht haben, sind in irgendeiner Form Teil einer Glaubensgemeinschaft. In unserer modernen Welt tritt der Yoga oft an die Stelle der ehemals religiösen Gemeinschaft.

FAKTOR #4: PFLEGE GESUNDE BEZIEHUNGEN

Ein elementarer Faktor für Gesundheit und ein langes Leben liegt in der Pflege gesunder Beziehungen. Die Menschen in den Blauen Zonen schätzen einander und bleiben länger und häufiger als der Durchschnitt im Familienverbund.

FAKTOR #5: FOLGE EINER GESUNDEN LEBENSWEISE

Eine Gemeinschaft, die einen gesunden Lebensstil pflegt, hat einen positiven Einfluss auf das eigene Verhalten. Umgeben wir uns mit Menschen, die an einer gesunden Lebensweise interessiert sind, übertragen sich diese guten Gewohnheiten auch auf uns.

FAKTOR #6: BEWEGE DICH VIEL UND NATÜRLICH

Die Menschen in den Blauen Zonen sind daran interessiert, so natürlich wie möglich zu leben und sich entsprechend zu bewegen. So gehören regelmäßige Spaziergänge oder Hobbys, bei denen sie nach draußen gehen und die Natur erkunden, zu ihrem Alltag.

FAKTOR #7: LERNE, MIT STRESS UMZUGEHEN

Stressbewältigung ist für ein langes, gesundes und erfülltes Leben elementar. Doch den Stress gänzlich zu vermeiden ist ungefähr so wahrscheinlich wie ein Sechser im Lotto. Allerdings kannst du wirksame Praktiken entwickeln, um mit Stress besser umzugehen, z. B. Meditation, regelmäßige Spaziergänge oder Zeiten des Rückzugs. Wichtig ist, diese Praktiken als regelmäßige Lebensgewohnheiten zu etablieren.

FAKTOR #8: ACHTE AUF EINE NATÜRLICHE UND VOLLWERTIGE ERNÄHRUNG MIT VIEL GEMÜSE

Die Menschen in den unterschiedlichen Blauen Zonen ernähren sich nicht unbedingt gleich, das ist aufgrund der geografischen Lage naheliegend. Es lassen sich jedoch drei Aspekte in der Ernährung herausfiltern, die allen Blue Zones gemein ist: Grünzeug, gute Fette und Fisch – Letzteren klammern wir, ayurvedisch gesehen, allerdings aus.

FAKTOR #9: TRINKE ENTSPANNT EIN GLAS WEIN

Am überraschendsten ist vielleicht, dass die meisten Menschen in den verschiedenen Blauen Zonen jeden Tag ein bis zwei Gläser Wein trinken. In diesem Fall natürlich einen Qualitätswein, ohne Pestizide, übermäßigen Zucker, zugesetzte Sulfite und andere Chemikalien.

Achtsam kochen und essen

Achtsamkeit ist seit einer ganzen Weile im Trend, und das zu Recht. Mithilfe von Haaranalysen hat man nämlich mittlerweile festgestellt, dass eine Haltung, bei der man sich ganz bewusst entscheidet, mit der Aufmerksamkeit im Hier und Jetzt zu sein, das Stresslevel langfristig um 25 Prozent senkt sowie positive Effekte auf

DAS AYURVEDA KITCHEN-RETREAT INTEGRIERT VIELE ERKENNTNISSE DER BLUE ZONES, WIE …

- die Zusammensetzung der Nahrung: 95 Prozent pflanzliche Ernährung: 65 Prozent Kohlenhydrate, 20 Prozent Protein, 15 Prozent Fett.
- den ausreichenden Verzehr von hochwertigen Fetten und viel Gemüse.
- das richtige Maß und regelmäßiges Fasten, die sich dabei bewährt haben, den Alterungsprozess bei Säugetieren – zu denen wir auch gehören – zu verlangsamen.
- die Verwendung von Kräutern, die zum Teil mehr Antioxidantien als Rotwein haben – aber auch ein Wein darf sein.
- Kartoffeln, die herzgesundes Kalium, Vitamin B_6 und Ballaststoffe enthalten, sowie Süßkartoffeln, die reich an Flavonoiden und komplexen Kohlenhydraten sind.
- naturbelassene Lebensmittel, die möglichst wenig weiterverarbeitet sind. Denn sie enthalten weniger Zusatzstoffe und mehr Nährstoffe. Eben das, was die Oma sofort als Lebensmittel erkannt hätte.
- Ingwer und Kurkuma, die, vor allem in Okinawa, zu den Grundnahrungsmitteln gehören. Sie haben bewährte medizinische Eigenschaften.
- den Verzehr von Nüssen, die das Risiko für Herzerkrankungen senken. Einige große Studien haben bestätigt, dass der Verzehr von Nüssen Auswirkungen auf die Gesundheit und die Lebenserwartung hat.
- Hülsenfrüchte, die regelmäßig auf dem Speisenplan stehen.
- ein leichtes Abendessen am frühen Abend. Es vermeidet, den Körper während der inaktiven Zeiten des Tages mit Kalorien zu überfluten, und fördert einen guten Schlaf.

Depressionen, Ängste und das Immunsystem hat. Die Konzentration auf den gegenwärtigen Moment ist somit genau der Gegenentwurf zum häufig verbreiteten Multitasking, das laut Hirnforschung nicht für die erwartete Mehrleistung sorgt, sondern diese sogar verschlechtert.
Es ist bekannt, dass Menschen in Gedanken abschweifen oder sich regelmäßig mit Gedanken beschäftigen, die für den aktuellen Moment nicht relevant sind. Unser Kitchen-Retreat bietet die wunderbare Möglichkeit, beim Schneiden, Hacken, Kneten, Mörsern, Rühren oder Marinieren die Aufmerksamkeit auf den Moment zu lenken und dadurch den Geist zu beruhigen. Hast du schon mal bewusst wahrgenommen, wie die Lebensmittel genau aussehen, wie sie riechen, welche Geräusche und Gerüche beim Zubereiten entstehen?

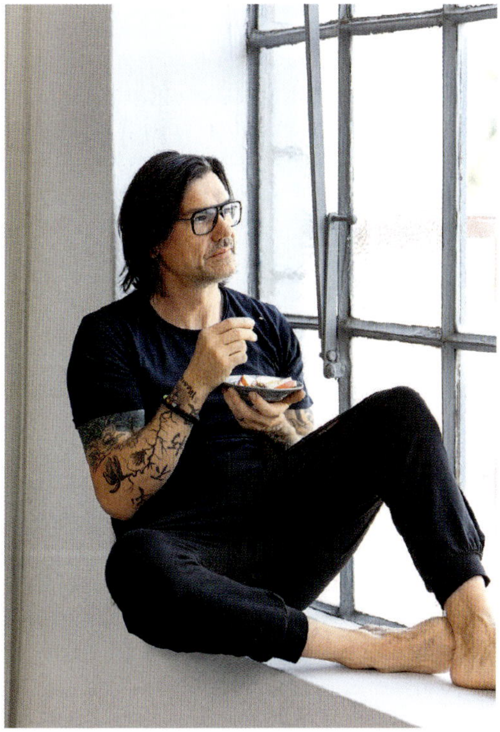

Um optimal zu funktionieren, benötigt unser Gehirn Treibstoff in Form von gesunden Nahrungsmitteln.

Unser Gehirn

Wie Kochen und emotionales Glück zusammenhängen, zeigt ein Blick hinter die Kulissen: Unser Gehirn hatte seit seiner Entwicklung vor mehreren Millionen Jahren nicht so viel Stress wie in unserer heutigen extrem beschleunigten Zeit. Leistungsdruck, Zeitdruck sowie eine unglaubliche Flut an ständig neuen Eindrücken, Bildern, Nachrichten und Terminen fordern unserem Gehirn tagtägliche Höchstleistung ab. Es gibt kaum Zeit für Atempausen oder den so dringend wichtigen Müßiggang. Mit dem Stress geht auch das rechte Maß verloren, wir agieren unbewusster und dabei leider oft zu üppig in vielen Dingen.
Ähnlich einem Computer steuert, koordiniert und kontrolliert unser Gehirn sämtliche Vorgänge des Körpers und des Geistes. Es gibt kaum ein Organ, das die Wissenschaft bis heute so fasziniert und gleichzeitig auch so viele Rätsel aufgibt. Man weiß zwar, dass sich das Gehirn während des Wachstums in rasanter Geschwindigkeit, nämlich mit ca. 250.000 neuen Nervenzellen pro Minute, vergrößert. Wie es allerdings strukturiert ist und warum unser Gehirn so individuell unterschiedlich auf Faktoren wie Erfahrung, Entwicklung und Vererbung reagiert, liegt zum Großteil noch im Dunkeln.
Das Gehirn ist also die zentrale Leitstelle all unserer Handlungen sowie unseres Denkens, Fühlens, Entscheidens, Agierens etc. Damit all das reibungslos funktionieren kann, braucht unser Gehirn Treibstoff. Und dieser kommt, woher sonst, durch die Ernährung. Auch wenn das Gehirn nur ca. 3 Prozent des Körpergewichtes ausmacht, verbraucht es in Belastungsphasen über 60 Prozent der gesamten Körperenergie. Neben der Verarbeitung von Unmengen an Daten reguliert es auch sämtliche Prozesse im Darm, in der Leber und im gesamten Stoffwechsel. Dafür setzt es 15 Prozent unseres Blutes, 25 Prozent des gesamten Sauerstoffes und bis zu 250 Gramm

Glukose täglich um. Bei unzureichendem oder schlechtem Treibstoff in Form von ungesunder Nahrung und negativen äußeren Einflüssen drohen krankhafte Erscheinungen oder Krankheiten wie Nervosität, Abgeschlagenheit, Aggression, Herz-Kreislauf-Probleme, Burn-out und Depressionen.
Unser Gehirn hat, wie unser gesamter Körper auch, lebenswichtige Bedürfnisse zur Aufrechterhaltung eines funktionierenden Milieus, in dem alle essenziellen Vorgänge ablaufen können. Und es ist ohne Zweifel unerlässlich, diese zentrale Schaltstelle ordentlich zu versorgen.

DREI WICHTIGE FACTS BEI STARKER BELASTUNG FÜR DAS GEHIRN

Fact #1: Die Akkus müssen voll sein
Das Gehirn braucht ausreichend Energie. Zu lange Abstände zwischen den Mahlzeiten senken den Blutzuckerspiegel. Wenn das Gehirn stark gefordert wird, braucht es regelmäßig Nachschub, wie z. B. unsere Energyalls (siehe Seite 78).

Fact #2: Pause zur richtigen Zeit
Unser Gehirn kann maximal 90 bis 120 Minuten Vollgas geben, dann ist eine Pause notwendig. Am besten an der frischen Luft mit einem kleinen Snack.

Fact #3: Zeit lassen bei den Mahlzeiten
Es dauert ca. 20 Minuten, bis das Sättigungsgefühl einsetzt. Also besser in Ruhe genießen und nicht hektisch reinschlingen wie bei der Seehundfütterung (die kommen damit deutlich besser zurecht als wir).

Glücksbote Tryptophan

Tryptophan ist eine essenzielle Aminosäure, was bedeutet, dass dein Körper sie nicht selbst herstellen kann und du sie deshalb von außen, z. B. über die Nahrung, aufnehmen musst. Auf natürliche Art und Weise kommen die Aminosäuren in zwei verschiedenen Formen mit unterschiedlichen Funktionen vor, die als L (linksdrehend) und D (rechtsdrehend) bezeichnet werden. Im menschlichen Körper spielen vor allem die L-Aminosäuren eine wichtige Rolle. Wenn wir von Tryptophan sprechen, meinen wir daher immer das L-Tryptophan. Aus Tryptophan stellt der Körper Neurotransmitter wie Adrenalin oder Endorphine her, die für den Informationsaustausch zwischen den Nervenzellen zuständig sind – sie sind sozusagen Überbringer von Glücksbotschaften.
Keine andere Aminosäure in deinem Körper hat einen so unmittelbar spürbaren Einfluss auf dein Wohlbefinden wie Tryptophan. Das liegt u. a. daran, dass ein Anteil des mit der Nahrung aufgenommenen Tryptophans in deinem Körper in Serotonin, das auch als Glückshormon bekannt ist, umgewandelt wird. Serotonin wirkt nachweislich stimmungsaufhellend und beeinflusst Emotionen positiv. Mit der vermehrten Bildung von Serotonin kann schließlich auch die körpereigene Ausschüttung des Schlafhormons Melatonin angeregt werden, was die Schlafqualität verbessert.
Hier schließt sich also der Kreis wieder: Durch die verbesserte Schlafqualität in der Nacht lässt sich nicht nur das Auftreten von Stimmungsschwankungen vermindern, sondern der Schlafrhythmus wird natürlich reguliert und durch den erholsamen Schlaf wird vermehrt Serotonin gebildet, das zur Stressreduzierung beiträgt. Bei Stress, Schlafstörungen und einer ungesunden Ernährung wird das mit dem Glücklichsein also schwieriger.

»GLÜCK UND SCHLAF SIND WICHTIGE ASPEKTE DEINES RETREATS.«

Volker

WIRKUNG VON TRYPTOPHAN

Es gibt aber noch ein paar weitere Vorteile, die die ausreichende Zufuhr von Tryptophan mit sich bringt:

- Als Vorstufe des Vitamins B_3, auch Niacin genannt, hilft Tryptophan beim Sauerstofftransport und der Energiegewinnung in den Zellen. B_3 wirkt, ähnlich wie Hormone, an der Synthese von stimmungsaufhellenden Glücklichmacher-Proteinen mit.
- Tryptophan fördert die Neubildung von Haaren und Muskeln.
- Aus Trytophan wird Serotonin gebildet, das als körpereigener Appetitzügler unterstützend bei der Gewichtsabnahme wirkt.
- Tryptophan bildet Kynurenin, eine weitere Aminosäure, die eine antioxidative Wirkung hat und dein Immunsystem aktiviert.
- In Kombination mit Lichttherapie hat Tryptophan eine ähnliche Wirkung wie Antidepressiva. In Untersuchungen konnte gezeigt werden, dass die Kombination von drei Gramm L-Tryptophan täglich und eine Lichttherapie die Stimmung aufhellen kann.

Studien zufolge liegt der empfohlene Tagesbedarf an Tryptophan bei 3,5 bis 6 Milligramm pro Kilogramm Körpergewicht. Eine sehr gute Möglichkeit, Tryptophan aufzunehmen, geht über die Ernährung. Es ist in einer Vielzahl von Lebensmitteln enthalten und auch in unseren Rezepten haben wir Lebensmittel mit hohem Tryptophangehalt verwendet.

TRYPTOPHANHALTIGE LEBENSMITTEL

- Hafer und Kleie
- Bananen und Erdbeeren
- Quark und Käse (Edamer, Brie)
- Nüsse, Kerne und Samen, wie Erdnüsse, Mandeln, Walnüsse, Cashewkerne, Sesam etc.
- Linsen, Bohnen und Sojabohnen

Unterstützung auf dem Weg ins Gehirn bekommt das Tryptophan idealerweise von kohlenhydratreichen Lebensmitteln wie Süßkartoffel, Kürbis oder Trockenfrüchte. Warum das so ist, hat mit der Blut-Hirn-Schranke zu tun.

DIE BLUT-HIRN-SCHRANKE

Das Ganze mal im Schnelldurchlauf: Die Blut-Hirn-Schranke ist die Grenze zwischen Blut und dem Zentralnervensystem. Sie sorgt dafür, dass nur bestimmte Stoffe durch die Zellen ins Gehirn übertreten können, sodass dieses vor schädlichen Stoffen, Krankheitserregern und Giften geschützt ist. Viele der Aminosäuren, die wir zu uns nehmen, konkurrieren darum, diese Grenze zu überwinden. Um die Chance für Tryptophan zu erhöhen, helfen Kohlenhydrate in Kombination mit körperlicher Aktivität. Sie verbessern die Chancen für das Tryptophan insofern, als dass ihr Verzehr die Insulinproduktion ankurbelt. Das Hormon Insulin hat u. a. die Aufgaben, alle Aminosäuren, außer Tryptophan, in die Muskeln zu befördern. Deshalb die körperliche Bewegung: Durch die Aktivität wird der Bedarf an Aminosäuren in den Muskeln erhöht. Das Insulin schafft die Aminosäuren in die Muskulatur und macht somit Platz für das Tryptophan, um den Weg ins Gehirn konkurrenzlos zu meistern.

Der gleichzeitige Verzehr kohlenhydratreicher Nahrungsmittel fördert die Aufnahme von Tryptophan ins Gehirn.

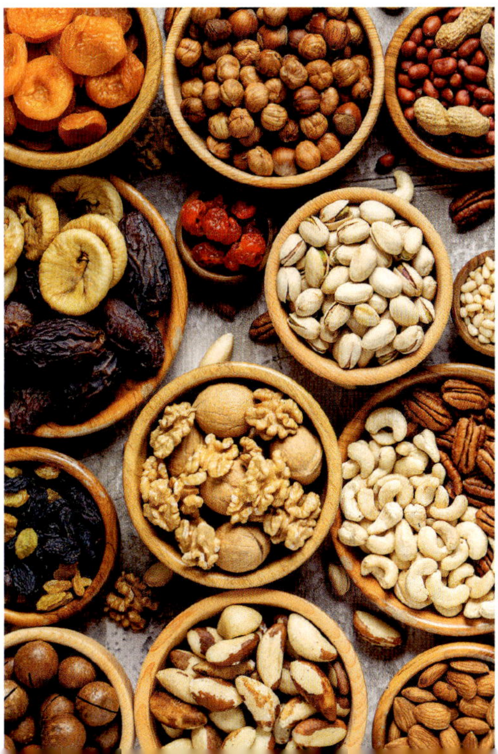

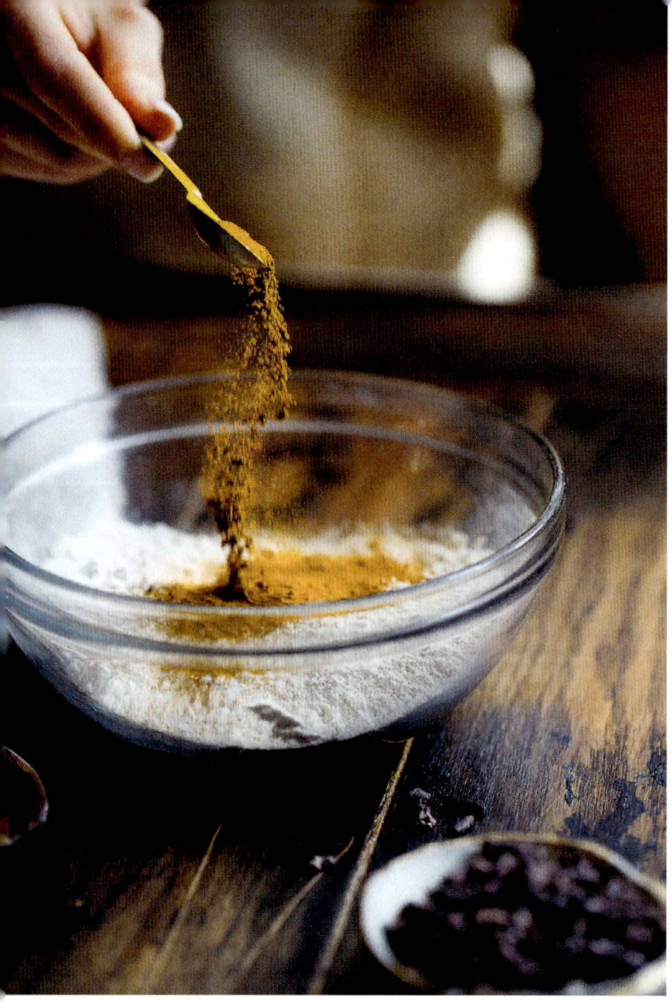

Kurkuma hat viele gesundheitsfördernde Eigenschaften und lässt sich vielfältig in der Küche einsetzen.

Nahrungsmittelsynergien für mehr Vitalität, Ausgeglichenheit und Strahlkraft

Von Nahrungsmittelsynergien sprechen wir, wenn die positiven Auswirkungen mehrerer gleichzeitig eingenommener Nahrungsmittel größer sind als die Auswirkungen derselben isoliert konsumierten Nahrungsmittel. Das Phänomen des Synergismus, der das Zusammenwirken von Stoffen, die sich gegenseitig fördern und dadurch ein größeres Ganzes bilden, darstellt, hat bereits Aristoteles im 4. Jahrhundert vor Christus beschrieben.

»DAS GANZE IST MEHR ALS DIE SUMME SEINER TEILE.«

Aristoteles

Die aristotelische Weisheit bedeutet auf die Ernährung übertragen: Eine gesunde Mahlzeit ist mehr als eine Ansammlung gesunder Nahrungsmittel. Dies wird manchmal etwas vergessen, wenn wir uns in den Details einer kleinteiligen Analyse von einzelnen Lebensmitteln verlieren. Mit dem Verständnis um den Effekt von Synergien wird auch klar, dass schon wenige kleine Dinge zusammen eine durchschlagende Wirkung haben können – oft braucht es nicht den »Big Bang«. Das zeigt sich schon jetzt, wo die Forschung noch ziemlich am Anfang steht. Spannend, was da in den nächsten Jahren noch an Erkenntnis kommen wird!
Synergien entstehen übrigens in beiden Richtungen, sowohl positiv als auch negativ. In unserer Retreat-Woche und den Retreat-Rezepten haben wir einige aktuelle Erkenntnisse über die synergetische Wirkweise von Nahrungsmitteln berücksichtigt sowie das Zusammenspiel von Gewohnheiten, Routinen und Ritualen (siehe ab Seite 60), um die positive Wirkung deines Retreats zu verstärken.

KURKUMA UND PIPERIN – ENTZÜNDUNGSHEMMEND

Das in Kurkuma enthaltene Kurkumin ist wahrscheinlich einer der aufregendsten Mikronährstoffe der Pflanzenwelt. Seine starken entzündungshemmenden Eigenschaften werden seit Jahrtausenden nicht nur im Ayurveda, sondern auch in der Traditionellen Chinesischen Medizin (TCM) eingesetzt und sind mittlerweile auch in unserer westlichen Welt angekommen. Frische Kurkuma kann man mittlerweile auch bei uns in vielen Supermärkten kaufen. In unserem Alltag kommt es durch zu viel Stress, zu wenig

ENTZÜNDUNGEN IM ZUSAMMENHANG MIT KREBS

Chronische Entzündungen sind Triggerfaktoren für Malignome (bösartige Tumore). »Derzeit wird etwa jede fünfte Krebserkrankung damit in Zusammenhang gebracht«, sagte Prof. Dr. med. Curtis C. Harris vom US National Cancer Institute (NCI) bei einem internationalen Symposium in Heidelberg. Die Forscher gehen jedoch davon aus, dass chronische Entzündungen an weit mehr Krebsarten beteiligt sind, als heute bekannt ist. Zum Spektrum der Entzündungen, die mit einem höheren Entartungsrisiko einhergehen, gehören u. a.:

- die entzündlichen Darmerkrankungen Morbus Crohn und Colitis ulcerosa;
- Entzündungen auf viraler Basis, beispielsweise Hepatitis B und C;
- bakteriell verursachte Inflammationen durch Helicobacter pylori und
- parasitär bedingte Entzündungen, z. B. durch den Leberegel.

Des Weiteren kann Sodbrennen das Risiko für ein Ösophaguskarzinom um das Fünfzig- bis Hundertfache steigern und die Exposition mit Asbest soll die Entstehung eines Bronchialkarzinoms um mehr als das Zehnfache erhöhen.

Bewegung und durch die Aufnahme von industriell hergestellter Nahrung sowie Fleisch aus Massentierhaltung nicht selten zu »leisen« Entzündungen, den sogenannten »silent inflammations«, die Vorboten vieler Krankheiten sind. Erste Warnsignale deines Körpers sind Antriebslosigkeit, Abgeschlagenheit, Müdigkeit oder auch Verdauungsstörungen.
In deiner Retreat-Woche begegnest du den ersten kleinen Anzeichen einer »leisen« Entzündung mit wertvollen, bioverfügbaren Lebensmitteln, die entzündungshemmend wirken und deine Vitalität steigern. Dabei haben wir berücksichtigt – und das solltest du zukünftig auch –, dass Kurkumin ein Molekül ist, das allein nur schwer durch die Darmbarriere gelangt. Durch synergetische Kombinationen geeigneter Nahrungsmittel wird diese Passage erleichtert und die Bioverfügbarkeit erhöht. Besonders wirksam ist dabei Piperin, ein Alkaloid aus schwarzem Pfeffer, und Bromelain, ein Enzym, das in der frischen Ananas vorkommt. Laut einer Humanstudie erhöht Piperin die Bioverfügbarkeit von Kurkumin um mehr als 2000 Prozent und ermöglicht so, das Potenzial von Kurkumin voll auszuschöpfen.

Wo findest du diese Synergie in der Retreat-Woche?

Unseren »Kurkuma«-Booster (siehe Seite 76) haben wir mit Pfeffer und Ingwer sowie Zitrone ergänzt. Denn durch das Vitamin C aus der Zitrone, die Gingerole des Ingwers und das Piperin aus dem Pfeffer setzt eine um ein Vielfaches höhere Wirksamkeit ein.

LYCOPIN UND GUTE FETTE – ANTI-AGING

Wenn sich im Körper zu viele freie Sauerstoffradikale befinden, entsteht oxidativer Stress, der Schäden an Zellen oder deren Funktionen verursachen und uns schneller altern lassen kann. Um diesen Schäden vorzubeugen, helfen Antioxidantien. Sie verhindern im menschlichen Körper Reaktionen von sogenannten freien Radikalen und gelten daher als zellschützend. Lycopin zählt neben dem Alpha- und dem Betacarotin zu den wichtigsten Carotinoiden und ist wahrscheinlich das mit der höchsten antioxidativen Wirkung. Carotinoide sind sekundäre Pflanzenstoffe. Sie geben Früchten und Gemüse eine gelbe bis rote Färbung. Paprika und Tomaten sind sehr gute Lycopinlieferanten.

Wo findest du diese Synergie in der Retreat-Woche?

Wir starten gleich zu Beginn mit einer großen Portion Lycopin in unser Retreat. Eine Minestrone ist dafür perfekt geeignet. Das Gute ist nämlich, dass Lycopin einer der wenigen Mikronährstoffe ist, die durch Hitze positiv beeinflusst werden: Die Bioverfügbarkeit von Lycopin in einer Tomate steigt beim Kochen. Zudem kann Lycopin aus klein geschnittenen oder pürierten Lebensmitteln noch besser vom Körper aufgenommen werden. Es braucht noch einen weiteren Trick, um seine Bioverfügbarkeit sicherzustellen, nämlich, es mit Fett zu verzehren.

BIOVERFÜGBARKEIT

Mit Bioverfügbarkeit wird der Anteil eines Wirkstoffes beschrieben, der den systemischen Kreislauf erreicht und schließlich am Wirkort, der Zelle, zur Verfügung steht. Wenn ein Wirkstoff intravenös verabreicht wird, beträgt seine Bioverfügbarkeit definitionsgemäß 100 Prozent. Wird ein Wirkstoff jedoch über andere Wege verabreicht (z. B. oral oder über die Haut), nimmt seine Bioverfügbarkeit ab.

Rotwein und Schokolade, bewusst und in Maßen konsumiert, liefern dem Körper viele zellschützende Flavonoide.

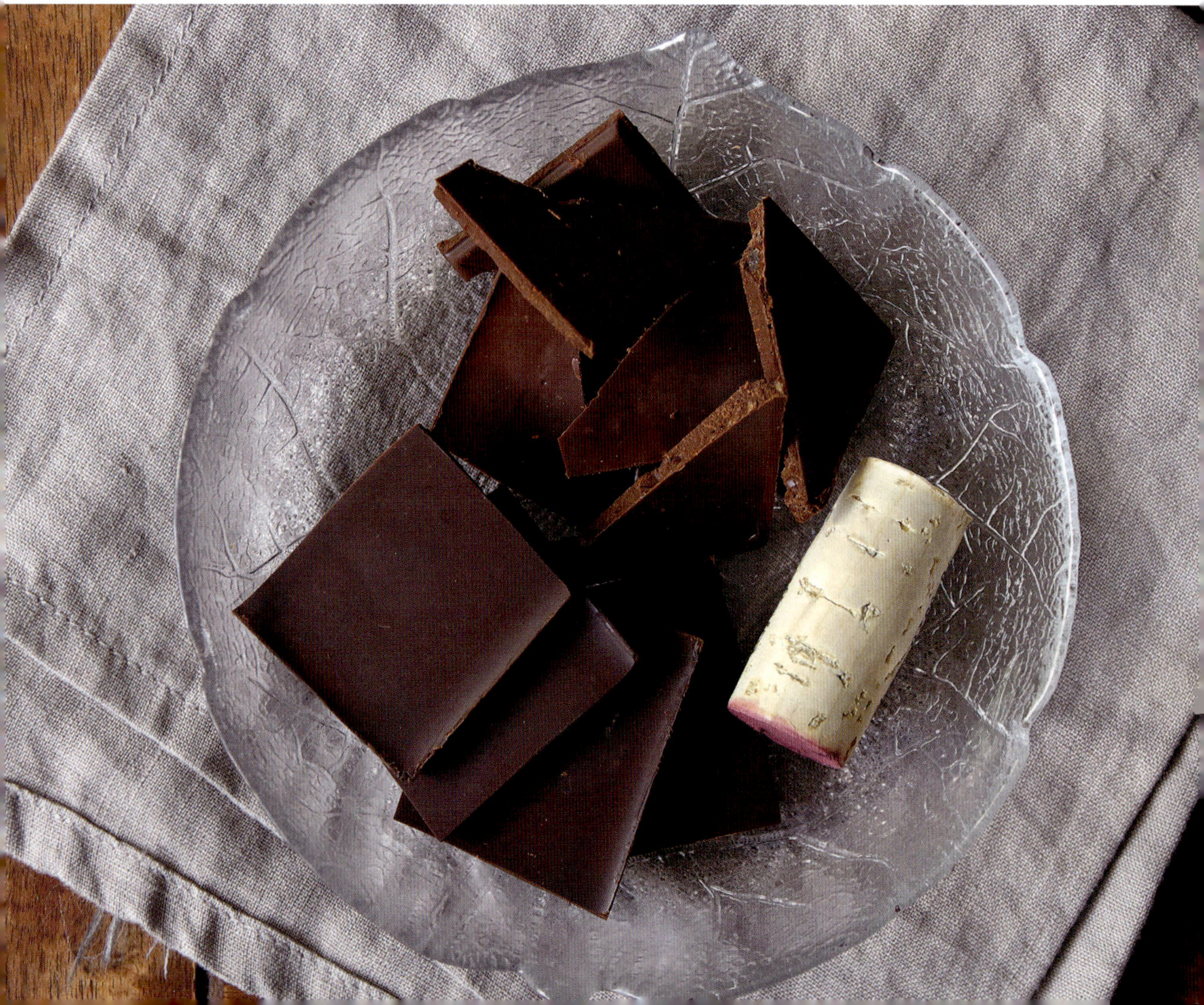

VITAMIN C UND FLAVONOIDE – KOGNITIVE SYNERGIEN

Wie viele andere sekundäre Pflanzenstoffe sind auch Flavonoide Antioxidantien. Ihr Gehalt an Antioxidantien kann an der Farbintensität der Früchte, Gemüse, Kräuter, Gewürze oder der anderen Pflanzenbestandteile abgelesen werden. Flavonoide kommen in einer großen Zahl von Lebensmitteln vor, allerdings in sehr unterschiedlichen Konzentrationen. Das bekannteste Flavonoid ist das Quercetin, das in hoher Menge in Zwiebeln, Liebstöckel, Brokkoli, grünen Bohnen, Schnittlauch, Äpfeln, Holunder und schwarzer Johannisbeere sowie in dunkler Schokolade vorhanden ist. Auch schwarzer Tee und Rotwein enthalten vergleichsweise viele Flavonoide.

Der synergetische Effekt entsteht in Verbindung mit Vitamin C: Es unterstützt die Wirkung von Flavonoiden und Flavonoide schützen im Gegenzug Vitamin C vor Oxidation. Die Kombination trägt nicht nur zu einer normalen Kollagenbildung für eine gesunde Haut, Zahnfleisch, Zähne, Knochen etc. bei und schützt wie auch das Lycopin die Zellen vor oxidativem Stress, sondern unterstützt zudem die Konzentration, Motivation und die Gedächtnisleistung positiv. Es verbessert die Durchblutung und hilft bei der Bekämpfung des kognitiven Verfalls.

Die Synergie aus Flavonoiden und Vitamin C macht deutlich, warum die gesamte antioxidative Aktivität einer Kombination aus verschiedenen Gemüsen oder Früchten, z. B. in einem Obstsalat aus Orangen, Äpfeln, Trauben und Heidelbeeren, das Potenzial jeder einzelnen Komponente um ein Vielfaches übersteigt. Für die Süßschnäbel unter uns steckt hierin eine großartige Nachricht: Die Kombination von kakaoreicher dunkler Schokolade mit Trauben, Äpfeln oder Erdbeeren ist aus nährstofflicher Sicht tatsächlich gesund.

Beispiele für Lebensmittel mit hohem Vitamin-C-Gehalt (> 100 mg/100 g) in unseren Gefilden sind Sanddornbeerensaft, Hagebutten, Paprika, Schwarze Johannisbeeren und Petersilie.

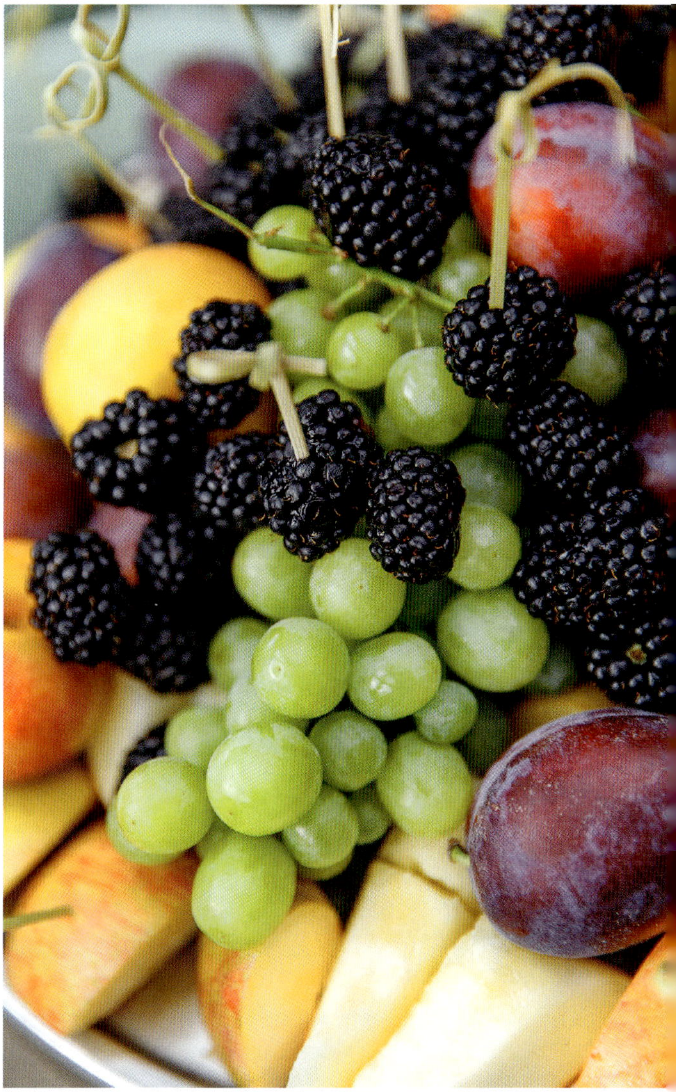

Obstsalate kombinieren Flavonoide und Vitamin C und verstärken so die antioxidative Wirkung um ein Vielfaches.

Wo findest du diese Synergie in der Retreat-Woche?

Quer durch unsere Rezepte haben wir Flavonoide und Vitamin C zusammengeführt, z. B. in der Minestrone (siehe Seite 106), in den SOUWL-Rezepten und Toppings (siehe ab Seite 108) sowie im Arishta (siehe Seite 127).

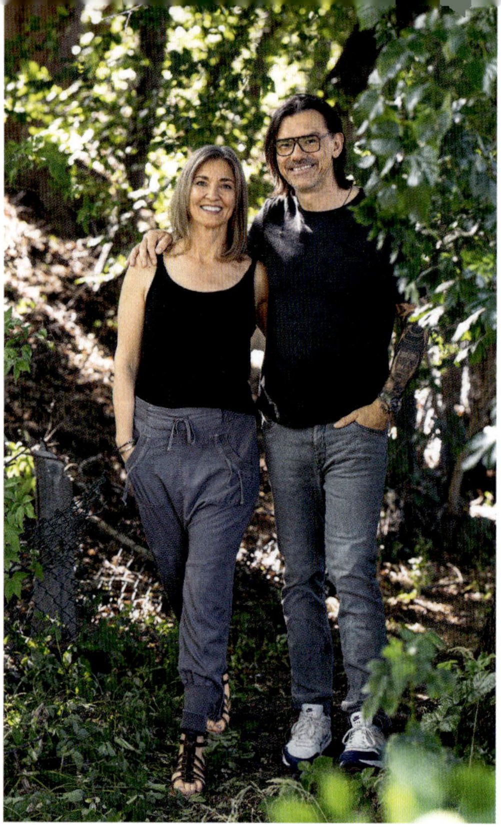

Schon 30 Minuten täglich in der Sonne kurbeln die Vitamin-D-Produktion an.

VITAMIN D, MAGNESIUM UND KALZIUM – GESUNDE KNOCHEN UND PSYCHE

Vitamin D kann durch Sonneneinstrahlung vom Körper selbst produziert werden und wird deshalb auch das »Sonnenvitamin« genannt. Allein schon dieses Namens wegen gehört es in unseren Wochenplan. Dass dieses Vitamin für viele wichtige Funktionen im Körper immens wichtig ist, hat sich mittlerweile herumgesprochen und möchten wir hier noch mal benennen:

Psyche

Vitamin D kann Depressionen und chronischer Müdigkeit entgegenwirken.

Immunsystem

Vitamin D fördert die Produktion von Abwehrzellen.

Knochen

Vitamin D steuert die Kalziumaufnahme und somit den Auf- und Abbau von Knochen.

Gehirn und Nerven

Vitamin D beeinflusst den Schutz der Nervenzellen sowie die Neubildung von Nervenzellen und neuronalen Verbindungen.

Haut und Haare

Durch den Einfluss auf die Zellerneuerung wirkt sich Vitamin D positiv auf Haut und Haare aus.

Darm

Vitamin D reguliert die Zusammensetzung der Darmflora und sorgt somit für eine funktionierende Verdauung.

Muskulatur

Vitamin D unterstützt das Wachstum und die Leistungsfähigkeit der Muskeln.

Ist nicht ausreichend Vitamin D in den Nebennieren, können Stress, chronische Müdigkeit und Erschöpfung sowie Schlafprobleme die Folge sein. Da hilft dann auch kein Beautyprogramm mehr. Deshalb unterstützen wir die Vitamin-D-Synthese aktiv mit unseren Empfehlungen in der Retreat-Woche.
Gebildet wird das wichtige Vitamin vor allem mithilfe der Aufnahme von (UVB-)Sonnenlicht auf der Haut und über die Augen. Das geht relativ schnell, sodass der Speicher innerhalb von wenigen Stunden aufgefüllt ist. Die Wissenschaft empfiehlt eine 30-minütige Sonnenlichtexposition zweimal pro Woche, wobei natürlich mehr nicht schadet! In Jahreszeiten oder an Tagen, an denen die Sonne nicht scheint, haben wir nur leider ein Problem – wir bilden kein Vitamin D. Und wer die Speicher im Sommer nicht ausreichend auffüllen konnte, der schlittert in der dunklen Jahreszeit womöglich in eine Winterdepression. Deshalb gibt es die Empfehlung, Vitamin D zeitweise, vor allem in den Wintermonaten, durch Supplemente zuzuführen.

Die höchste Konzentration von Vitamin D findet sich in Fisch. Überhaupt bilden nur tierische Lebensmittel das für den Körper wichtige Vitamin D_3, während pflanzliche Lebensmittel wie Pilze Vitamin D_2 bilden. Vitamin D_3 gilt grundsätzlich als das wirksamere und deshalb ist die Deckung des Tagesbedarfs an Vitamin D nur in sehr geringem Maße möglich. Wir ermutigen daher zu einer etwas anderen Form der Synergie, die sich aus Bewegung im Freien und einem Stoff zusammensetzt, der für die Aufnahme des Vitamins D essenziell ist: Magnesium.
Magnesium findet sich in jeder Zelle, jedem Gewebe und jedem Organ unseres Körpers. In einer Studie konnte gezeigt werden, dass der Körper eine bestimmte Menge an Magnesium benötigt, um Vitamin D richtig zu verstoffwechseln. Erst die Zufuhr von Magnesium ermöglicht die Aktivierung der über Sonneneinstrahlung oder Nahrung gelieferten Moleküle und damit die Nutzung des im Körper zirkulierenden Vitamins. Bekannt ist jedoch auch, dass die tägliche Zufuhr von Magnesium, die für Männer bei ca. 350 Milligramm und für Frauen bei ca. 300 Milligramm liegt, bei mindestens 30 Prozent der Bevölkerung (Stand 2016) nicht gewährleistet ist.

DIE TOP-TEN-MAGNESIUMQUELLEN	
1.	100 g Weizenkleie: 550 mg
2.	100 g Kürbiskerne: 534 mg
3.	100 g Sonnenblumenkerne: 420 mg
4.	100 g Leinsamen: 350 mg
5.	100 g Bitterschokolade (70 %): 290 mg
6.	100 g Quinoa: 280 mg
7.	100 g Cashewnüsse: 270 mg
8.	100 g Sojabohnen: 220 mg
9.	100 g Hirse: 170 mg
10.	100 g Haferflocken: 140 mg

Wo findest du diese Synergie in der Retreat-Woche?

Mit der Empfehlung, jeden Tag Zeit in der Natur oder im Freien zu verbringen, hilfst du deinem Körper bei der Produktion von Vitamin D. Unsere Energy Balls (siehe Seite 78) enthalten Mandeln und liefern das nötige Magnesium.

Nüsse, Kerne und Samen zählen zu den Magnesiumspitzenreitern und sollten täglich verzehrt werden.

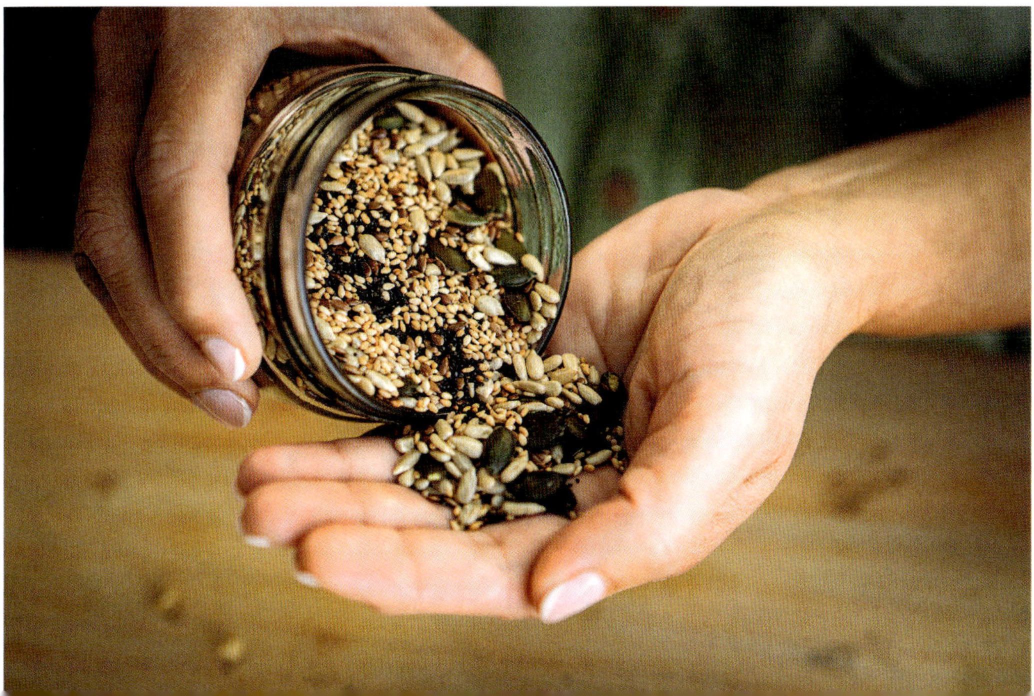

7 TAGE – BUNT UND GESUND

Um zu verdeutlichen, wie wichtig und gesund es ist, eine Vielzahl von Obst und Gemüse zu essen, raten Gesundheitsexperten oft dazu, »den Regenbogen zu essen«. Was der Ayurveda dazu sagt, erfährst du in diesem Kapitel.

Mehr Farben auf dem Teller – iss den Regenbogen

Farben haben erwiesenermaßen eine starke Wirkung auf uns – körperlich wie psychisch. Jede Farbe hat eine für sie typische Wellenlänge, Frequenz und damit Energie, die sie auf uns überträgt. In den meisten Fällen nehmen wir Farben über die Augen oder über die Haut auf und die Wirkung der jeweiligen Licht- und Helligkeitsimpulse beeinflusst sowohl den Gemütszustand als auch wichtige körperliche Prozesse. Aber auch über Speisen und Getränke werden Farbenergien übertragen. Und nicht nur das: Pflanzen enthalten sekundäre Pflanzenstoffe, auch Phytonährstoffe genannt, die ihnen ihre Farbe verleihen. Diese Pflanzenstoffe sorgen u. a. für die entzündungshemmenden und antioxidativen Wirkungen der meisten Obst- und Gemüsesorten, die sich auf verschiedene Aspekte deiner Gesundheit positiv auswirken können. So werden verschiedenfarbige Pflanzen mit einem entsprechenden Gehalt an bestimmten Nährstoffen und gesundheitlichen Vorteilen in Verbindung gebracht. Je abwechslungsreicher und farbenfroher du dich ernährst, desto mehr versorgst du deinen Körper mit Vitaminen, Mineralien und sekundären Pflanzenstoffen, die sich positiv auf verschiedene Bereiche deiner Gesundheit auswirken.

»FARBE IST LEBEN. FARBE BRINGT DAS, WAS WIR IM AYURVEDA PRANA NENNEN, IN UNSER SYSTEM.«

Anke

Die Tage deiner Retreat-Woche werden bunt. Denn mit unseren SOUWLs (siehe ab Seite 108) und den farblich kategorisierten Rezepten haben wir dir ein großes Farb- und Nährstoffspektrum zusammengestellt.

Wirkung von farbigen Lebensmitteln im Ayurveda

Im Ayurveda werden Farbstoffe, neben den Duft- und Aromastoffen von Pflanzen, als wichtiges Kommunikationsmittel der Natur betrachtet. Die Farbe eines in der Natur gewachsenen Lebensmittels gibt u. a. einen visuellen Hinweis auf wertvolle Nährstoffe, die sekundären Pflanzenstoffe, die darin enthalten sind:

- Die Farbe **Violett** ist eines der dichtesten Nährstoffpakete im Pflanzenreich. Violettfarbene und blaue Lebensmittel oder auch dunkles Blattgemüse enthalten einen hohen Anteil an Antioxidantien, die allgemein vor Entzündungen schützen können. Einige blauviolette Lebensmittel sind Pflaumen, Heidelbeeren, violetter Kohl, Auberginen, Brombeeren und Weintrauben. Möhren und andere Gemüsesorten wie Blumenkohl, Kartoffeln und Süßkartoffeln sind heutzutage auch immer häufiger als lilafarbene Sorten auf den Märkten zu finden.
- **Orange** ist eine Farbe, die weitverbreitet ist und dennoch nicht ausreichend konsumiert wird. Obst und Gemüse in diesem Farbton enthalten viel Betacarotin und Kurkuminoide, die nachweislich die Fähigkeit haben, eine Vielzahl von Gesundheitsproblemen zu verbessern. Kurkuminoide werden im Ayurveda vor allem mit der Wunderwurzel Kurkuma in Verbindung gebracht, die laut Studien entscheidend zur Verringerung von Entzündungen, Angstzuständen und zur Verbesserung der kognitiven Funktionen beitragen kann. Betacarotin, die Vorstufe von Vitamin A, ist ein wesentlicher Baustein für gesundes Haar, Haut und Muskeln.
- **Grün** ist eine weitere leicht zugängliche Farbe in Lebensmitteln und ideal für diejenigen, die ihre Herzgesundheit regulieren und ihre Hormone ausgleichen wollen. Hier hast du eine große Auswahl an Gemüsen, essbaren Blüten und Kräutern. Neben einer guten Eisenversorgung enthalten Lebensmittel wie Artischocken, Spargel, Gurke, Limetten und Kräuter wohlbekannte Vitamine wie Folsäure, sekundäre Pflanzenstoffe wie Tannine sowie wichtige Antioxidantien.
- **Rote** Pflanzen sind besonders wertvoll für die Gesundheit von Herz und Lunge. Sie schützen dich vor mutagenen, also die Gene schädigenden freien Radikalen und senken das Risiko von Prostatakrebs. Sie enthalten häufig Vitamin A und C und sind außerdem reich an starken und herzgesunden Antioxidantien, die das Risiko von Arteriosklerose, Bluthochdruck und einem hohen Cholesterinspiegel verringern. Beliebte rote Lebensmittel sind Granatapfel, Erdbeeren, Himbeeren, Preiselbeeren, Rote Bete, rote Paprika, Wassermelone, Tomaten und roter Mangold. Rote Kirschen enthalten viele Anthocyane und sind eine der wenigen Nahrungsquellen, die für eine gute Melatoninproduktion und damit für einen gesunden Schlaf sorgen.
- **Gelbe** Nahrungsmittel unterstützen die Verdauung und die Leberfunktion und sind ideal, um zu viel Vata auszugleichen. Sie sind reich an Kalium, Ballaststoffen, Mangan, Vitamin A und Magnesium. In unseren Märkten finden wir gelbe Zutaten z. B. in Form von Bananen, Zitronen, Sommerkürbissen, Pflaumen, gelben Paprikaschoten oder Mais. Speziell gelb-orangefarbene Lebensmittel wie z. B. Orangen, Papayas und gelbe Grapefruits sind reich an Vitamin C und Flavonoiden, die das Wachstum von Tumorzellen hemmen und schädliche Substanzen im Körper entgiften können.
- **Weiße** Lebensmittel unterstützen die Reinigungs- und Klärungsprozesse. Das wird schnell klar, wenn du dir die guten

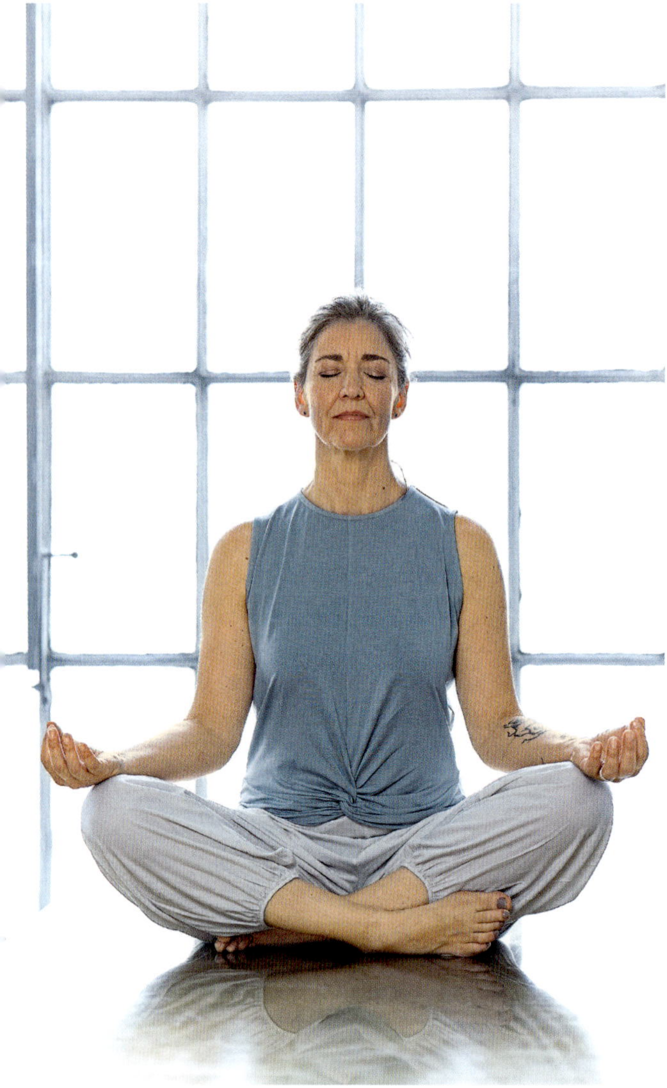

Sind die Chakren in Balance, kann Energie frei fließen und wir fühlen uns ausgeglichen und gesund.

Inhaltsstoffe weißer Lebensmittel anschaust: Zwiebeln schützen die Gehirnfunktion mit Quercetin und Flavonoiden, die antioxidativ, antibakteriell und entzündungshemmend sind. Gemeinsam mit Knoblauch enthalten sie außerdem Diallylsulfid, das vor Krebs schützen soll und ein gesundes Immunsystem unterstützt. In Sachen Schönheit und Wohlbefinden ist Spargel voller guter Wirkstoffe, die entwässern und entschlacken. Das Ergebnis: klare, strahlende Haut. Weitere Beispiele für weiße Lebensmittel sind Pastinaken, Sellerie, Lauch, Pilze, Fenchel, Knoblauch, Kohlrabi, Blumenkohl, Kokosnüsse, Milch oder auch Rüben. Basmatireis empfiehlt der Ayurveda vor allem für den Aufbau von Ojas, der Immunkraft.

Es ist schön und gut, beim Essen zu seinem Lieblingsprodukt oder seiner Lieblingsfarbe zu greifen. Wenn aber alle Farben des Regenbogens auf den Teller zusammenkommen, dann passiert die wahre Magie.

»UNSERE KLARE EMPFEHLUNG: ISS BUNT, UM ALLE GESUNDHEITLICHEN VORTEILE ZU AKTIVIEREN.«

Anke und Volker

Die Chakren

»Das Wesentliche«, so der Kleine Prinz, »ist für die Augen unsichtbar.« Wie wahr: Denn wenn wir in den Spiegel schauen, sehen wir unseren Körper – unseren Geist aber sehen wir nicht. Wir sehen auch nicht, was Körper und Geist miteinander verbindet und in Einklang bringt: die Energiezentren in der Aura, unsere Chakren.

Der Begriff »Chakra« stammt aus dem Sanskrit und heißt übersetzt Kreis oder Rad. Genau wie der Geist sind die Chakren organisch nicht auffindbar. Vorstellen kann man sie sich als drehende Energieräder, die an einem Platz arbeiten und das Physische mit dem Emotionalen verbinden. Insgesamt gibt es sieben Hauptchakren, die für das Wesen und das Gemüt einer Person verantwortlich gemacht werden und die vom Fuße der Wirbelsäule bis zum Kopf verlaufen. Wenn alle sieben Chakren in Balance sind und die Energie reibungslos von einem ins nächste Chakra fließen kann, besteht eine starke Verbindung zwischen der physischen und der energetischen Präsenz im Leben. Als Folge ist der Mensch ausgeglichen und gesund.

KULTURÜBERGREIFEND

Das Wissen um die Chakren ist bei uns übrigens genauso verankert wie in fernöstlichen Kulturkreisen. Alte Bilder mit Heiligen und Engeln mit Heiligenschein oder auch Könige und Kaiser mit der Krone auf dem Kopf visualisieren die Strahlkraft eines Kronenchakras, das sich oben auf dem Scheitel befindet. Meist wurden die Figuren auf einem Sockel stehend oder auf einem Thron sitzend abgebildet, was wiederum das Wurzelchakra und damit die Erdung betonen soll.

Schlechte Lebensgewohnheiten, Stress, negative Emotionen, körperliche Verletzungen, Umweltgifte und dergleichen können dazu führen, dass einzelne oder alle Chakren blockiert werden. Dann herrscht ein körperliches, geistiges oder emotionales Ungleichgewicht vor, das im schlimmsten Fall zu ernsten gesundheitlichen und psychischen Problemen führen kann.
Für jedes Chakra gibt es verschiedene Möglichkeiten, um Blockaden zu lösen oder am besten gar nicht erst entstehen zu lassen. Gezielte Atem- und Achtsamkeitsübungen (siehe ab Seite 174), Yoga-Asanas (siehe ab Seite 166) oder auch die Farbenergien der Lebensmittel (siehe ab Seite 34) sind ein guter Anfang.

Wie die Chakren wirken

Jedes Chakra hat eine Hauptfunktion, die an die Stelle im Körper und die Farbe des Chakras gebunden ist. In den sieben Hauptchakren finden wir die Farben des Regenbogens wieder – von der Wurzel aus betrachtet: rot, orange, gelb, grün, blau, indigo, lila oder auch weiß.

Jedem der sieben Hauptchakren, die entlang der Wirbelsäule verlaufen, ist eine Farbe und eine Hauptfunktion zugeordnet.

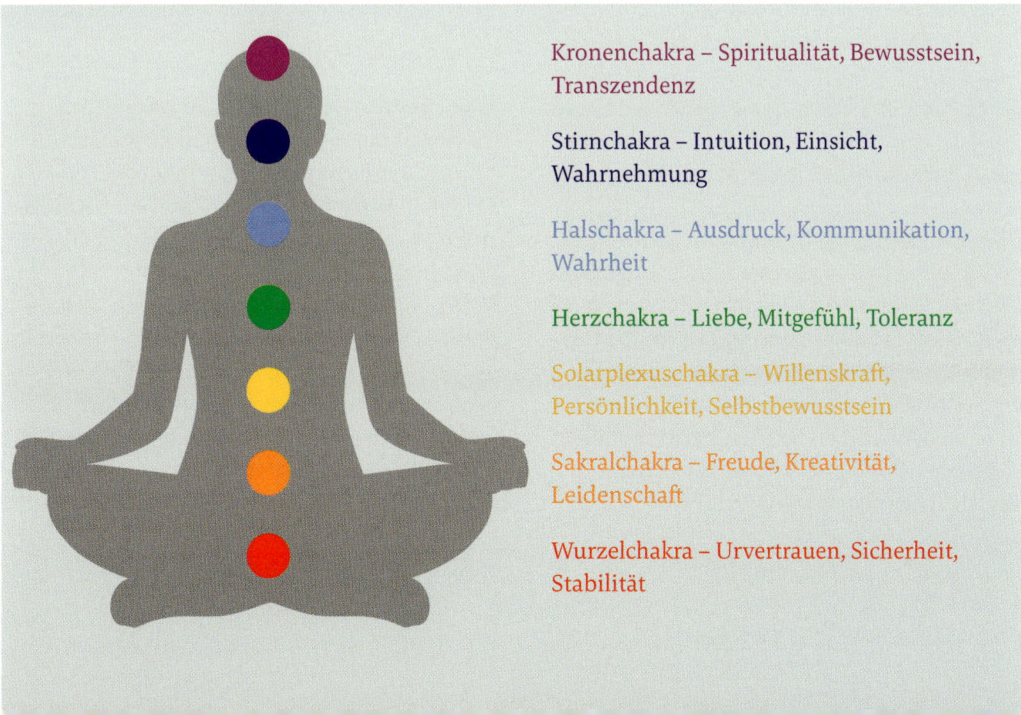
Kronenchakra – Spiritualität, Bewusstsein, Transzendenz
Stirnchakra – Intuition, Einsicht, Wahrnehmung
Halschakra – Ausdruck, Kommunikation, Wahrheit
Herzchakra – Liebe, Mitgefühl, Toleranz
Solarplexuschakra – Willenskraft, Persönlichkeit, Selbstbewusstsein
Sakralchakra – Freude, Kreativität, Leidenschaft
Wurzelchakra – Urvertrauen, Sicherheit, Stabilität

DAS WURZELCHAKRA

Dein Fundament, auf dem alles aufbaut.
Das Wurzelchakra stützt dein gesamtes Gebilde wie ein Fundament und trägt den Rest des Körpers. Es ist deine direkte Verbindung mit der Erde und mit allem, was dich umgibt. Farblich ist es mit einem stimulierenden Rot belegt. Ein gesundes Wurzelchakra sorgt dafür, dass du fest mit beiden Beinen im Leben stehst und dich sicher, emotional ausgewogen und geborgen fühlst. Es wirkt ermutigend, gibt Kraft, verbessert die Lebensenergie und stärkt das Durchsetzungsvermögen. Die beste Unterstützung erfährt dein erstes Chakra dann, wenn du die Verantwortung für dein Leben übernimmst und dafür sorgst, dass deine Grundbedürfnisse und Wünsche so oft wie möglich erfüllt werden.
Um das Wurzelchakra zu nähren und damit Erdung und Verbundenheit herzustellen, gibt es zwei Möglichkeiten: den Verzehr von Nahrungsmitteln, die direkten Kontakt mit der Erde hatten, oder solcher, die die Farbe Rot beinhalten.

DAS SAKRALCHAKRA

Dein Zentrum für Kreativität, Lebensfreude und Leidenschaft.
Das zweite Chakra steuert deine Emotionen, deine Kreativität und deine Sinne. Es ist das Zentrum der Passion und des Vergnügens. Orange steigert die Lebenslust, bringt Gefühle ins Fließen und fördert die Sinnlichkeit. Ein gesundes Sakralchakra unterstützt dich, optimistisch in die Zukunft zu blicken, deine Kreativität auszudrücken, Leichtigkeit im Umgang mit den Dingen zu haben, deinen Leidenschaften nachzugehen und tiefe intime Beziehungen einzugehen. Über das Sakralchakra reinigst du deine Körperflüssigkeiten und bringst sie zum Fließen. Das bedeutet, dass du auf ausreichend Flüssigkeitszufuhr achten solltest, was sehr schön zu unserer Idee, der SOUWL (siehe ab Seite 108), mit der Suppe als Basis, passt. Um das Sakralchakra zu nähren, kannst du zudem vermehrt orangefarbene und Omega-3-reiche Lebensmittel in deinen Speiseplan integrieren.

DAS SOLARPLEXUSCHAKRA

Dein Zentrum für Identität und Persönlichkeit.
Das dritte Chakra, das Solarplexuschakra, ist dein Epizentrum der Energie, dein Kraftwerk, und die Zentrale deines Selbstbewusstseins. Angesiedelt ist es oberhalb des Bauchnabels, dort, wo es ein anatomisch nachweisbares Netzwerk ausgeklügelter Nervenbahnen und Knotenpunkte gibt, die wir oft als Sonnengeflecht und die Wissenschaft als »Bauchhirn« bezeichnet.
Auf der emotionalen Ebene steuert es deine Willenskraft, deine Absichten und Ziele. Ein ausgeglichenes drittes Chakra ist von Tatkraft geprägt und führt zu Gefühlen von innerem Frieden, Klarheit, Weisheit, Selbstbewusstsein, Wohlbefinden, Vertrauen und Selbstkontrolle. Es fördert das Urteilsvermögen, unterstützt die Entscheidungsfindung, löst Emotionen, klärt die Gedanken und öffnet den Geist für neue Ideen.
Der Solarplexus wirkt wie ein Energietransformator, der den Körper mit den Energien versorgt, die durch die Nahrung aufgenommen werden. Ob die Nahrung, die du zu dir nimmst, zuträglich ist oder nicht, merkst du direkt an deiner Verdauung. Dann gilt: Stärke dein Verdauungsfeuer »Agni«. Mit einem gesunden Agni sorgst du dafür, dass dein Kraftwerk optimal funktioniert. Um das Chakra zu nähren, greife zu gelben und ballaststoffreichen Lebensmitteln.

DAS HERZCHAKRA

Dein Zentrum für Liebe und Mitgefühl.
Werfen wir nun einen Blick auf unser viertes Chakra, das Energiezentrum für Liebe, Mitgefühl, Selbstwert und Freude: dein Herz. Angesiedelt ist es entsprechend in der Herzregion und wird durch die Farbe Grün genährt.
Wenn das Herzchakra in gesunder Balance ist, wirkt es sowohl stärkend auf die Beziehung mit anderen als auch die Beziehung zu dir selbst. In Verbundenheit mit der Welt um dich herum bist du offen für Erfahrungen im Leben und es fällt dir leicht, Herausforderungen, besonders in Beziehungen, anzunehmen und zu lösen.

Dein Herzchakra benötigt Raum. Nimm dir daher Zeit, einfach nur sein zu dürfen und die Dinge auch mal etwas langsamer angehen zu lassen. Entspanntes meditatives Putzen und Schnippeln von Gemüse ist hier perfekt. Das Herzchakra wird zudem durch grüne Lebensmittel genährt. Hier hast du eine große Auswahl an Gemüsen, essbaren Blüten und Kräutern.

»DIE LIEBE DES KOCHS ODER DER KÖCHIN GEHT INS ESSEN ÜBER!«

Volker

DAS HALSCHAKRA

Dein Zentrum für Kommunikation und einen authentischen Ausdruck.

Das Hals- oder Kehlchakra ist unser fünftes Chakra. Angesiedelt in der Halsmitte, beeinflusst es die Fähigkeit, dich auszudrücken und offen das zu sagen, was du denkst und fühlst. Neben dem Sprechen geht es außerdem auch ums Zuhören. Ist das Chakra ausgeglichen, kannst du offen zu deinen Gedanken und Gefühlen stehen, dich klar ausdrücken, du vertraust dir selbst und dem Leben. Die Farbe Blau wird mit diesem Chakra verbunden und damit sind auch alle blauen Lebensmittel förderlich für ein ausgeglichenes Kehlchakra. Sie wirken beruhigend und lindernd auf das Nervensystem sowie gegen Schlaflosigkeit oder Erregungszustände. Denk im Zusammenhang mit dem Halschakra auch an Nahrungsmittel, die eine heilende und beruhigende Wirkung auf diese Region haben, wie z. B. Kräutertee, Honig, Zitrone oder Agavendicksaft.

DAS STIRNCHAKRA

Dein Zentrum für einen klaren Blick und Weisheit.

Das sechste Chakra trägt die Farbe Indigo. Es befindet sich direkt zwischen unseren Augen und ermöglicht dir einen Blick über die Kurzsichtigkeit des Verstandes hinaus. Das heißt auch, dass du mithilfe dieses Chakras erkennen kannst, wer du wirklich bist. Ist das Stirnchakra ausbalanciert, ist deine Intuition stark und du vertraust ihr. Du schaffst es, klar zu sehen und dich zu konzentrieren.
Der Ayurveda empfiehlt zur Stärkung der Geisteskraft die vollständige Verdauung der Nahrung, mit einer Pause von 4–5 Stunden zwischen den Mahlzeiten, bzw. auch die Praxis des Intervallfastens. Weitere unterstützende Maßnahmen sind der Verzehr von indigofarbenen bzw. blauvioletten Nahrungsmitteln.

DAS KRONENCHAKRA

Dein Zentrum für Einheit und Spiritualität.

Das siebte Chakra oder Kronenchakra befindet sich direkt oben auf deinem Kopf. Es ist ultimativ spirituell und steht für Selbstverwirklichung, Wahrheit, Einheit und Wissen. Farblich ist es mit einem Weiß, manchmal auch Violett belegt. Wenn du mit diesem Energiezentrum verbunden bist, dann erlebst du dich in Verbindung zu deinem Umfeld und du erkennst den Sinn in den Dingen und in deinem Leben. Du bist in Frieden, Vertrauen und tiefer Dankbarkeit für dein Leben.
Über das Kronenchakra konzentrieren wir uns mehr auf die Entgiftung und die geistige Entlastung. Für einen klaren Geist und genug Raum für spirituelle Erfahrungen hilft dir eine minimalistische Kost. Das sind vor allem leichte, pflanzlich basierte Gerichte. Außerdem sind für den Ausgleich des Kronenchakras auch ätherische Öle sehr gut geeignet.
Viel Zeit in der Natur und in der Verbindung zwischen Erde und Himmel nähren das siebte Chakra. Es lehrt vor allem auch die reinigende Wirkung der vollständigen Verdauung der Nahrung und unterstützt das Verständnis dafür, dass die Qualität der Nahrung, die du zu dir nimmst, viel wichtiger ist als die Menge!

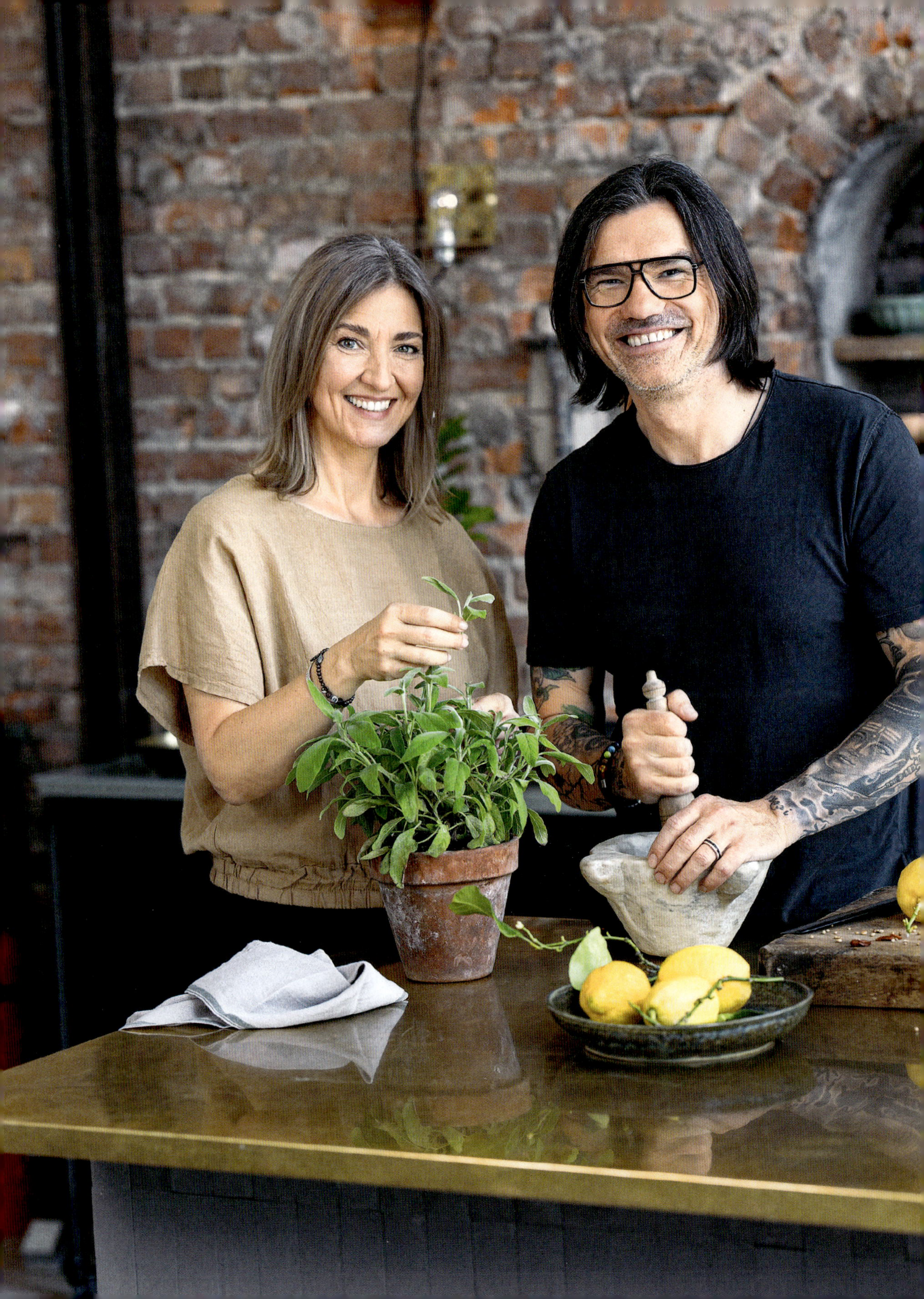

AYURVEDA – DAS WISSEN VOM LEBEN

Die Basis unserer Arbeit und so auch für unser Wochenprogramm sind die Erkenntnisse und Erfahrungen, die im Ayurveda, dem über 5000 Jahre alten Wissen vom Leben, festgehalten sind. Der Ayurveda kann dir bei den Themen deines individuellen Alltags Orientierung und Hilfestellung geben, damit du selbstbestimmt und proaktiv für mehr Gesundheit und Entspannung sorgen kannst.

MEHR GESUNDHEIT UND AUSSTRAHLUNG

Ein gesunder, leistungsstarker Körper, ein gutes Immunsystem, mentale Stärke, eine positive Ausstrahlung und Charisma, das macht einen ganzheitlich gesunden Menschen aus. Wie sich eine Ernährung, die im Einklang mit der Natur des Menschen, aber auch mit deiner ganz eigenen individuellen Natur ist, auf deine ganzheitliche Gesundheit auswirkt, das beschreiben wir hier.

Wenn du dir in deinem Kitchen-Retreat Zeit für dich nimmst, um wirklich im Moment zu sein und dir frische, gesunde Nahrung zuzubereiten, die dazu beiträgt, dass deine Gewebe gut aufgebaut werden, du vital bist und strahlst, dann ist das reine Selbstfürsorge. Im wahrsten Sinne des Wortes meinen wir damit, dass du gut für dich selbst sorgst, und das nicht nur am Wochenende oder im Urlaub. Diese Idee ist im Ayurveda seit Jahrtausenden tief verwurzelt und ein elementarer Grundgedanke der vedischen Philosophie.
Der Ayurveda setzt auf ein umfassendes Programm, das mithilfe der Ernährung, des Lebensstils, der Verhaltensweisen und psychologischen Einflussnahme zur Verbesserung und Verlängerung der Gesundheit beitragen kann. Die Konzentration liegt nicht nur, wie im westlichen Medizin- und Heilsystem, auf der Behandlung von Symptomen und äußeren Anzeichen von Krankheiten, sondern beschäftigt sich mit den Ursachen der Erkrankung. Gleichsam wird die Gesundheit im Ayurveda nicht nur durch den physischen Körper bestimmt; auch mentale, emotionale, spirituelle und energetische Tendenzen werden berücksichtigt. Die ayurvedische Sichtweise auf die Gesundheit ist ganzheitlich und betrachtet Körper, Geist, Seele und Sinne als untrennbar miteinander verbunden. Ein Gleichgewicht dieser Elemente ist im Ayurveda die Grundlage für Gesundheit, Wohlbefinden, Ausstrahlung und Leistungsfähigkeit.
Die Schule des Ayurveda, die von Gelehrten auf der ganzen Welt als »Wissenschaft des Lebens« bezeichnet wird, ist ein Wissensfundus, der auf dem indischen Subkontinent über 5000 Jahre zurückreicht. Sie entstammt den uralten Sanskrittexten, den Veden, und wurde über Tausende von Jahren durch mündliche Überlieferung von Meistern an ihre Schüler weitergegeben.
Die Weltgesundheitsorganisation (WHO) erkannte den Ayurveda 1976 offiziell als »traditionelle Medizin« an.

»EIN MENSCH WIRD GESUND GENANNT, DESSEN PHYSIOLOGIE IM GLEICHGEWICHT IST, DESSEN VERDAUUNG UND STOFFWECHSEL GUT ARBEITEN, DESSEN GEWEBE UND AUSSCHEIDUNGSFUNKTIONEN NORMAL FUNKTIONIEREN UND DESSEN SEELE, GEIST UND SINNE SICH IM ZUSTAND DAUERHAFTEN INNEREN GLÜCKS BEFINDEN.«

Sushruta Samhita, Sutrasthana XV. 41. (ca. 1 Jh. n. Chr.)

Auch wenn unser heutiges Leben mit den Tagen der Antike nicht mehr allzu viel zu tun hat und sich auch der moderne Alltag in der östlichen Welt von dem der westlichen Welt unterscheidet, bleibt eine Tatsache bestehen: Wir sind immer noch Menschen, eingebunden in die universellen Wirkkräfte der uns umgebenden Natur. So können wir die auf Ausgleich bedachten Methoden des ayurvedischen Lebensstils, der Ernährung, der Meditation und der Regeneration nutzen, um die Qualität unseres heutigen Lebens zu verbessern und uns wieder in Kontakt mit der Natur und uns selbst zu bringen.
In diesem Buch stützen wir uns auf die Erkenntnisse und Erfahrungen des Ayurveda und vereinen diese mit unseren heutigen westlichen Standards zu einem lebensbegleitenden praktischen Programm. Wir schlagen damit eine Brücke zwischen der über 5000 Jahre alten Lehre und den Anforderungen unserer modernen Zeit, gepaart mit unserem individuellen Ansatz für eine einfache Umsetzung im Alltag, voll Leichtigkeit und Freude.

Die Definition von Gesundheit

Im Ayurveda ist das Wort »Svastha« der Sanskritbegriff für Gesundheit. Was der Ayurveda mit Gesundheit meint, geht allerdings weit über unser modernes Verständnis im Sinne der »Abwesenheit von Krankheit« hinaus. Übersetzt bedeutet der Begriff Svastha so viel wie »im Selbst verwurzelt sein«.
Nach Sushruta, dem ersten indischen Chirurgen und Verfasser der Sushruta Samhita, muss ein Individuum die folgenden Qualitäten haben, um Svastha zu erreichen:

SVASTHA

- einen gefestigten Sinn für das Selbst
- ein Gleichgewicht zwischen den drei Doshas: Vata, Pitta und Kapha
- ordnungsgemäß geformte Dhatus (Körpergewebe)
- eine effiziente Ausscheidung von Malas (Abfallprodukten)
- gut funktionierende körperliche Prozesse
- einen glücklichen Geist, eine glückliche Seele und glückliche Sinne

Kennst du nicht auch diese Menschen, die einfach eine Lebendigkeit und Lebensfreude ausstrahlen, die spürbar und anziehend ist? Menschen, die fest verwurzelt im Leben stehen,

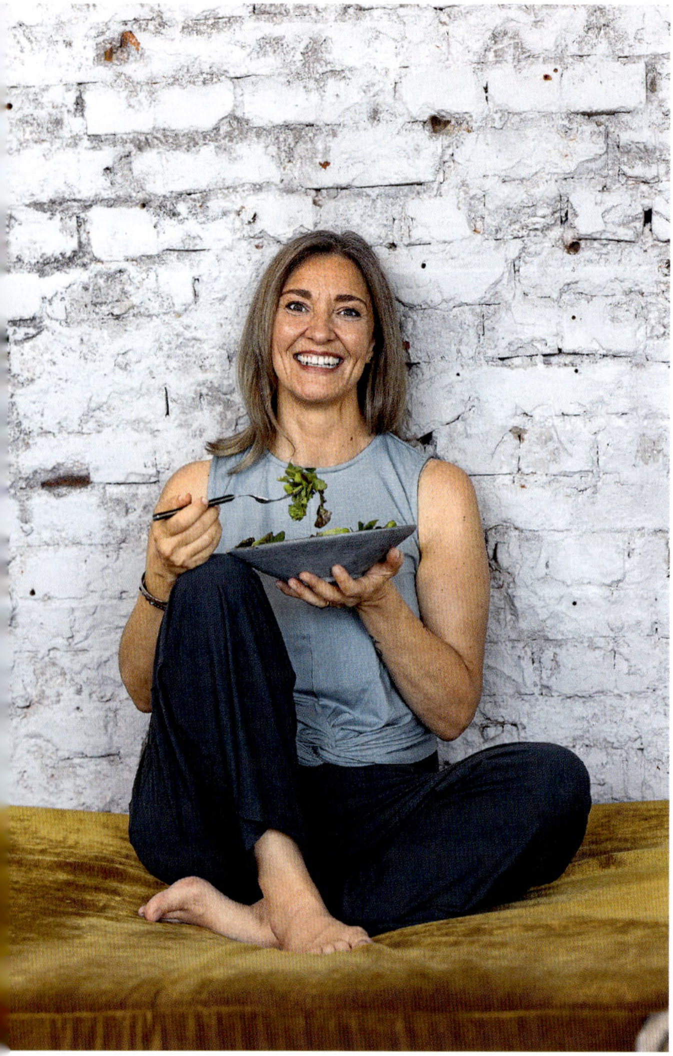

Schönheit kommt von innen, als Abbild einer guten Verdauung und eines inneren Wohlbefindens.

gesund und kraftvoll sind, auch noch im höheren Alter, und die geradezu leuchten? Das ist verkörpertes Svastha.
Der Ayurveda gibt uns Wissen und Werkzeuge an die Hand, um mithilfe der inneren Einstellung, mit Nahrung, Atmung, Bewegung und Meditation diesem Zustand Schritt für Schritt näher zu kommen.

Schönheit und Ausstrahlung

Aus Sicht des Ayurveda ist unser Körper kein starres Gebilde, sondern ein fließendes System, das sich kontinuierlich verändert. Das sieht übrigens nicht nur der Ayurveda so, sondern auch die moderne Wissenschaft. Fakt ist, dass in jeder Sekunde Millionen alte Zellen durch neue ersetzt werden. So ganz nebenbei werden in einem Jahr nahezu alle Atome deines Körpers ausgetauscht. Der Bauplan, nach dem dein Körper immer wieder von Neuem zusammengesetzt wird, folgt deiner inneren Intelligenz. »Wahre Schönheit kommt von innen.« Diesen Satz hast du sicher auch schon oft gehört. Genauso sieht das auch der Ayurveda, der das äußere Erscheinungsbild nicht als Erfüllung eines gesellschaftlichen Anforderungsprofils, sondern als Abbild des inneren Gleichgewichts und Wohlbefindens, sprich der Gesundheit versteht. Wer sich wohlfühlt, der strahlt das auch aus.

DIE DREI SÄULEN DER SCHÖNHEIT

Die uralte Wissenschaft des Lebens definiert drei Säulen der Schönheit, die das Gleichgewicht auf der Ebene von Körper und Geist widerspiegeln.

Roopam – die äußere Schönheit

Eine makellose Haut, strahlender Teint, gesundes, üppiges Haar, ein anmutiger Gang und eine mystische Ausstrahlung zeichnen »Roopam« aus. Der Bedeutung von Roopam nahe kommt der Begriff Charisma. Besonders charismatische Menschen fallen auf. Sie sind von einer Aura umgeben, die geheimnisvoll und anziehend wirkt. Das kann man sich nicht antrainieren oder erwerben, es ist ein Prozess, der von innen heraus entsteht und sich ganz von selbst entfaltet. Diese Schicht der Schönheit ist vor allem ein Ergebnis unseres Ernährungs- und Lebensstils. Eine gute Verdauung, Transformation und Aufnahme der Nährstoffe werden als wichtig angesehen, um Roopam zu erzeugen. Der Ayurveda betrachtet das äußere Erscheinungsbild als direkte Widerspiegelung unserer inneren Essenz, die als »Ojas« bezeichnet wird. Ojas, auch häufig als Immun-, Abwehr- oder Lebenskraft bezeichnet, ist eine Substanz, die uns am Leben hält, und ein Nebenprodukt einer optimal funktionierenden Physiologie, also gesunder Funktionen und Abläufe im menschlichen Körper.

Gunam – die innere Schönheit

Gunam zeigt sich als warmes Strahlen in leuchtenden Augen, als positive Persönlichkeit mit einer vor Glück leuchtenden Gelassenheit. Diese innere Ebene der Schönheit ist ein Phänomen von guter, zuträglicher Ernährung und einem lebensbejahenden, entspannten Verhalten. Bei Gunam geht es um eine Anziehungskraft, die von innen kommt und uns auf mystische Weise zu jemandem hinzieht. Nach Ayurveda erreichst du Gunam vor allem durch Meditation und durch den Verzicht auf Ernährungs- und Lebensgewohnheiten, die dir nicht guttun.

Vayastyag – die dauerhafte Schönheit

Die dauerhafte Schönheit zeichnet sich dadurch aus, dass du dich alterslos fühlst und auch dementsprechend jünger aussiehst als dein chronologisches Alter. Dieser Aspekt der Schönheit ist die tief verwurzelte Essenz eines Menschen, die aus einem ausgeglichenen Zustand von Körper, Geist und Bewusstsein hervorgeht. Mit seiner ganzheitlichen Betrachtung berücksichtigt der Ayurveda dabei die Natur aller Dinge. Jede Handlung, jeder Gedanke, jede Nahrung und jede Erfahrung, die wir aufnehmen, hat eine bestimmte Natur, Qualität und Wirkung und interagiert entsprechend mit anderen Elementen im Inneren und mit der Welt um uns herum.
Ein gesunder Stoffwechsel, eine gute Verdauung und Ausscheidung der nicht benötigten Stoffe, ausreichend Schlaf und Stressbewältigung sind die Eckpfeiler, auf die es bei Vayastyag ankommt.

Eine regelmäßige Meditationspraxis und gute Lebensgewohnheiten schenken uns ein warmes Strahlen von innen heraus.

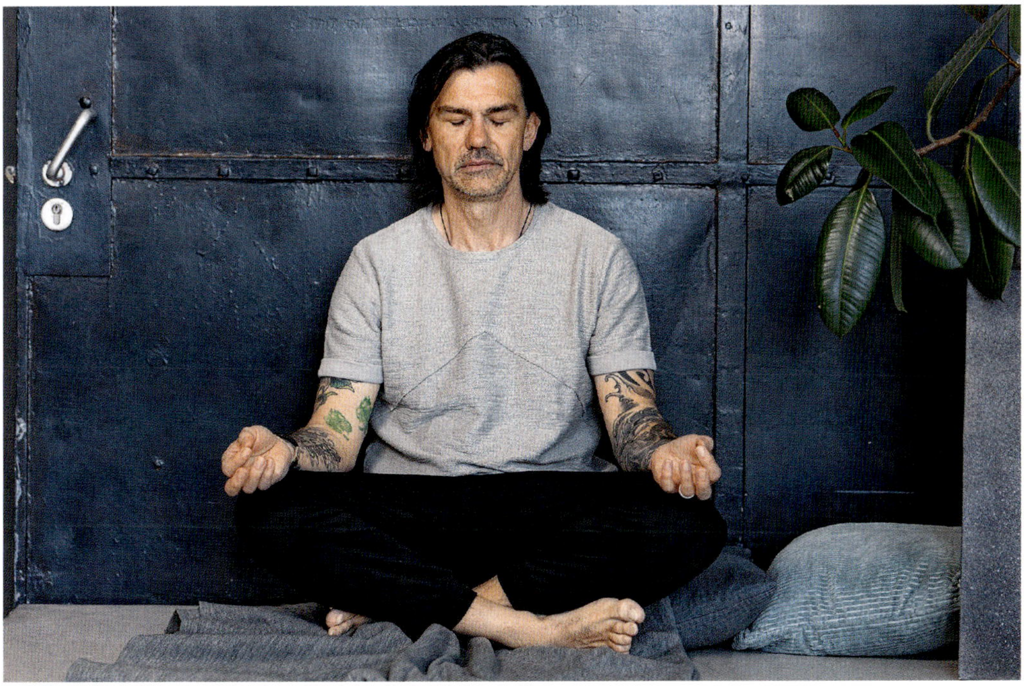

KÖRPERGEWEBE UND GESUNDHEIT

Im Ayurveda gibt es sieben lebenswichtige Gewebe, die Dhatus, die den gesamten Körper mit Nahrung, Wachstum und Struktur versorgen. Sie ähneln in vielerlei Hinsicht den von der modernen Wissenschaft identifizierten Hauptgeweben. Zusammen bilden sie den Körper, geben ihm Halt, Kraft und Struktur.

Wir können es gar nicht oft genug betonen: Damit ein Körper gesund ist, braucht es gesundes Baumaterial. Im Stoffwechselprozess, in dem Nahrungsmittel zu Körpergeweben umgewandelt werden, beschreibt der Ayurveda eine etwas andere Vorgehensweise als die moderne Medizin: Eine Gruppe von Zellen bildet ein Gewebe, eine Gruppe von Geweben bildet ein Organ, eine Gruppe von Organen bildet ein System und eine Gruppe von Systemen bildet letztlich den menschlichen Körper. Der Ayurveda geht dabei von sieben Körpergeweben aus, die den physischen Körper formen und jeweils bestimmte Aufgaben zu seiner Erhaltung übernehmen. Die Gewebe sind als Dhatus bekannt, was so viel bedeutet wie »aufbauende Elemente«. Hierzu zählen das Blutplasma (Rasa Dhatu), die roten Blutzellen (Rakta Dhatu), das Muskelgewebe (Mamsa Dhatu), das Fettgewebe (Meda Dhatu), das Knochengewebe (Asthi Dhatu), das Knochenmark und die Gehirnsubstanz (Majja Dhatu) sowie die Fortpflanzungssubstanzen (Shukra).
Die Dhatus sind die Basis für ganzheitliche Gesundheit. Damit sie in gesunder Form gebildet werden können, ist es notwendig, dass der Stoffwechsel und damit die Zellerneuerung optimal funktioniert. Das passiert in einer Art Kettenreaktion, denn jedes der sieben Körpergewebe entsteht aus dem vorherigen und nährt gleichermaßen das nachfolgende. Funktioniert diese Zellerneuerungskette ohne Unterbrechung, werden die jeweils nachfolgenden Gewebe in guter Qualität gebildet. Der Prozess der Gewebebildung wird durch die richtige Ernährung und vollständige Verdauung der Nahrung gefördert. Wenn Agni, dein Verdauungsfeuer, sowie die Ausscheidung von Ama (Stoffwechselrückstände) stark sind, wird viel und kraftvolles Ojas (Lebenskraft) gebildet und die Anfälligkeit für Krankheit sowie seelisches Ungleichgewicht nehmen ab. Alles beginnt mit der Aufnahme der passenden Nahrung – körperlich wie mental.

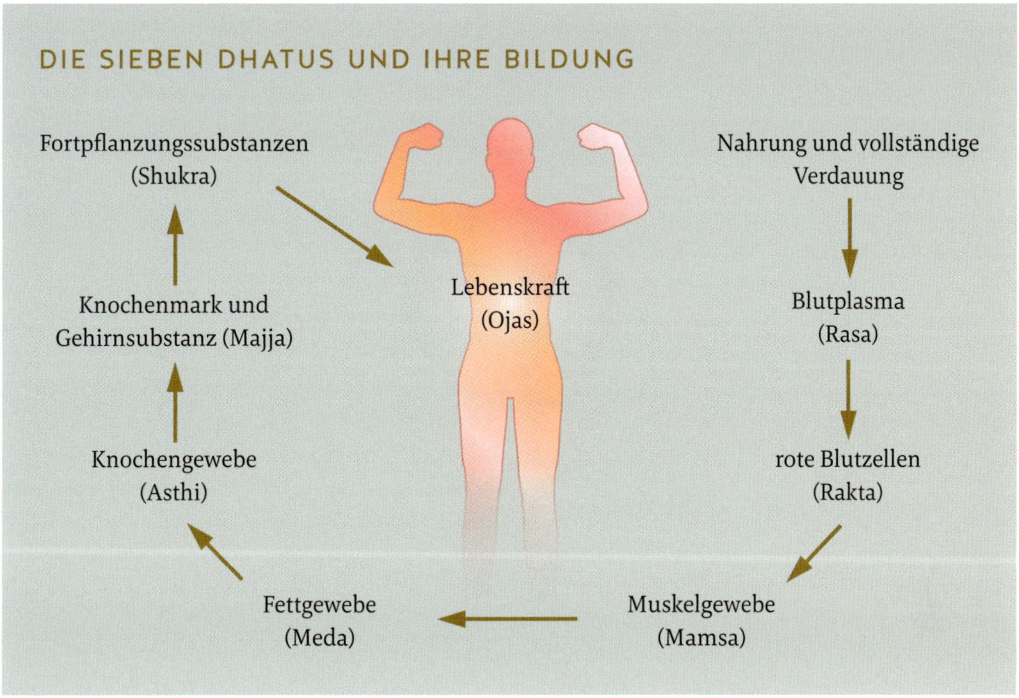

Die sieben Dhatus und ihre Funktion

DAS ERSTE GEWEBE: RASA DHATU

Rasa Dhatu entsteht kurz nach der Verdauung. Es ist die Essenz der Nahrung und wird innerhalb von 24 Stunden nach der Nahrungsaufnahme gebildet. Vergleichbar mit dem Blutplasma, zirkuliert es im gesamten Körper. Es hat eine schwere, nährende, wasserähnliche Qualität. Ist dieses Gewebe gut genährt, bist du emotional glücklich, warm und liebevoll; intellektuell bist du wach und hast ein gutes Gedächtnis, körperlich sind deine Haut und Haare weich und glänzend. Einen Mangel erkennst du z. B. an einer trockenen Haut, Müdigkeit, übermäßigem Durst oder Zittern.

DAS ZWEITE GEWEBE: RAKTA DHATU

Rakta Dhatu umfasst die roten Blutkörperchen, das Herz, die Milz, die Leber, das Knochenmark und die Arterien. Dieser Kanal befördert Sauerstoff in die Zellen, transportiert Hormone und Vitamine, reguliert die Körpertemperatur, fördert die Blutgerinnung und transportiert die Abfallstoffe aus Leber, Nieren und Darm ab. Die Qualität des Blutes wirkt sich auf die Stärke und Immunität, Hautfarbe, Glück, Wohlbefinden und Langlebigkeit des Menschen aus. Es spielt eine sehr wichtige Rolle bei der Aufrechterhaltung der Lebenskraft.
Wenn dein Rakta Dhatu gut genährt ist, dann hast du eine gesunde, leuchtende Farbe an Wangen, Händen, Zunge und Hals. Deine Nägel sind rosa, deine Augen attraktiv und du fühlst dich einfach wohl. Bei einem Mangel kommt es häufig zu Nasen- und Zahnfleischbluten, inneren Blutungen, Haarausfall, brennenden Empfindungen, Hautentzündungen, Hautausschlägen und Gefühlen wie Wut, Hass und Eifersucht sowie Heißhunger auf Fleisch.

DAS DRITTE GEWEBE: MAMSA DHATU

Mamsa Dhatu wird mit dem Muskelgewebe, den Bändern und der Haut verglichen. Es unterstützt die inneren Organe, wie Herz, Lunge und Bauchspeicheldrüse, und erzeugt ein inneres Gefühl von Stärke, Mut und Selbstvertrauen. Seine Hauptfunktion besteht darin, an den Knochen zu haften, sie bei der Bewegung zu unterstützen und den Körperteilen Form zu geben. Ein genährtes Mamsa Dhatu bedeutet, dass dein Körper fest und muskulös ist. Du hast eine aufrechte Haltung, bewegst dich geschmeidig, hast ein klares Gesicht und einen klaren Gesichtsausdruck. Einen Mangel erkennst du vor allem an Schmerzen, zu engen oder lockeren Muskeln, Spasmen, Abszessen oder Geschwüren, vergrößerten Mandeln, Polypen und Tumoren.

DAS VIERTE GEWEBE: MEDA DHATU

Hierbei handelt es sich um das Fettgewebe des Körpers, dessen Hauptfunktion die Schmierung oder das konzentrierte Körperwasser ist. Hier befindet sich auch das HDL-Cholesterin im Körper, das gute Cholesterin, das für Struktur und Form sorgt.
Wird Meda Dhatu gut versorgt, zeigt sich das in schönem Haar, einer gesunden Haut und einem leuchtenden Teint sowie gut geölten Gelenken, feuchten Lippen und einem optimalen Stuhlgang. Ein Mangel lässt sich daran erkennen, dass der Körper lethargisch ist, das Stoffwechselfeuer keine Kraft hat, die Stoffwechselaktivität und damit die Verdauung träge ist. Je größer der Mangel, desto weicher ist das Gewebe, vor allem um den Bauch herum, desto trockener die Haut oder die Haare und desto rissiger die Lippen oder die Zunge.

DAS FÜNFTE GEWEBE: ASTHI DHATU

Asthi bedeutet Knochen und die Hauptfunktion des Knochengewebes ist es, den Körper aufrecht zu halten. Wenn die Gelenke, Knochen, Knöchel, Fersen, Nägel und Zähne gesund sind, dann geht das auf das gute Nähren dieses Gewebes zurück. Dein Körper ist stark und du fühlst dich wach und aktiv. Bei einem Mangel kommt es zu Beschwerden wie knackenden und unflexiblen Gelenken, Knochenschmerzen, Problemen mit den Nägeln, übermäßigem Haarwuchs, Zahnproblemen und Zahnfleischrückgang, Kälte- und Feuchtigkeitsempfindlichkeit, Rückenschmerzen und Wirbelsäulenproblemen.
Dass dieses Gewebe mit zunehmendem Alter weniger gut versorgt wird, liegt in der Natur der Sache. Allerdings ist in der westlichen Welt eine enorme Zunahme dieser Beschwerden schon in jungen Jahren zu beobachten. Dass es am zunehmenden Stress und der nicht optimalen Nahrungszufuhr liegt, ist lediglich eine Vermutung. Mit einer passenden Ernährungsweise und einer Reduktion von Stress kannst du allerdings viel dafür tun, dass diese Probleme weniger stark oder gar nicht erst auftauchen.

AUSWIRKUNGEN VON STRESS AUF DAS MEDA DHATU

Das vierte Gewebe ist der Hauptort für die Speicherung von überschüssigem Körperfett, vor allem im Bauchraum. Zuständig für den Fettstoffwechsel ist die Nebennierenrinde, die u. a. auch die Stresshormone Cortisol, Adrenalin und Noradrenalin herstellt. In stressigen Situationen wird die Nebenniere extrem beansprucht und schüttet vermehrt Cortisol aus. Als Folgen treten Ermüdungserscheinungen auf, die zu einer verringerten Leistung des Organs führen. Ein Mangel der Nebennierenhormone schränkt uns dann nicht nur bei der Bewältigung des Stresses ein, sondern wirkt sich auch negativ auf die gesamte körperliche Vitalität und den Fettstoffwechsel aus, indem wir zunehmen. Auch ein Zuviel der Hormone hat jedoch negative Folgen, weshalb es hier vor allem darum geht, eine gesunde Balance zu finden und zu erhalten.

DAS SECHSTE GEWEBE: MAJJA DHATU

Der Ayurveda betrachtet das Nervensystem und das Knochenmark als ein System, wobei das Gehirn und das Rückenmark das zentrale Nervensystem und das Augengewebe bilden. Ist dieses Gewebe in einem optimalen Zustand, zeigt sich das in einem guten Teint, langen, runden Gelenken, einer guten Immunabwehr und schließlich in einer insgesamt optimalen Gesundheit und Langlebigkeit. Schwindel, mangelnde Stabilität, geschwollene oder schmerzende Gelenke, dunkle Augenringe, Schlafstörungen, um nur einige zu nennen, sind Anzeichen einer Störung in diesem Gewebe. Elementar für das Gleichgewicht von Majja Dhatu ist die Stille des Geistes und des Körpers. Meditation und Yoga helfen dabei, den Geist zu fokussieren und Stress abzubauen.

DAS SIEBTE GEWEBE: SHUKRA DHATU

Shukra Dhatu ist das siebte und letzte Gewebe im Zyklus der Gewebebildung. Es ist auch das männliche Sperma und die weibliche Eizelle, die die Essenz aller anderen Dhatus des Körpers enthalten. Die Hauptfunktion von Shukra Dhatu ist die Fortpflanzung. Anzeichen für ein genährtes Shukra sind sanfte Gesichtszüge, schöne Augen, Zähne, Teint und das gesamte Erscheinungsbild eines starken und gesunden Körpers. Ein Mangel an diesem Dhatu zeigt sich vor allem im sexuellen Bereich: Angst vor Sex, Schwierigkeiten, schwanger zu werden, eine unreife oder schmerzhafte Ejakulation, Sperma im Urin, Blut im Sperma, eine vergrößerte Prostata können u. a. Folgen sein. Das Dhatu nährende Nahrungsmittel sind z. B. Milch, Ghee und Nüsse.

Ist das Shukra Dhathu genährt, spiegelt sich das im gesamten Erscheinungsbild und einer gestärkten Sexualkraft wieder.

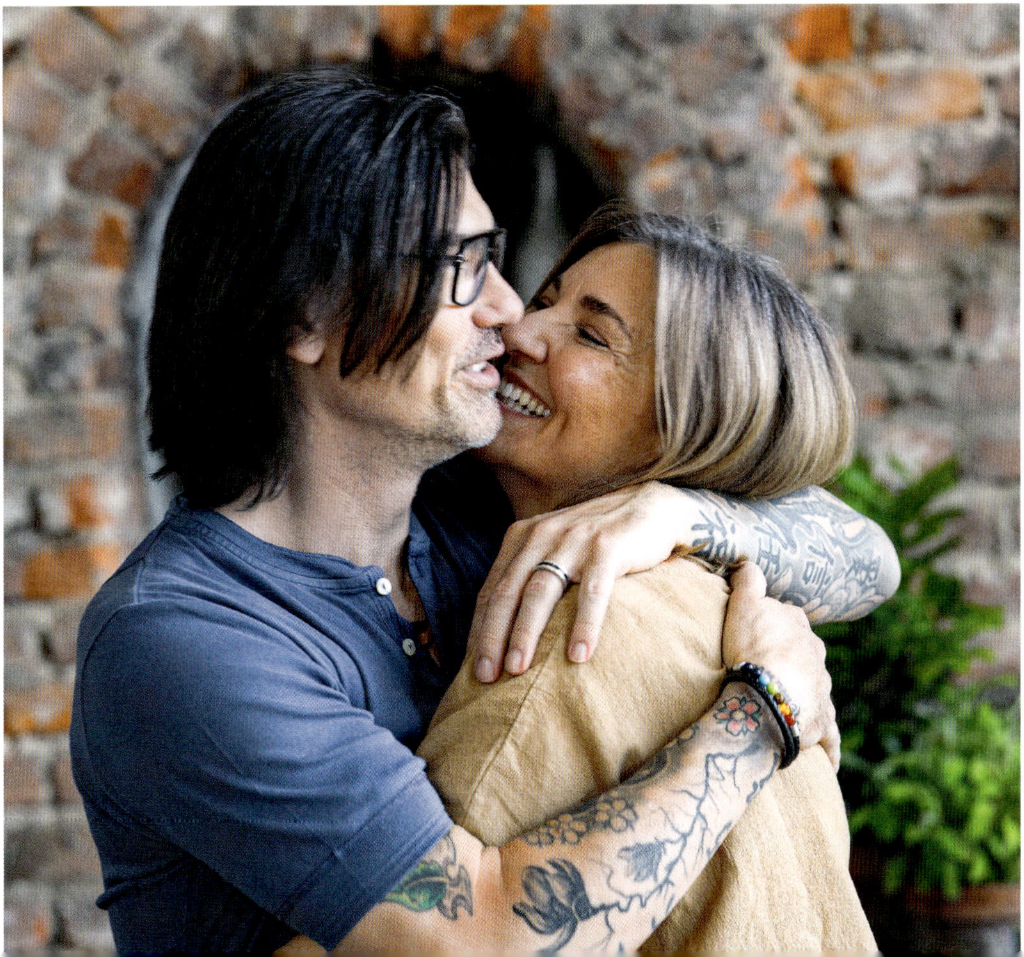

UNSER VERDAUUNGS-FEUER »AGNI«

Feuer ist ein unglaublich wichtiger Bestandteil des Lebens. Es steht für Veränderung, Transformation und die Fähigkeit, Erfahrungen, Wissen, Nahrung und Energie umzuwandeln. Es schafft Entwicklung, Leidenschaft und ist für uns unerlässlich, um authentisch zu leben und unser Potenzial voll auszuschöpfen.

Im Ayurveda wird der Verdauung der Nahrung große Bedeutung beigemessen, da sie sich maßgeblich auf die Gesundheit, die Vitalität, das Aussehen und die Stimmung auswirkt. Aufgrund unserer Natur haben wir Menschen eine unterschiedlich stark ausgeprägte Verdauungskraft, die natürlichen Schwankungen unterworfen ist. So haben Kleinkinder und ältere Menschen eine andere Verdauung als Erwachsene, Frauen ein geringeres Verdauungsfeuer als Männer und im Winter ist unser Verdauungsfeuer stärker als im Sommer. Wenn die Verdauung geschwächt ist, können wir nach dem Essen Blähungen, Schmerzen oder Verstopfungen haben. Deshalb nutzen wir bevorzugt verdauungsfördernde Gewürze wie Fenchel, Kreuzkümmel, Koriander, Kurkuma, Pfeffer, Ingwer und (wenig) Salz in unseren Speisen, um das Feuer zu stärken. Eine traditionelle Methode zur Stärkung der Verdauung ist der Verzehr von ½ Teelöffel Ghee (Butterschmalz) zu Beginn der Mahlzeit oder die Einnahme einer ½ Tasse Süßholztee etwa 15 Minuten vor einer Mahlzeit. Gedünstete Äpfel unterstützen dabei, die Verdauung anzuregen und die Ausscheidung zu regulieren.

> Die Bausteine für unsere Gewebe stammen aus der Nahrung, die wir zu uns nehmen. Daher ist es wichtig, darauf zu achten, was wir essen und wie wir verdauen – sowohl bei der Nahrung als auch bei den Emotionen! Voraussetzung für einen gesunden Stoffwechsel ist eine gute Verdauung.

Malas – unsere natürlichen Abfallprodukte

Der natürliche Verdauungsprozess produziert Ausscheidungsprodukte, im Ayurveda »Malas« genannt. Es werden grobstoffliche Ausscheidungsprodukte, wie Stuhl, Urin, Schweiß sowie

10 GOLDENE TIPPS FÜR EIN GUT FUNKTIONIERENDES AGNI

—

1. Warme Mahlzeiten bevorzugen und dazu zimmerwarme Getränke trinken.

2. Jeden Tag 500 ml abgekochtes, warmes Wasser zusätzlich aus der Thermoskanne schluckweise trinken.

3. Vor jeder Mahlzeit, vor allem am Morgen und am Abend, ein kleines Stück Ingwer essen. Ausgenommen sind Menschen mit massiven Pitta-Störungen, die sich z. B. in Magengeschwüren oder starkem Sodbrennen äußern. In dem Fall ein Stück frische Kurkuma kauen.

4. Nicht mehr essen, als in deine beiden Hände passt. Der Magen sollte immer noch Platz zum Durchmischen der Nahrung haben.

5. Jeden Bissen 20- bis 30-mal kauen.

6. In Ruhe essen statt hastig im Laufen oder im Stehen.

7. Keine kalten Getränke vor, zum oder nach dem Essen. Eis wird als eigenständige Mahlzeit angesehen und nicht als Dessert.

8. Salat eher vermeiden. Wenn, dann Rucola, Portulak, Feldsalat oder Wildkräuter als Beilage zu einer warmen Mahlzeit.

9. Täglich mindestens 30 Minuten Bewegung an der frischen Luft.

10. Mindestens eine Stunde vor dem Schlafengehen kein Fernsehen mehr, kein blaues Licht, keine gewalttätigen Krimis oder aufwühlenden Bücher lesen. Stattdessen mit positiven Gedanken ins Bett gehen!

Ganz besonders wichtig: locker bleiben! Es geht nicht darum, dogmatisch jeden Tag alle Punkte abzuhaken, sondern vor allem darum, dass du dich für dein Leben und dein Wohlbefinden interessierst und in dich hineinspürst, was dir guttut und was nicht.

die feinstofflichen Abfallprodukte, die der Körper über Haut, Augen, Nase, Mund, Ohren und Geschlechtsorgane ausscheidet, unterschieden. In der ayurvedischen Heilkunde und Diagnostik wird der Beschaffenheit der Ausscheidungsprodukte große Aufmerksamkeit geschenkt. Die Farbe, der Geruch und die Häufigkeit geben Hinweise auf den Gesundheitszustand. Durch deinen Stuhl kannst du sehr gut erkennen, wie es um dein Agni bestellt ist.

Ama – unverdaute Nahrungskomplexe

Im Ayurveda wird der Begriff »Ama« verwendet, um das zu beschreiben, was häufig als unverdaute Stoffwechselrückstände, Schlacken oder »Giftstoffe« bezeichnet wird. Also all das, was einer langlebigen Gesundheit und Wohlbefinden im Wege steht. Ama wird oft übersetzt mit »nicht gekocht« und »nicht richtig verdaut«. Der ayurvedische Arzt Dr. Vignesh Devraj hat uns einmal diese schöne wörtliche Übersetzung gegeben: »nicht-ich«. »a« ist eine verneinende Vorsilbe und »ma« bedeutet »ich«. Stoffe, die nicht »zu mir« werden, also nicht verstoffwechselt werden und sich dadurch ablagern und Störungen verursachen, werden somit als Ama bezeichnet. Immer dann, wenn Nahrung, Erfahrungen oder Emotionen unverdaut bleiben, wenn wir beispielsweise unaufmerksam essen, die Verdauung geschwächt ist, wir ungeeignete Nahrungsmittel zu uns nehmen oder sich negative Gefühle ansammeln, kann körperliches oder geistiges Ama eine Folge sein. Da Ama laut Ayurveda die Ursache vieler Krankheiten ist, ist es unerlässlich, diese unverdauten Rückstände zu reduzieren. Anzeichen dafür, dass sich Ama im Körper ansammelt, sind z. B. Übergewicht, Verdauungsprobleme, ein Blähbauch, anhaltende Müdigkeit oder Unkonzentriertheit, ein dicker weißer Belag auf der Zunge, Rheuma, Akne oder Darmpilz. Der Ayurveda gibt uns unterschiedliche Möglichkeiten, Ama zu reduzieren, und viele davon finden sich direkt in unseren Küchen und natürlich auch in unserer Retreat-Woche wieder – sowohl in den Rezepten als auch in den Yogaübungen, der Atempraxis und den Beautytipps.
Anbei möchten wir dir aber bereits die fünf wichtigsten Tipps mitgeben:

TIPP #1: AGNI STÄRKEN

Der erste Schritt, Ama zu reduzieren, besteht darin, deine Verdauung, sprich dein Agni, zu stärken. Dabei hilft unsere Retreat-Woche, in der du auf natürliche Weise deine Verdauung ankurbelst und Stoffwechselrückstände abbaust.

TIPP #2: HEISSES WASSER TRINKEN

Das Trinken von heißem Wasser ist der zweite ganz wichtige Tipp (siehe Seite 53).

TIPP #3: LEBENSMITTEL INTELLIGENT KOMBINIEREN

Im Ayurveda gibt es verschiedene Empfehlungen für geeignete Kombinationen von Lebensmitteln. Die wichtigsten davon gehen auf die richtige Kombination von Milchprodukten ein. Da Milchprodukte »schwer« sind, werden sie schwer verdaulich, wenn sie in Kombination mit anderen Lebensmitteln gegessen werden. Vor diesem Hintergrund sollte Milch insbesondere nicht mit Eiern kombiniert werden.

TIPP #4: MIT KRÄUTERN UND GEWÜRZEN WÜRZEN

Setze Kräuter, Gewürze – vor allem schärfere – sowie Gemüse und Nahrungsmittel mit bitterem Geschmack in deiner tägliche Ernährung ein.

TIPP #5: ACHTE AUF ÄUSSERE EINFLÜSSE

Neben der Ernährung kann Ama auch durch Stoffe entstehen, die wir über die Haut aufnehmen. Achte deshalb darauf, dass deine Körperpflegeprodukte, Haushaltsreiniger, Waschmittel, Stoffe in deiner Kleidung und Bettwäsche etc. frei von schädlichen Chemikalien sind.

WARMES WASSER

»Trinke jeden Morgen zuerst ein Glas warmes Wasser, um deine Verdauung anzukurbeln.« – Volker Mehl

Auf den nachfolgenden Seiten wirst du erfahren, dass Stress und Anspannung vor allem durch eine Dysbalance des Vata-Doshas ausgelöst werden und dass »Vata« die Eigenschaften kalt und trocken hat. Warmes Wasser hat die entgegengesetzten Qualitäten und gleicht dadurch angehäuftes Vata aus.

Der Ayurveda empfiehlt, das Wasser mindestens 10 Minuten lang zu kochen. So wird die Struktur der Wassermoleküle, die im unbehandelten Wasser in großen »Clustern« gebündelt zusammenhängen, aufgebrochen und die im Wasser gelösten Stoffe, wie z. B. Kalk, kristallisieren aus oder verdampfen. Durch das lange Kochen erhältst du also ein gereinigtes, sehr dünnflüssiges Wasser, das leichter in das Körpergewebe eindringen und die Ausscheidung von Ama unterstützen kann.
Auch Vitalstoffe werden, indem sie an Wassermoleküle andocken, leichter in die Zellen transportiert. Wassermoleküle eignen sich sehr gut als Transportmedium. Im Wasser lösen sich mehr Stoffe auf als in jeder anderen Flüssigkeit, weil Wasser- und Sauerstoffmoleküle die Fähigkeit besitzen, sich locker mit anderen Molekülen zu verbinden.

Man geht davon aus, dass Wasser unterschiedliche Informationen übertragen kann. So z. B. die Information »Wärmeenergie«, die es durch das längere Kochen erhält. Über den Verzehr wird diese Information schließlich auf den Körper übertragen. Dieser reagiert mit einem verstärkten Agni und demzufolge mit einer verbesserten Verdauungskraft, was die Verarbeitung der Nahrung und Aufnahme der Nährstoffe unterstützt.

Ganz entspannt kannst du das in deinen Alltag einbauen, indem du abends bereits das Wasser abkochst und in eine Thermoskanne füllst. Morgens hat es dann die perfekte Trinktemperatur. Über den Tag verteilt, in kleinen Schlucken getrunken, hilft das warme Wasser dabei, Heißhunger vorzubeugen, die Fettverbrennung anzukurbeln und die Ausscheidung von Toxinen zu unterstützen.
Wenn du dein warmes Wasser noch etwas aufpeppen möchtest, kannst du 1–2 TL frisch gepressten Zitronensaft und 1 TL Honig zugeben, sobald das Wasser Trinktemperatur erreicht hat. In dieser Kombination solltest du es aber nicht mehr am Abend trinken, sonst pusht es dich durch die Zugabe der Säure sowie der scharfen Wirkung des Honigs zu sehr.

DIE DOSHAS

Laut dem Ayurveda setzt sich unser Universum aus den Energien der fünf großen Elemente zusammen: »aakasha« (Raum oder Äther), »jala« (Wasser), »prithvi« (Erde), »teja« (Feuer) und »vayu« (Luft). Alles Leben und alle Materie besteht aus diesen fünf Elementen.

Die Idee der Doshas ist gleichzeitig Fluch und Segen. Segen deshalb, weil es eine geniale Methode ist, hochkomplexe Vorgänge anschaulich und verständlich zu vermitteln. Und Fluch, weil es leider oft zu einer totalen Verkürzung der Grundidee des Ayurveda führt. Es gibt kaum eine Frauenzeitschrift, die noch nicht zu den üblichen Zeiten rund um Ostern und Neujahr, wenn es ums Abnehmen geht, eine Ayurveda-Diät mit einem Doshas-Selbsttest gebracht hat. Das führt häufig dazu, dass viele Menschen glauben, es gebe eine manifeste Verteilung, die sich nie verändert, und man könne alle acht Milliarden Menschen in drei Schubladen stecken. Weit gefehlt, denn die Doshas beschreiben erst mal nur drei universelle Wirkkräfte und Funktionsprinzipien der Natur und deren verschiedene Eigenschaften. Sie bestimmen sowohl die uns umgebende äußere Natur als auch unsere innere Natur – unseren Körper und Geist. Umgekehrt beeinflusst alles, was auf unseren Organismus einwirkt, direkt das Gleichgewicht der Doshas – kann es stören oder zu einer besseren Balance beitragen. Es gibt hier also zwei Betrachtungsweisen: zum einen den Blick auf die Urnatur, die sich in einer individuellen Dosha-Kombination zeigt, und zum anderen den Blick auf die Abweichung, wenn wir uns nicht wohlfühlen, krank werden, unglücklich sind oder sonst irgendwie aus der Balance geraten.

Was wir in unseren Kursen immer wieder empfehlen, ist, den Blick weg von Listen und Tabellen und hin zu den Eigenschaften der Doshas zu richten. Das hilft so viel mehr im Verständnis dieser Prinzipien. Jeder von uns besitzt die Qualitäten aller drei Doshas, allerdings ist das Verhältnis unterschiedlich ausgeprägt. Das Wissen um die individuelle Zusammensetzung mithilfe der ayurvedischen Wissenschaft bildet die Grundlage für das Wohlbefinden. Ein Leben nach den Prinzipien des Ayurveda zielt darauf ab, die drei Doshas – und damit die fünf Elemente – in ihrem individuellen Gleichgewicht zu halten. Alles, was wir tun, fühlen, denken, essen und womit wir uns umgeben, hat einen Einfluss auf dieses Gleichgewicht. Befinden sich diese drei Grundenergien in einem individuellen Gleichgewicht, ist das die beste Voraussetzung für Gesundheit und Zufriedenheit. Wir fühlen uns wohl, sind gesund und strahlen natürliche Schönheit aus. Insofern ist der Ausgleich der aus dem Gleichgewicht geratenen Doshas ein Kernpunkt des Ayurveda. Doch was sind jetzt eigentlich genau die drei Doshas?

Vata

Das Vata-Dosha wird als das »Bewegungsprinzip« bezeichnet, charakterisiert durch die Elemente Äther (Raum) und Luft. Es ermöglicht Wachheit, Bewegung und Kommunikation. In der Ayurveda-Medizin wird es mit dem Nervensystem, der Atmung, dem Kreislauf und dem Bewegungsapparat in Bezug gesetzt.
Die Eigenschaften von Vata sind vor allem kalt, trocken, rau, leicht und bewegt. Ein einfaches Beispiel: Stress und innere Unruhe werden durch kalte, trockene Nahrung, viel Wind und durch Reisen noch verstärkt. Umgekehrt kann bei geistiger Schwere und Antriebslosigkeit Bewegung, Abwechslung und ein »Raus aus der Komfortzone« sehr heilsam sein.

Pitta

Das Pitta-Dosha wird als das »Stoffwechselprinzip« bezeichnet, charakterisiert durch die Elemente Feuer und Wasser. In der Ayurveda-Medizin wird es in engem Kontext mit Verdauung, Energie, Stoffwechsel, Körpertemperatur, Dynamik, Intellekt und Emotionen gesehen.
Die Eigenschaften von Pitta sind vor allem heiß, scharf, leicht ölig, durchdringend und klar. Ein einfaches Beispiel: Bei einer entzündlichen Erkrankung kann eine sehr heiße und scharfe Ernährungsweise zu einer Verschlimmerung der Symptome führen. Hilfreich dagegen ist die Verwendung von scharfen Gewürzen wie Pfeffer oder Meerrettich bei Erkrankungen, die mit trägem, festem Schleim einhergehen, welche dem Kapha-Dosha zugeordnet werden.

Kapha

Das Kapha-Dosha wird als das »Strukturprinzip« bezeichnet, bestehend aus den Elementen Erde und Wasser. Kapha verleiht Form, Gestalt und Ausdauer. In der ayurvedischen Medizin steht ausgewogenes Kapha für Festigkeit, Stabilität und einen ausgeglichenen Flüssigkeitshaushalt. Die Eigenschaften von Kapha sind vor allem kalt, schwer, stabil, ölig und weich. Ein einfaches Beispiel: Im Winter kann eine sehr schwere und kalte Ernährung zu körperlicher und geistiger Trägheit führen. Hier wären warme, gut gewürzte Speisen, Bewegung an der frischen Luft, aktivierende Farben und eine heiße, trockene Sauna gute Gegenmaßnahmen.
Ganz wichtig ist zu verstehen, dass jeder Mensch alle Dosha-Anteile in sich trägt und natürlich auch ganz bewusst die Eigenschaften und Prinzipien dieser drei Bioenergien nutzen kann. In erster Linie können die Doshas dabei helfen, sich selbst besser zu verstehen und – im Falle, dass man aus der Balance gerät – ähnlich einer Werkzeugkiste verschiedene Tools zum Ausgleich auf verschiedenen Ebenen liefern.
Was die Doshas anbelangt, so haben wir diese hier nicht so ausführlich behandelt. Das liegt vor allem daran, dass der Fokus in unserer Retreat-Woche vor allem auf der Reduktion von Stress und der Förderung von Entspannung liegt. Aus ayurvedischer Sicht wird bei länger anhaltendem Stress Vata erhöht, was in der Folge dazu führt, dass körpereigene Systeme wie das Nerven-, Verdauungs-, Immun- und Entgiftungssystem mehr und mehr aus dem Lot geraten. Vata ist die sensibelste Bioenergie von allen und mit seinem Luft- und Äther-Element auch

ziemlich leicht aus der Bahn zu werfen. Vata ist wie ein Flugdrache im Wind, ohne Schnur, die ihn festhält.
Da Vata die Eigenschaft von Unregelmäßigkeit in sich trägt, kann es gut mit Regelmäßigkeiten ausgeglichen werden. Das klingt, vor allem für die vielseitigen Vata-Naturen, erst einmal nach etwas, das lieber vermieden werden möchte. Muss es aber nicht. Denn die Wiederholung von schönen Ritualen, wie wir sie im Retreat erleben, z. B. mit der Abendgeschichte oder der Abendmilch, sind wertvolle kleine Geschenke an dich selbst. Mit der Retreat-Woche gibst du deinem Vata genau das, was es in herausfordernden Zeiten, wenn es aus der Balance geraten ist, braucht: viel Erdung, Routine, Ruhe, warme und regelmäßige Speisen, Ölmassagen und Stabilität.

Drei wichtige Energien: Prana, Tejas und Ojas

Neben den Doshas sind für uns drei weitere Energien im Zusammenhang mit dem Kitchen-Retreat wichtig: »Prana«, »Tejas« und »Ojas«. Es handelt sich hierbei um die subtilen oder feinstofflichen Formen der drei Doshas. Während die Doshas die Tendenzen und Ungleichgewichte auf körperlicher Ebene repräsentieren, stehen Prana, Tejas und Ojas für die Natur des Geistes und der Seele. Warum wir näher auf diese Energien eingehen? Nun, ein Retreat ist auch dazu da, eine Kräftigung von Körper und Geist zu erwirken, die Seele in den Ausgleich zu bringen und die Ausstrahlung zu steigern. Wer hört nicht gerne nach einer Woche Selbstfürsorge, dass wir gesund, frisch und strahlend aussehen? Das ist die Kraft, die in Ojas, Tejas und Prana steckt.

OJAS – DIE URKRAFT

Ojas ist die reine Essenz aller Körpergewebe und hat viele Qualitäten, die dem Kapha-Dosha ähnlich sind. Die gesamte Immunfunktion wird durch Ojas aufrechterhalten. Ojas entsteht als feine Substanz, wenn die sieben Dhatus, unsere Körpergewebe (siehe ab Seite 47) genährt sind. Es wird folglich direkt durch das Verdauungsfeuer Agni beeinflusst. Ist dieses stark und die Verdauung gut, dann führt viel Ojas zu Balance, Stabilität, Geduld und Zufriedenheit.
Du kannst dir Ojas vorstellen wie eine honigähnliche Substanz, die deine inneren Reserven an Kraft, Vitalität und Immunität aufbaut. Genau die Dinge, die in deinem anspruchsvollen Alltag so wichtig für die Gesundheit sind. Mit einem starken Ojas schaffst du es leicht, die Wellen des täglichen Lebens zu surfen. Je mehr Ojas du hast, desto widerstandsfähiger, stärker und beständiger wirst du und desto zufriedener fühlst du dich – das strahlst du aus. Hast du dagegen wenig Ojas, fühlst du dich kraftlos, ausgebrannt, erschöpft, nervös, negativ, ohne Antrieb und die Immunabwehr ist schlecht.
Vor allem durch die richtige Ernährung mit nahrhaften, vollwertigen Lebensmitteln, der richtigen Einstellung zum Kochen, einer angenehmen Atmosphäre, Ruhe, Entspannung und Ausgeglichenheit kannst du deine Urkraft stärken. Alles Faktoren, die wir in unserer Retreat-Woche berücksichtigen. Der Weg ist sozusagen gleichzeitig das Ziel.

REZEPT FÜR EINE NÄHRENDE OJAS-MILCH:

- 10 Mandeln, über Nacht eingeweicht
- 3 Datteln, entsteint
- 1 Glas Kuhmilch oder ein Pflanzendrink nach Wahl
- 1 Prise gemahlener Zimt
- 1 Prise gemahlener Kardamom

Die Milch etwas erwärmen und zusammen mit den restlichen Zutaten in einem Mixer zu einem Smoothie pürieren und noch warm genießen.

TEJAS – DAS INNERE STRAHLEN

Tejas ist die Ausprägung des Pitta-Doshas und vom Zustand her wie Agni, dein inneres Feuer. Ist Tejas im Gleichgewicht, erkennst du das äußerlich an einem strahlenden Teint, glänzenden Augen und Haaren sowie festen, gesunden Nägeln. Innerlich verleiht es einen klaren, scharfen Verstand und Intellekt sowie ein gutes Gedächtnis. Tejas sorgt nicht nur für einen gut funktionierenden Stoffwechsel, sondern auch für eine starke Willenskraft und Entschlossenheit sowie die Fähigkeit, Erfahrungen und Emotionen zu verarbeiten.

REINIGENDE MANTRA-MEDITATION »SO HAM«

Setze dich bequem und aufrecht hin, schließe deine Augen und gib dir einen Moment Zeit, um anzukommen. Beginne die Worte »So Ham« (Sanskrit für »Ich bin das«) in Gedanken zu wiederholen. Verbinde sie mit deinem Atem, indem du bei jedem »So« einatmest und bei »Ham« ausatmest. Nach etwa 7–15 Minuten lässt du das Mantra wieder los und öffnest deine Augen.

Zur Stärkung von Tejas hilft vor allem eine mit Liebe sowie achtsam zubereitete und genossene Mahlzeit. Selbstfürsorge, Ruhe, Verbundenheit, Achtsamkeitsübungen sowie Zeit und Raum für Entspannung und Meditation sind Dinge, die im Retreat eine besondere Rolle spielen und letztendlich für Strahlkraft und »glow« sorgen. Kleine Momente der Selbstfürsorge sind der Brennstoff für immerleuchtende Glut. Unser Retreat hilft dir dabei, dir jeden Tag Zeit für dich zu reservieren – z. B. mit der »So Ham«-Meditation.

PRANA – DIE LEBENSENERGIE

Prana ist die vitale Lebenskraft, die eng mit dem Vata-Dosha und dem Element Luft verbunden ist. Es regelt sowohl auf der körperlichen als auch auf der geistigen Ebene alle Prozesse, die durch Bewegung geprägt sind. Dazu gehören der Kreislauf, die Verdauung und die Ausscheidung sowie Themen wie Lebensfreude, Leichtigkeit, Vitalität und Harmonie zwischen Geist und Körper. Ein Vata-Ungleichgewicht, was in unserem stressigen Alltag sehr häufig vorkommt, kann den Fluss unseres Pranas beeinträchtigen und bewirken, dass eben genau diese Leichtigkeit und Lebensfreude im Alltag fehlt.

BERUHIGENDE ATEMÜBUNG IM ALLTAG

Setze dich aufrecht hin, schließe deine Augen und gib dir einen Moment Zeit, um anzukommen. Atme nun ein und zähle dabei langsam bis vier. Dann atme aus und zähle ebenfalls in gleichem Tempo bis vier. Wiederhole diese Atemübung für etwa 5 Minuten. Öffne anschließend wieder deine Augen.

Wir nehmen Prana auf, wenn wir atmen. Wenn du Yoga übst, dann weißt du bereits, welche Wirkung »Pranayama» (Atemübungen) auf diese Energie haben kann. Im Alltag hilft bereits eine rhythmische, gleichmäßige Atmung, die du immer wieder zwischendurch praktizieren kannst, um deine Balance wiederherzustellen. Prana entsteht auch dann automatisch, wenn Ojas und Tejas gut genährt sind. Mit Selbstfürsorge und Selbstliebe nährst du Prana in besonderem Maße.

Prana, Tejas und Ojas haben wir von Geburt an in uns. Es gibt aber immer auch mal Phasen im Leben, in denen diese Kräfte aus dem Gleichgewicht geraten und du dich energielos fühlst. Nutze die Retreat-Woche, die Rezepte im Anhang oder unsere vielen Tipps dafür, um die drei Energien ganz bewusst zu stärken und deine Vitalität zurückzugewinnen. Du kannst die Woche beliebig oft wiederholen oder dir auch einfach zwischendurch mal einen Retreat-Tag nehmen.

ERNÄHRUNG IM AYURVEDA

In der ayurvedischen Gesundheitslehre gilt Nahrung als Heilmittel. Ein Ziel des Ayurveda ist es, durch die Zufuhr der passenden Nahrung mehr Gesundheit und Wohlbefinden zu erhalten und im Falle von Krankheit das natürliche Gleichgewicht wiederherzustellen. Dazu gehören neben einer achtsamen Auswahl auch die achtsame Zubereitung und der Verzehr von Lebensmitteln.

Es fällt auf, dass viele Ernährungsformen oft stark beeinflusst sind von aktuellen Erkenntnissen und Trends. So galt z. B. Zucker und Getreide jahrelang als Hauptursache für viele Darmerkrankungen. Mittlerweile gibt es wieder Kochbücher, bei denen Hafer der Superstar ist. Ein roter Ernährungsfaden ist nicht zu erkennen. Anders im Ayurveda: Innerhalb der Ayurveda-Medizin nimmt die Ernährung eine herausragende Rolle ein – und zwar völlig dogmenfrei. Kein Wunder, denn davon hängt die Entwicklung und Regeneration sämtlicher körperlicher Funktionen und Gewebe ab. Alles, was wir uns zuführen, beeinflusst die Qualität der daraus entstehenden Zellen und Funktionsgewebe. Daneben stehen auch alle sinnlichen, psychischen und geistigen Funktionen in einem direkten Zusammenhang mit unserer Ernährung. Eine hochwertige Nahrung ist die Grundvoraussetzung für die Entstehung von Ojas. Was wir heute als »Demeter«-Qualität kennen, ist schon immer die Basis des Ayurveda gewesen. Natürliche, unverarbeitete Lebensmittel, getragen von einem tiefen Respekt gegenüber der Natur und jedem Geschöpf.

»AUS DER SICHT DES AYURVEDA IST ERNÄHRUNG MEDIZIN.«

Volker

Werfen wir noch einmal einen Blick auf die Dhatus (siehe ab Seite 46), die in der Reihenfolge der Gewebeschichten genährt werden. Ojas entsteht am Ende dieser sieben Schichten und wird dann genährt, wenn die grobstofflichen Strukturen und Gewebe des Körpers mit den notwendigen Nährstoffen versorgt wurden. Man sagt, dass es rund 40 Tage dauert, bis Ojas aufgebaut wird. Das ist ein sehr guter Grund, um den Ayurveda mehr als »Lebensstil« zu kultivieren und nicht nur einmal im Jahr eine Kur zu machen. Daher möchten wir dir an dieser Stelle ans Herz legen, dein Kitchen-Retreat regelmäßig zu wiederholen oder über die Retreat-Woche hinaus zu verlängern und die Aspekte, die dir besonders gutgetan haben, Teil deiner Alltagsroutine und -rituale werden zu lassen.
Dem Ayurveda zufolge wird unsere Konstitution dadurch bestimmt, was, wann, wo und wie wir essen. Der Ayurveda zeigt, wie bewusstes Essen eine optimale Verdauung begünstigt und bestehende Ungleichgewichte direkt und schnell korrigiert. Dadurch können Krankheiten verhindert, Leiden beendet und der Alterungsprozess verzögert werden. Aus der Sicht des Ayurveda ist Ernährung Medizin. Dies lässt sich z. B. auch sehr schön an der Bedeutung des Sanskritwortes für die innere Medizin erkennen, die als Königsdisziplin innerhalb des Ayurveda gilt. Der Begriff dafür lautet: »kaya-cikitsa«. Das Wort »kaya» wird auf zwei Wurzeln zurückgeführt, zum einen auf »wachsen« und zum anderen auf »knistern wie ein Feuer«. Daraus leiten sich die zwei folgenden gängigen Übersetzungen ab:

1. Körper; etwas das seine Substanz durch Nahrung erhält
2. Inneres Feuer oder auch Verdauungsfeuer (Agni)

Cikitsa geht auf die Wurzel »cit« zurück und wird allgemein mit Therapie beschrieben. Im Ayurveda steht Nahrung also als Synonym für innere Medizin, gleichzeitig bringt es die wichtige Bedeutung der Verdauung und des Stoffwechsels zum Ausdruck. Somit gilt im Ayurveda der Ansatz, dass sich über die Ernährung viele körperliche und seelische Krankheiten positiv beeinflussen lassen. Wobei sich die Ayurveda-Ernährung an einigen Punkten elementar von der sogenannten modernen Ernährungswissenschaft unterscheidet. Im Gegensatz zu dieser beruht die Ayurveda-Ernährung nicht auf standardisierten Massenbetrachtungen, sondern orientiert sich immer an den individuellen Bedürfnissen, Ressourcen und Veranlagungen der jeweiligen Person auf körperlicher und seelischer Ebene. Statt sich auf die reinen Bedarfswerte einzelner Inhaltsstoffe und die Nährwerte eines Lebensmittels zu fokussieren, betrachtet der Ayurveda in erster Linie die Eigenschaft und Wirkung eines Nahrungsmittels auf die individuelle Konstitution.

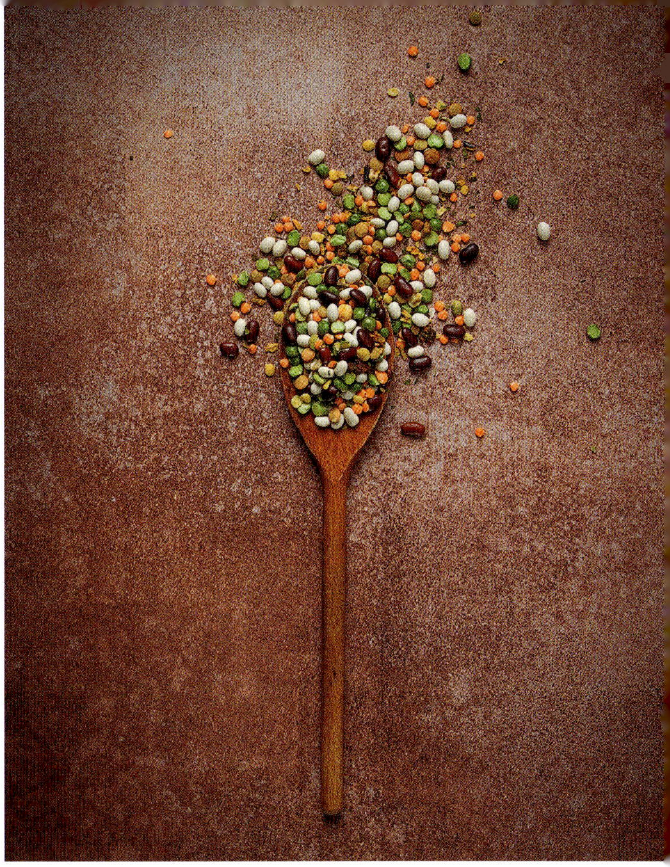

Eine hochwertige Nahrung ist die Grundvoraussetzung für die Bildung der Dhatus und die Entstehung von Ojas.

RHYTHMEN, ROUTINEN UND RITUALE

Durch Rhythmen, Routinen und Rituale bekommt der Alltag Struktur und Absicht. Das Retreat soll vor allem dafür sorgen, dass dein Alltag entspannter wird. Deshalb haben wir einige Maßnahmen für dich ausgewählt, die gut in den Alltag zu integrieren sind und der Entspannung und Selbstfürsorge dienen.

Die ayurvedischen Routinen, wie z. B. die Tagesroutine »Dinacharya«, bietet die perfekte Gelegenheit, sich in Selbstliebe zu üben. Obgleich sich nicht alle die in den alten Schriften enthaltenen Maßnahmen in unserem heutigen Alltag praktisch umsetzen lassen. Die gesamte Morgenroutine ist ziemlich umfangreich und in den letzten 5000 Jahren hat sich auch einiges verändert, sodass auch hier eine gewisse Anpassung sinnvoll ist, die wir für das Retreat bereits vorgenommen haben.

Um hier noch einmal klar abzugrenzen: »Rhythmen« wie der Rhythmus der Jahreszeiten, der Tag-Nacht-Rhythmus, der Herzrhythmus oder die Atmung schaffen Ordnung. Natürliche Rhythmen folgen nicht uns, sondern wir folgen ihnen – im besten Fall, denn das erhält uns gesund. »Routinen« sind Handlungen, die den Tagesablauf grob strukturieren und gewohnheitsmäßig ablaufen. So wie das tägliche Zähneputzen, Anziehen, Zur-Arbeit-Gehen. Sie sind erlernt, über einen längeren Zeitraum ausgeübt und schließlich in Fleisch und Blut übergegangen. »Rituale« laufen oft parallel zu Routinen ab. Sie sind das Ergebnis einer bewussten Entscheidung und sorgen oft für Zusammenhalt, Zugehörigkeit und Sicherheit. Das gemeinsame Familienessen am Abend oder an bestimmten Feiertagen ist ein Beispiel.

Der große Schatz der Rituale und der Ordnungstherapie

Das Thema Struktur geht manchmal ein wenig unter, wenn wir uns so intensiv mit den Bestandteilen der Nahrung, den Vitaminen und Vitalstoffen beschäftigen. Dabei sind gerade Aspekte wie Routinen und Rituale im Ayurveda aber mindestens genauso wichtig wie die Nahrung selbst. Einer der größten Schätze, um Ruhe, Entspannung und Stabilität im Leben zu etab-

lieren, ist ziemlich kostengünstig zu haben und überall auf der Welt durchführbar: der große Bereich der »Ordnungstherapie«, der »Routinisierung« und der »Ritualisierung« von gewissen Handlungen und Abläufen. Denn die allerbeste nährstoffoptimierte Ernährung kann völlig erfolglos bleiben, wenn sie in Hektik und mit Ablenkung durchgeführt wird, z. B. wenn wir beim Essen auf das Handy, Laptop oder den Fernseher schauen.
Allgemeine Empfehlungen für tägliche Routinemaßnahmen, eine den Tageszeiten, Jahreszeiten und dem Lebensabschnitt angepasste Lebens- und Ernährungsweise, ethische Verhaltensempfehlungen, Methoden zur Stärkung des Immunsystems und vieles mehr zählen zu diesen Aspekten – Dinge, die einige Menschen in unserem modernen Zeitalter leider erst wieder in einer Burnout-Klinik erlernen müssen.

Der Tagesrhythmus nach Ayurveda

Unausgeschlafen und träge am Morgen? Energielos und müde am Nachmittag? Hellwach und schlaflos in der Nacht?
Möglicherweise planst du deine Aktivitäten zu Zeiten, die nicht zu deinem individuellen Biorhythmus passen. Im Ayurveda ist es wichtig, den Tagesrhythmus zu berücksichtigen, denn er beeinflusst maßgeblich unsere Gesundheit und unsere Produktivität und verstärkt die Prozesse in unserem Körper, die uns gesund und fit machen. Sonnenauf- und -untergang geben dem Körper dabei Orientierung und helfen ihm, sich auf den zirkadianen Rhythmus einzustellen. So werden Aktivitäten in unserem Körper wie Schlafen und Wachen, Körpertemperatur, Appetit, Durst, Zellregeneration und Gehirnwellenaktivität von der Tageszeit gesteuert. Und nicht alle Tageszeiten sind gleichermaßen gut für alle Aktivitäten geeignet.

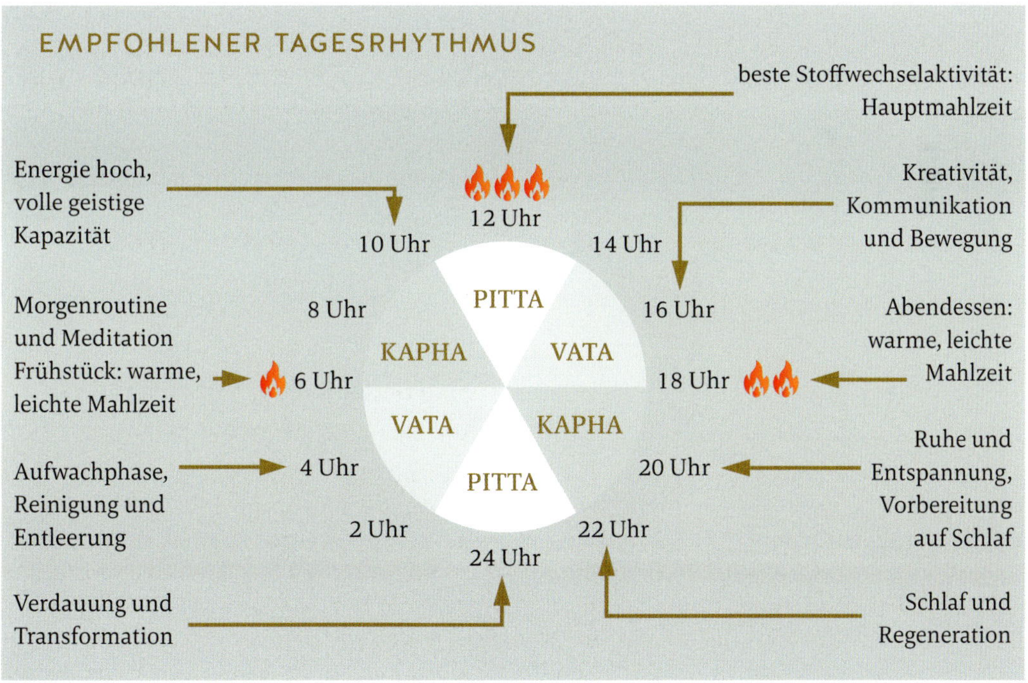

Gestalten wir unseren Tag nach dem Zyklus der Doshas, können wir unser größtmögliches Potenzial freisetzen.

Die sechs Phasen

Im Ayurveda wird der Tagesrhythmus in sechs Phasen eingeteilt. Vata, Pitta und Kapha wechseln sich ab und je nach Phase beeinflusst die besondere Qualität der Tageszeit das jeweilige Dosha und somit das Zusammenspiel der Elemente im Körper. Zur Tagundnachtgleiche sowie in den Ländern in Äquatornähe sind diese Perioden jeweils vier Stunden lang.

VOM SONNENAUFGANG AN – KAPHA-ZEIT

Die erste Periode nach Sonnenaufgang ist die Zeit erhöhten Kaphas und damit einhergehend die Phase des Wachstums und der Ernährung. Es ist eine starke, geerdete Zeit, dennoch neigt der Körper dazu, träger oder schläfriger zu sein.

MITTAGSZEIT – PITTA-ZEIT

Um die Mittagszeit dominiert das Pitta-Dosha. Dies ist die Zeit der höchsten Transformation und des Stoffwechsels. Dein Verdauungsfeuer ist am stärksten, ebenso wie deine Energie, Dinge zu erledigen. In dieser Zeit solltest du deine größte Mahlzeit essen. Gerade schwerer verdauliche Lebensmittel, wie Salat und Hülsenfrüchte, können nun leichter verdaut werden als zu anderen Tageszeiten.
Es wird außerdem empfohlen, das Essen nicht auf den Nachmittag zu verschieben, denn wenn du zu diesem Zeitpunkt keine hochwertige Mahlzeit zu dir nimmst, wirst du später am Nachmittag (in der Vata-Zeit), wenn das Gehirn Energie verlangt, einen Energieabfall erleben. Dies äußert sich häufig in Müdigkeit oder dem Verlangen nach Zucker oder Koffein.

SPÄTER NACHMITTAG – VATA-ZEIT

Wenn die Sonne sich dem Horizont nähert, nimmt die Vata-Energie zu und die Zeit der Bewegung und Veränderung beginnt. In der Mitte dieser Periode, etwa um 15.30 Uhr, liegt deine schnellste Reaktionszeit. Wenn du also vorher gut gegessen und dir genügend Energie zuge-

Der späte Nachmittag lädt zu ruhigen Aktivitäten wie Lesen oder zur Meditation ein.

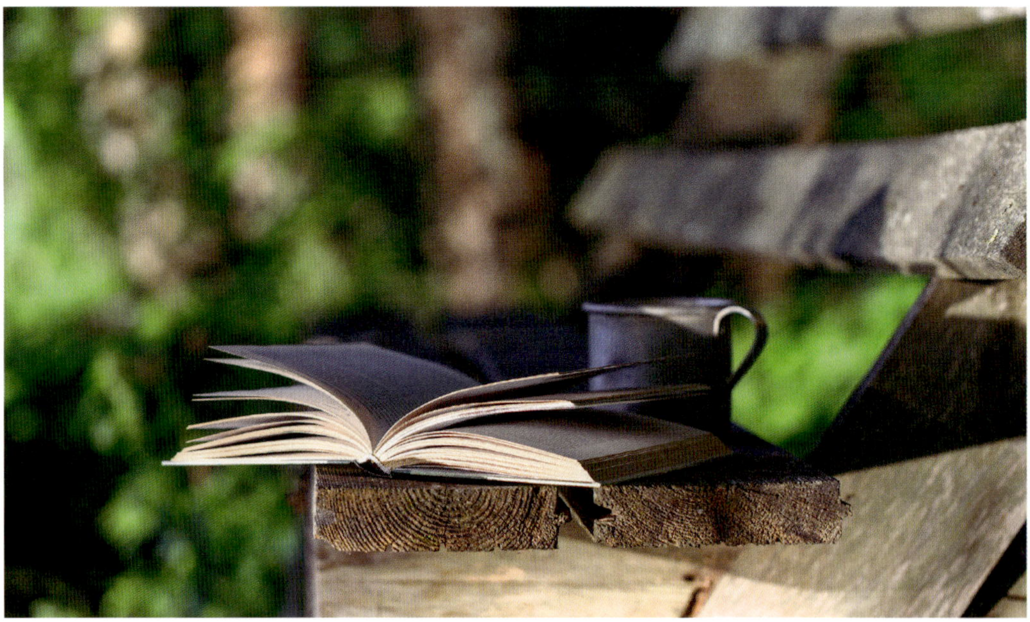

führt hast, dann hat dein Gehirn ausreichend Platz für Kreativität und Ideen. Das Ende der Vata-Periode lädt zu ruhigen, nachdenklichen Aktivitäten wie Meditation oder zum Lesen ein.

ABEND – KAPHA-ZEIT

Nach Sonnenuntergang kommt Kapha zurück und der Körper beginnt, Melatonin auszuschütten und sich auf natürliche Weise auf den Schlaf einzustellen. Mach dir diese Energie zunutze, denn der Körper ist darauf programmiert. Unterstützend für die schwere Kapha-Energie wirkt hier eine leichte Mahlzeit zu Beginn der Phase, die vor dem Schlafengehen noch verdaut werden kann, und ein kleiner Abendsnack, wie unsere Energiebällchen (siehe Seite 78), die die Melatoninproduktion zusätzlich anregen.

MITTEN IN DER NACHT – PITTA-ZEIT

Nachts ist die Hochphase der Transformation und des Stoffwechsels unseres Körpers. Die Leber arbeitet aktiv an der Beseitigung von Giftstoffen, die sich während des Tages angesammelt haben, und der Geist verdaut die Erfahrungen und Gefühle des Tages. Es ist wieder Pitta-Zeit und damit diese optimal genutzt werden kann, ist es gut, wenn du während dieser Phase schläfst und deinem Körper nicht noch zusätzlich mit Nahrung, Alkohol oder Stimulanzien belastest.
Wir alle sind auf die nächtlichen Reparaturprozesse für Psyche, Gehirn und den Körper angewiesen. Für ein langes, gesundes Leben ist es wichtig, dass diese »Wartung« umfassend geschehen kann. Ansonsten kommt es zu Abnutzungserscheinungen in Form von Krankheiten, Kräfteverlust, psychischen Problemen usw.

VOR SONNENAUFGANG – VATA-ZEIT

Wenn du dem natürlichen Rhythmus deines Körpers folgst und in der Kapha-Periode schlafen gehst, dann wirst du feststellen, dass du auf natürliche Weise vor oder um den Sonnenaufgang aufwachst. Diese Phase hat eine besondere Qualität, klar und friedvoll, und ist sehr gut

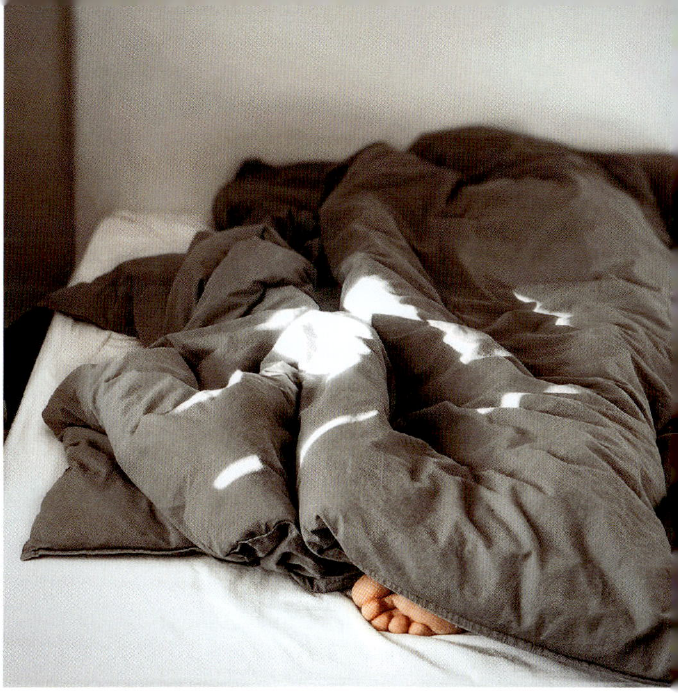

Während des Schlafs finden wichtige Regenerations-, Verdauungs- und Transformationsprozesse statt.

geeignet für reflektierende Aktivitäten. Nimm dir Zeit für deine morgendliche Reinigung inklusive Darmentleerung, Meditation oder andere nachdenkliche, reflektierende Aktivitäten.

9 Tipps für Routinen im Alltag

TIPP #1: STEHE MORGENS ZEITIG AUF

Vata ist die Energie der Bewegung, deshalb empfiehlt der Ayurveda, noch während der Vata-Zeit, vor 6 Uhr, aufzustehen. So startest du mit einer hervorragenden Energie in den Tag. Wenn du bis in die Kapha-Phase hinein weiterschläfst, kann es dazu führen, dass du dich trotz längerem Schlaf eher träge und matt fühlst.

TIPP #2: NIMM DIR ZEIT FÜR DICH

Beginne deinen Tag zuerst mit dir selbst, noch bevor du dich um irgendetwas oder irgendjemand anders kümmerst, dein Handy in die Hand nimmst oder die Aufgaben des Tages angehst. Erst einmal bist du dran, denn du kannst nicht kraftvoll in den Tag starten, wenn du nicht zuerst bei dir bist. Geht es dir so wie den meisten Menschen, die sich erst einmal um alles andere als sich selbst kümmern, dann wird das mit Sicherheit ein Wendepunkt in deinem Leben!

TIPP #3: BEFREIE DEINEN MUNDRAUM VON TOXINEN

Im Ayurveda spielt die Mundhygiene eine große Rolle. Neben dem Zähneputzen wird auch auf die regelmäßige Zungenreinigung geachtet. Die Zunge wird im Ayurveda als obere Verlängerung des Magen-Darm-Traktes gesehen und so wirkt sich die tägliche Reinigung der Zunge positiv auf das Verdauungssystem aus. Über Nacht angesammelte toxische Stoffe werden ganz einfach mit einem umgedrehten Löffel von der Zunge geschabt. Dafür einfach den Löffel 5 bis 7 Mal mit etwas Druck von hinten nach vorne über die Zunge ziehen und den darauf befindlichen Film mit Wasser abspülen. Toller Nebeneffekt: Mit der Zeit verstärkt sich durch das Zungenschaben auch das Geschmacksempfinden.

TIPP #4: ÖLZIEHEN FÜR EINE GESUNDE MUNDFLORA

Ölziehen ist eine traditionelle ayurvedische Behandlung zur allgemeinen Gesunderhaltung und Krankheitsvorbeugung. Gerade für die Retreat-Woche ist es eine wertvolle Unterstützung bei der Entgiftung. Und vielleicht magst du es ja in deine tägliche Zahnhygiene integrieren. Wir haben eine Variante für dich ausgewählt, im Ayurveda »Kavala Graha« genannt, die du leicht umsetzen kannst: Nimm einen Esslöffel Sesam- oder Kokosöl in den Mund, ziehe es zügig durch die Mundhöhle und zwischen den Zähnen hindurch. Wiederhole dies ein paarmal, spucke das Öl dann in ein Taschentuch und wirf es in den Müll. Achtung: Nicht in den Abfluss spülen!

TIPP #5: TRINKE WARMES WASSER

Siehe Seite 53.

TIPP #6: BEWEGE DICH TÄGLICH

Dehne dich morgens, während dein Wasser kocht. Fließe durch ein paar Yoga-Asanas in der Küche (siehe ab Seite 166). Gehe in deiner Mittagspause oder nach Feierabend bewusst und achtsam durch die Natur. Es reichen schon wenige Minuten täglich. Die beste Zeit dafür ist die Kapha-Phase nach dem Aufstehen.

TIPP #7: SCHAUE IN DEN HIMMEL ODER IN DIE FERNE

Nimm dir Zeit für »Raum«. Je nachdem, wo oder wie du wohnst, schaue in die Ferne, in den

DIE VORTEILE DES ÖLZIEHENS

Nach Angaben des National Institute of Health soll Ölziehen mehr als dreißig systemische Krankheiten heilen, wenn es regelmäßig und nach Anleitung praktiziert wird. Aufgrund der Nebenwirkungen moderner Medikamente und Mundhygieneprodukte wenden sich immer mehr Menschen zunehmend komplementären und traditionellen Praktiken zu. Das Ölziehen bietet nicht nur zahlreiche Vorteile für die Mundgesundheit, sondern hat auch zahlreiche positive Auswirkungen auf die allgemeine Gesundheit:

- Reduzierung der Bakterien in der Mundhöhle und Erfrischung des Atems
- Unterstützung gesunder Zähne und eines gesunden Zahnfleisches
- Unterstützung gesunder Nasennebenhöhlen
- Tägliche Entgiftung der inneren Organe und der Zunge

Himmel oder wirf einen Blick von oben auf die Welt. Das ist wie eine Mini-Meditation.

TIPP #8: NIMM DIR 30 MINUTEN VOR DEM ZUBETTGEHEN ZEIT FÜR DICH

Reibe deine Schläfen, deine Hände und Füße mit warmem Kokos- oder Sesamöl ein. Trinke ein Abendgetränk, z. B. unsere Night Milk (siehe Seite 101), und widme dich ganz dir selbst – kein Telefon, keine Mails oder Nachrichten. Achte dabei auf ein gemütliches, warmes Licht und auf positive Gedanken.

TIPP #9: GEHE ZEITIG ZU BETT

Gerade in deiner Retreat-Woche solltest du einplanen, rechtzeitig zu Bett zu gehen. Mit rechtzeitig meinen wir vor Beginn der Pitta-Zeit, also vor 22 Uhr. Da Pitta die Gedanken, das Essen, die Emotionen und alles andere des Tages transformiert, ist es am besten, schlafen zu gehen, bevor diese Energie einsetzt. Auch die Schlafposition spielt im Ayurveda eine Rolle: Wenn man auf der linken Seite schläft, hilft die Schwerkraft dabei, dass die Nahrungsreste leichter in den absteigenden Dickdarm gelangen. Nach der Nacht ist dieser dann voll mit Abfallstoffen und bereit, diese am Morgen leicht und vollständig auszuscheiden. Außerdem sollte der Kopf Richtung Osten oder Süden platziert sein und die Beine zum Norden. Der Osten steht für Stärke, Neubeginn und Gesundheit.

Wenn du dich nach deiner Retreat-Woche mit diesen kleinen Schritten besser fühlst, dann mache weiter – am besten täglich.

Die Vorteile einer ayurvedischen Lebensweise

Schon immer haben Menschen die Natur beobachtet und das, was sie uns liefert, als Medizin genutzt. Nicht alles Wissen ist im Laufe der Zeit erhalten geblieben und umso glücklicher können wir sein, dass im Ayurveda vieles sehr umfassend beschrieben und für uns heute noch nachvollziehbar ist. Die Vorteile, die die ayurvedische Lebensweise auf körperlicher, psychischer oder geistiger Ebene mit sich bringt, werden sowohl in den alten Schriften als auch in den Erfahrungsberichten von Praktizierenden beschrieben:

VORTEILE VON AYURVEDA
Wiederbelebung des inneren Gleichgewichts
Stärkung des Immunsystems
Unterstützung des natürlichen Heilungsprozesses durch die Kraft der Selbstheilung
Mehr Entspannung und Verringerung von Stress
Erhöhung der Lebensdauer und -qualität
Intensivierung und Wiederbelebung von Kraft und Energie
Verringerung von Entzündungen
Frische, jugendliche Ausstrahlung
Mehr Selbstbewusstsein und Willenskraft
Reinigung von Ama und Entgiftung auf körperlicher, geistiger und spiritueller Ebene
Mehr Leichtigkeit im Körper
Tiefe Verbindung zur Natur
Erhöhte Kreativität
Mehr Bewusstsein für den eigenen Körper
Verbessertes allgemeines Wohlbefinden
Kultivierung gesunder Gewohnheiten
Mehr positive Energie in dem eigenen Umfeld

Im Wochenplan (ab siehe Seite 84) findest du an den einzelnen Tagen Impulse, deine Gefühle, Gedanken, Erfahrungen und Veränderungen in ein Notizheft einzutragen. Am Ende der Retreat-Woche kannst du dann resümieren, welche Vorteile der Ayurveda dir persönlich gebracht hat.

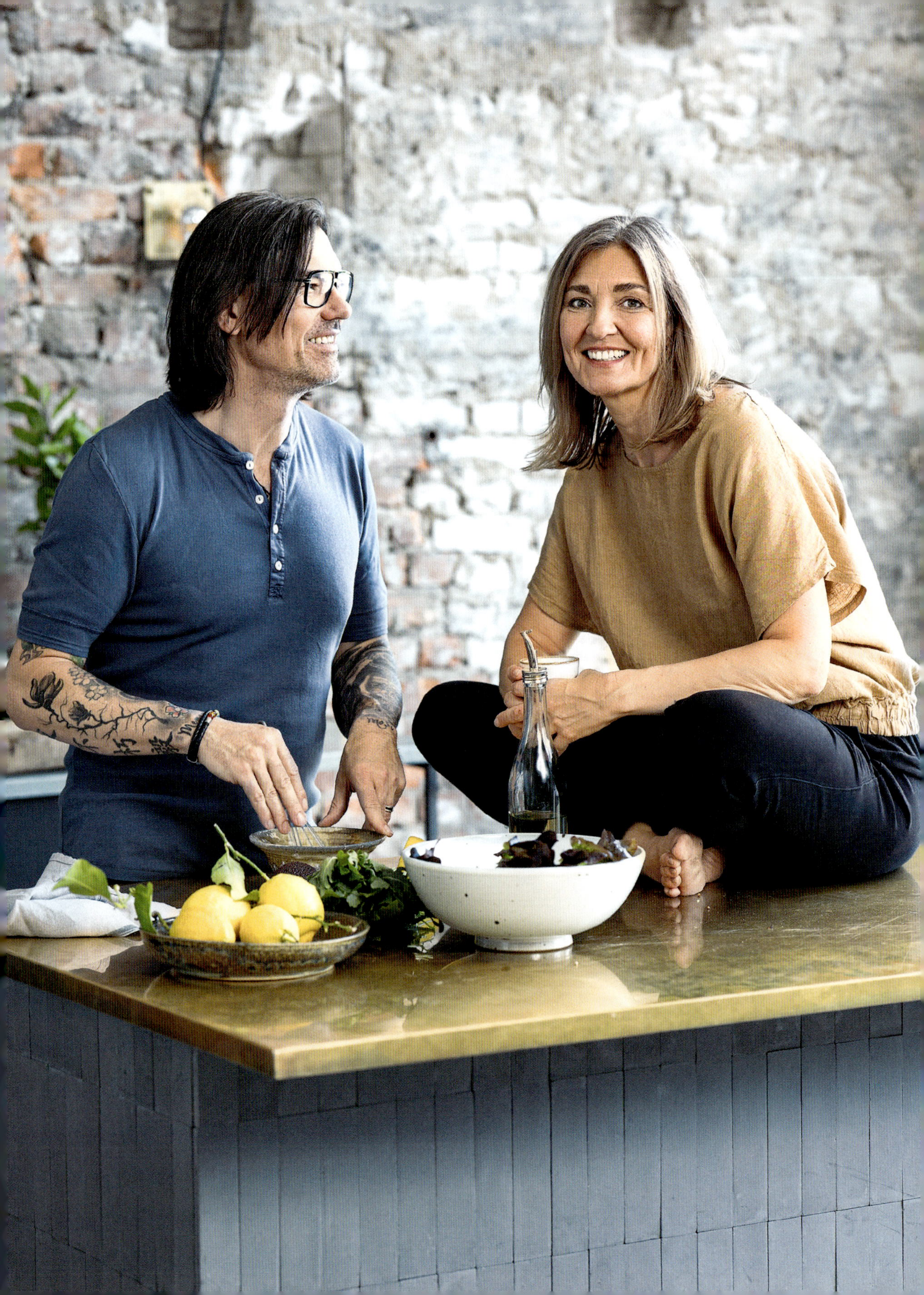

VORBEREITUNG AUF DEINE RETREAT-WOCHE

Damit du dein Retreat motiviert starten und auch durchhalten kannst, haben wir dir in diesem Kapitel ein paar hilfreiche Anregungen zur mentalen und praktischen Vorbereitung zusammengestellt. So findest du neben der Einkaufsliste und der Grundausstattung auch unsere Lieblingswohlfühltipps.

DIE RETREAT-AUSSTATTUNG

Grundlebensmittel und Kochutensilien sind die Basisausstattung für deine Retreat-Woche. Darüber hinaus möchten wir dir aber noch ein paar Tipps geben, mit denen du deine Sinne anregen und deine Motivation steigern kannst. So kannst du vom »Kochenmüssen« in den »Retreat«-Modus umschalten ... und diesen nachhaltig etablieren.

Deine Vorbereitung auf das Retreat

Wir empfehlen dir, dich gut auf die Woche vorzubereiten, damit alles parat ist und du entspannt und positiv in dein Retreat starten kannst. Wir haben deshalb bereits im Vorfeld für ein paar Dinge gesorgt, die dir die Retreat-Woche so angenehm und entspannt wie möglich machen.

EINFACHE ZUTATEN

Wir verwenden in den Rezepten vor allem Zutaten, die du in gängigen Supermärkten kaufen kannst. So ist das Einkaufen entspannter, als wenn du erst lange auf Internetseiten nach den richtigen Produkten suchen musst.

WOHLFÜHLATMOSPHÄRE

Eine schöne Atmosphäre ist uns beiden immer besonders wichtig und deshalb haben wir auch hier ein besonderes Augenmerk auf kleine Stimmungsbooster wie Düfte, Licht und Farben sowie auf die Ausstattung in Form von Geschirr und Kleidung gelegt – alles Dinge, die dich mit guter Energie unterstützen und deine eigene Kreativität anregen. Auch Musik spielt dabei eine Rolle – wir haben uns dafür extra eine Playlist unserer Lieblingsküchensongs angelegt!

GELASSENHEIT

Das Ayurveda Kitchen-Retreat ist mit viel Erfahrung, Recherche und intensivem Austausch entstanden. Außerdem haben wir die Woche selbst getestet, um dir das optimale Wohlfühl- und Entspannungsprogramm zu gestalten. Du brauchst dir also gar keine Gedanken darüber zu machen, was du kochen oder welche Übung du machen sollst. Du kannst dich einfach an deinem Tagesplan orientieren, in dem alles beschrieben steht. Solltest du mal keine Lust auf einen Punkt haben, kannst du ihn ganz unbe-

»KONZENTRIERE DICH LIEBER DARAUF, WAS DIR GUTTUT UND DESHALB EINEN PLATZ IN DEINEM ALLTAG HABEN SOLLTE, ANSTATT DICH DARAUF ZU FOKUSSIEREN, WAS DU NICHT MAGST ODER TUN MÖCHTEST. SO SCHAFFST DU ES IN DER ENERGIE DER FÜLLE ZU BLEIBEN ANSTATT IM MANGEL.«

Anke

sorgt weglassen. Es ist lediglich ein Angebot von uns an dich – das sich erfolgreich bewährt hat und Sinn macht!
Das Wichtigste zum Starten haben wir schon: dich und deine Entscheidung für mehr entspannte Zeit. So weit, so wunderbar! Bevor du startest, möchten wir dir noch fünf Dinge mitgeben, die uns am Herzen liegen.

BEWUSSTSEIN

Entscheide dich ganz bewusst für diese Retreat-Woche. Es nützt nichts, wenn du nicht aus voller Überzeugung anfängst. Erfolg, im Sinne von »erfolgen« oder »etwas erreichen«, gibt es nur dort, wo die Einstellung stimmt. Sei dir bewusst, warum du das Retreat machen möchtest: Was ist dein Antrieb? Kommt er von innen heraus oder ist es etwas, das von außen kommt? Möchtest du dir selbst etwas Gutes tun, dich leichter und wohler fühlen, die Zeit in der Küche mehr wertschätzen lernen – oder machst du das Retreat nur, weil gerade viele Magazine und die sozialen Medien die Themen Selbstfürsorge, Achtsamkeit, Entspannung, Entschlackung, Abnehmen oder Yoga behandeln?
Weil wir uns bewusst sind, wie herausfordernd Entscheidungen manchmal sein können, haben wir dir in unserem Retreat viele kleine Impulse und Starthilfen zusammengestellt, die dich dazu motivieren, dir etwas Gutes zu tun.

EINLADUNG AN DICH

Wir alle haben doch hin und wieder die Sehnsucht nach Rückzug oder Me-Time. Die Retreat-Woche ist ein Geschenk an dich selbst. Wir laden dich ein, dir die Zeit bewusst zu nehmen und zu gönnen. Dir selbst und deinen Bedürfnissen Priorität einzuräumen, kann dabei helfen, nach einer turbulenten Phase wieder durchzuatmen oder längere Phasen besser durchzustehen. Spätestens dann, wenn du feststellst, dass dir die Bewältigung des Alltags zu viel wird und du dich unausgeglichen fühlst, wird es höchste Zeit, dich um dich selbst und deine Bedürfnisse zu kümmern. Erlaube dir selbst diesen Rückzug. Auch oder vor allem dann, wenn gefühlt eine Menge Aufgaben zu erledigen sind und dein Umfeld deine Fürsorge benötigt. Denn nur, wenn du selbst gesund, kraftvoll und entspannt bist, kannst du diesen Anforderungen auch mit der nötigen Aufmerksamkeit und Energie begegnen.

FÜLLE STATT VERZICHT

Wenn du auch nachhaltig etwas an deinen Alltagsroutinen, deiner Ernährung oder Einstellung zum Kochen verändern möchtest, sei dir bewusst: Du kannst nicht alles von jetzt auf gleich um 180 Grad drehen. Über Jahre etablierte Gewohnheiten, die in der Regel automatisiert ablaufen, lassen sich nicht so schnell ablegen. Mal eine Woche etwas Gewohntes wegzulassen, funktioniert vielleicht gut. Wenn es jedoch daran geht, dies dauerhaft zu tun, wird es schon schwieriger, weil es sich oft nach Verzicht anfühlt. Willenskraft allein reicht deshalb meist nicht aus. Hilfreich kann es hier sein, sich stattdessen eine gute Ersatzhandlung zu suchen und diese bewusst im Alltag zu etablieren, sodass sie zu einer Routine werden kann. Damit tust du dir etwas Gutes und hast weniger das Gefühl, »etwas weglassen zu müssen«.

Der Fokus geht automatisch in Richtung »Fülle« und weg vom Thema »Verzicht«. Fang z. B. damit an, mehr frische Zutaten, mehr warme Speisen, mehr Entspannungsmomente und gute Stimmung in deine Küche zu bringen, anstatt deinen Fokus auf das »Verbotene« zu lenken.

SCHRITT FÜR SCHRITT

Statt alles auf einmal verändern zu wollen, fang erst einmal mit einer Sache an. Diese nachhaltig zu etablieren, kostet schon eine Menge Aufmerksamkeit und Zeit. Da reicht keine schwammige Aussicht wie »Ich will gesünder leben«. Hier musst du konkret und direkt sein: »Ich werde ab jetzt jeden Tag zwei Portionen Gemüse essen« oder »Ich trinke ab jetzt jeden Morgen als Erstes ein Glas warmes Wasser«.

Die Verhaltenstherapie empfiehlt als Erfolgsrezept: Schaffe einen Auslösereiz und belohne anschließend die erfolgte Handlung! Du kannst z. B. eine Kochschürze an deine Küchentür hängen, die den Reiz auslöst, dir in der Küche etwas Gutes zu kochen. Oder dein Wecker spielt einen Song aus deiner Küchenplaylist, der dich in die richtige Stimmung versetzt. Bei mir, Volker, ist es z. B. die Discokugel, die automatisch mit der Kochplatte angeht. Ziel ist, dass dein Gehirn den Gang in die Küche direkt mit Entspannung, Selbstfürsorge und positiven Vibes verknüpft und du instinktiv ins Handeln kommst. Und dann sollte eine Belohnung erfolgen.

DAS PARETO-PRINZIP

Das Pareto-Prinzip besagt, dass man mit 20 Prozent des Einsatzes 80 Prozent des Erfolgs generieren kann. Die 20 Prozent, die zu einem solchen Erfolg führen, sind dabei ganz individuell. Werde dir deshalb bewusst, welches deine 20 Prozent sind, die du als Erstes ändern möchtest. Vielleicht sind es das warme Wasser und die warmen Mahlzeiten, die den Stoffwechsel in Gang bringen, oder die Musik, die dir mehr Spaß in der Küche bereitet, oder das Abendritual, das deinen Schlaf verbessert und für mehr Wohlgefühl sorgt. In deiner Retreat-Woche hast du die Möglichkeit, die einzelnen Aspekte kennenzulernen und zu erfahren, wie es dir damit geht. Mit der Erfahrung des Retreats wird es dir leichter fallen, zu erkennen, was dir besonders guttut und was den größten Effekt für dich hat – und das kannst du anschließend dann beibehalten.

> »EIN LEBEMEISTER IST BESSER DENN TAUSEND LESEMEISTER.«
>
> Meister Eckhart

ACHTSAMKEIT

Da du dich bewusst entschieden hast, deine Küche zum Retreat-Zentrum zu machen, bleibe mit deiner Aufmerksamkeit im Moment. Nimm dir Zeit, um z. B. dein Rezept zu lesen und dir zu überlegen, wie du bei der Zubereitung vorgehen willst. Lege dir alles übersichtlich zurecht, deine Kochutensilien, Zutaten, Gewürze etc., und schau dir alles genau an: Wie sind die Farben und Formen, wie die Beschaffenheit und Textur? Überlege dir, woher die unterschiedlichen Zutaten kommen. Wie und unter welchen Bedingungen sind sie gewachsen, auf welchem Wege sind sie zu dir gekommen. Bleibe achtsam und schau, wie sich die Zutaten verändern, während du sie zubereitest.

»LASS DICH IN DEINER ACHTSAMKEIT AUCH MAL WIEDER VOM LEBEN ÜBERRASCHEN. VON NEUEN GERÜCHEN, GESCHMÄCKERN ODER DAVON, WAS DU IN DER LAGE BIST ZU KREIEREN.«

Volker

Die richtige Atmosphäre

Je nachdem, wie weit du dich aus dem normalen Alltag herausziehen kannst, ist es mehr oder weniger leicht, die Aufmerksamkeit in dieser Woche bei dir selbst zu behalten. Wir gehen mal realistisch davon aus, dass zumindest Teile deines Alltags weiterlaufen, indem du z. B. deinem Beruf weiter nachgehst oder deine Familie versorgst. Deshalb haben wir hier noch ein paar wertvolle Tipps, die dir helfen können, die Zeit in der Küche und beim Einkaufen wirklich entspannt zu nutzen:

GIB DIR RAUM

Damit du deine Zeit in der Küche auch wirklich genießen kannst, solltest du dafür sorgen, dass du auch den Raum dafür hast. Das fängt zunächst einmal bei dir selbst an, indem du dir die Zeiten in der Küche, wie alle anderen Termine auch, blockierst. In dieser Zeit bist du für die Familie, Freunde oder Freundinnen einfach mal nicht »greifbar«. Auch dein Handy solltest du ganz bewusst zur Seite legen. Schalte es am besten lautlos oder komplett aus! Die Versuchung, »kurz« mal deine Nachrichten, E-Mails oder die Social-Media-Kanäle zu checken, ist sonst schlichtweg zu groß.

KREIERE DIR DEINEN WOHLFÜHLORT

Der Gedanke vom Wohlfühlen ist für viele nicht direkt mit der Küche verbunden. Idealerweise ist sie oft funktional, clean und praktisch – nicht für uns! Wenn wir ein Haus bauen würden, dann wäre die Küche der zentrale und größte Ort darin – ein Platz, an dem sich alle sofort wohler fühlen würden als in jedem Wohnzimmer. Wer schon einmal in unserer Kochwerkstatt war, der weiß, was wir damit meinen. Die Küche dient nicht nur der Zubereitung von Speisen, sondern ist auch Ort der Kommunikation oder Treffpunkt jeder guten Party. Von ihr geht eine besondere Atmosphäre aus, die zu Gesprächen einlädt und in der die Menschen sehr schnell in den Austausch kommen.

Das war schon immer so, zumindest seit es Feuer gibt. Denn neben dem Kochen diente die Feuerstelle, die oft im Zentrum der Behausung angesiedelt war, auch als Wärme- und Lichtquelle. Und da in uns Menschen noch ganz archaische Prinzipien wirken, empfiehlt es sich besonders, die eigene Küche einmal aus diesem Blickwinkel zu betrachten.

WOHLFÜHLTIPPS

- warme Lichtquelle oder Lichterkette
- Kräutertöpfchen
- Blumen
- Musik
- schöne Farben
- schönes Geschirr

BRINGE SATTVA IN DEINE KÜCHE

Du musst es mit dem Putzen und Schrubben nicht übertreiben, aber wenn du dein Retreat in einer sauberen, aufgeräumten Küche beginnst, steigt die Motivation und die Vorfreude. Nimm dir die Zeit, deine Schubladen und Schränke zu sortieren, Ordnung in deinen Arbeitsbereich zu bringen und deinen Kühlschrank aufzuräumen, bevor du mit der eigentlichen Vorbereitung der Retreat-Woche beginnst.
Sorge dafür, dass du nicht abgelenkt wirst. Wir alle neigen ja in den eigenen vier Wänden schnell dazu, »nur mal eben zwischendurch was zu erledigen«. Räume alle störenden, herumliegenden Gegenstände auf und schaffe Platz für dein Schneidebrett, die Lebensmittel und Utensilien, die du zum Kochen benötigst. Finde einen schönen Platz, an dem du dir dieses Buch mit den Retreat-Rezepten aufstellen kannst.

»JE MEHR RUHE UND KLARHEIT DER RAUM AUSSTRAHLT, DESTO ENTSPANNTER KANNST DU DARIN WIRKEN UND VOLL FREUDE TANZEN.«

Anke

DAS RICHTIGE WERKZEUG

Kochen ist ein Handwerk und es hilft dir enorm, wenn du ein vernünftiges, scharfes Messer, ein großes Schneidebrett und ein paar Basisutensilien zu Hause hast. Du wirst jetzt vielleicht schmunzeln, aber wir erleben es sehr oft in unseren Kochkursen, dass sich die Teilnehmenden wundern, wie scharf doch unsere Messer sind. In der Tat hilft es, mit einem scharfen Messer zu arbeiten. Ein Zimmermann mit einer stumpfen Säge kommt ja auch nicht wirklich weit, oder? Und Spaß macht das Schneiden mit einem stumpfen Messer schon mal gar nicht.

ENTSPANNT EINKAUFEN

Such dir deinen Einkaufsort bewusst aus, ob Supermarkt, Hofladen oder Markt. Statt den Einkauf nur so nebenbei zu erledigen, nimm dir die Zeit dafür. Richte deine Aufmerksamkeit voll und ganz auf deinen Einkauf. Nimm wahr, was du in deinen Einkaufswagen legst. Wie fühlen sich die Lebensmittel an, wie sehen sie aus, wie riechen sie? Das sind schon die ersten Retreat-Momente! Ich, Anke, höre z. B. auch beim Einkaufen immer meine Lieblingsmusik über Kopfhörer, das sorgt für gute Stimmung und entspannt mich zugleich.

Kleine Retreat-Motivatoren

Es ist nicht immer leicht, sich zu motivieren, auch wenn das Ziel noch so verlockend ist. Selbst wenn du weißt, dass dir eine Woche mit mehr Selbstaufmerksamkeit und Selbstfürsorge guttun würde, kann dir die innere Motivation fehlen, es mit aller Entschlossenheit anzugehen und auch dranzubleiben. Da können äußere Motivatoren helfen:

DEIN RETREAT-JOURNAL

»Journaling« ist ein wichtiger Impulsgeber für nachhaltige Veränderungen und gleichzeitig eine schöne Erinnerung. Wie beim Tagebuchschreiben kannst du hier alles notieren und festhalten, was dir während des Retreats in den Sinn kommt: welche Gedanken aufkommen, welche Erfahrungen, Bilder, Gefühle und Emotionen. Du kannst Rezeptideen sammeln, Impulse aus Zeitschriften, bestärkende Affirmationen und vieles mehr. Du kannst dir auch Farbcollagen erstellen und dich mit guter Farbenergie versorgen. Alles, was du für dein Retreat-Journal benötigst, ist ein Buch oder ein Heft und ein paar schöne Farbstifte. Anregungen für das Journaling findest du ganz viele im Internet.

DAS RICHTIGE OUTFIT

Wie bereits zuvor erwähnt, kann deine Kochschürze oder dein Küchen-Outfit als Auslösereiz dienen, der dir signalisiert, dass es jetzt entspannt in die Küche geht. Wenn wir zum Yoga gehen, dann ziehen wir uns ja auch das passende Yoga-Outfit an. Und so war das damals bei unseren Omas auch mit der klassischen Kittelschürze. Die gab es praktisch in jedem Kaufhaus oder Katalog zu erwerben. Eine Art Kleid, mit kurzen oder halblangen Ärmeln und kleinen Mustern, das sie im Übrigen fast den ganzen Tag getragen haben, denn schließlich dauerte das Kochen damals länger als heute – und das Aufräumen mangels Spülmaschine ebenso. Nun, wenn man Kittelschürze heutzutage im Internet sucht, dann sieht die noch ziemlich genauso aus wie damals. Das ist uns doch ein wenig zu viel Nostalgie. Aber die Maßnahme, sich etwas Passendes anzuziehen und darüber der Wirkstätte Küche die nötige Wertschätzung zu geben, finden wir gut. Mittlerweile sind wir sogar große Fans von Schürzen. Ob mit oder ohne Schürze, wichtig ist, dass du Kleidung trägst, die bequem und locker sitzt, in der du frei atmen kannst und die sich für dich nach Wohlfühl-Retreat anfühlt – und die auch mal dreckig werden darf.

DAS GESCHIRR

»Iss zu jeder Mahlzeit das, was in beide Hände passt«, sage ich, Volker, immer. Es ist die perfekte Menge, die deinem Magen noch den nötigen Platz lässt und damit sicherstellt, dass du dich nicht überisst. Das Behältnis, das dafür perfekt ist, ist eine Schale. Ob Suppenschale, Bowl oder Müslischale – das ist gleich, Hauptsache, du füllst nicht mehr rein, als in deine beiden zur Schale geformten Hände passt. Wir sind große Fans von Schalen und da die Versuchung zur Anhäufung vor allem bei mir, Anke, groß ist, sind wir froh, dass uns der Geschirrschrank einen natürlichen Riegel vorschiebt. Wenn du magst, dann such dir für dein Retreat deine ganz individuelle Lieblingsschale aus und lass das Auge entsprechend mitessen.

DER RICHTIGE SOUND

Ob leise Hintergrundmusik, die für echte Zen-Stimmung sorgt, oder energetisierende Beats: Musik hat ein unfassbares Potenzial, auf unsere Gefühlswelt einzuwirken. Wie, ist natürlich ganz individuell, deshalb gibt es auch hier keine Königs-Playlist für ein gutes Leben.
Die Neurowissenschaft und die Psychologie untersuchen die Wirkung auf das Gehirn und zeigen, dass die Stimmungsregulation ein wichtiger Motivator für uns ist, Musik zu hören. Neben dem unmittelbaren Einfluss auf unser vegetatives Nervensystem wirkt sich Musik vor allem auf die in unserem Gedächtnis gespeicherten Erinnerungen aus. Welche Musik uns wie berührt, ist also erlernt und beruht auf unseren individuellen Erfahrungen. Die Wissenschaft spricht hierbei vom »episodischen Gedächtnis«. Man verbindet die Musik mit Episoden aus der eigenen Vergangenheit. Das Gehirn verknüpft das Gehörte mit der Situation, in der wir es zum ersten Mal bewusst wahrgenommen haben, und ruft dabei nicht nur Melodie oder Text ab, sondern auch andere situative Sinnesreize, wie die Atmosphäre, die Gemütslage oder das Erleben als solches. Lass dich von der Musik motivieren und erstelle dir deine eigene Küchen-Playlist mit deinen individuellen Lieblingssongs.

»MUSIK ERZEUGT EMOTIONEN, BRINGT UNS ZUM TANZEN UND SORGT SO FÜR EINE EXTRAPORTION GUTER ENERGIE IN UNSEREN KOCHTÖPFEN.«

Anke und Volker

TAG NULL – DEIN VORBEREITUNGSTAG

Bevor du mit deiner Retreat-Woche startest, empfehlen wir dir ein paar Vorbereitungen. Dafür haben wir dir hier zunächst einmal die Basisausstattung an Lebensmitteln, Saucen, Gewürzmischungen etc. zusammengefasst, die du bereits im Vorfeld zubereiten kannst.

Deine Einkaufsliste

Für den Start in die Retreat-Woche haben wir dir eine Zutatenliste erstellt, die du als Grundausstattung für die Rezepte bis Seite 114 benötigst. Je nachdem, für welche SOUWL-Toppings (ab Seite 116) du dich entscheidest, vervollständigst du die Liste noch um die jeweiligen Zutaten. Eines der größten Missverständnisse über den Ayurveda ist, dass er kompliziert und aufwendig ist. Aus eigener Erfahrung wissen wir, dass das nicht stimmt. Die Natur, als Basis des Ayurveda, ist einfach, reichhaltig und genügt sich selbst. Sie hat schon alles, was sie braucht. Dieser unkomplizierte Ansatz durchwirkt auch unsere Arbeit. Wir gehen grundsätzlich davon aus, dass alles, was du für ein gutes und gesundes Leben brauchst, bereits in dir ist. Orientierung, Fokus und das Prinzip »weniger ist mehr« helfen dir dabei, diese Qualitäten zum Vorschein zu bringen und zu vermehren.

Für den Einstieg in die Retreat-Woche empfehlen wir dir, an einem Wochenende zu starten. So hast du ausreichend Zeit, dich auf den Ablauf einzustellen und dich für die kommenden Tage einzurichten. Am besten nimmst du dir deinen ersten freien Tag, bei den meisten ist das wohl der Samstag, für die Vorbereitungen, den Einkauf und dafür, deine Küche als Wohlfühlort zu gestalten. Am Sonntag beginnst du dann mit deinem ersten Retreat-Tag und am Ende der sieben Tage kannst du den Sonntag dafür nutzen, deine Notizen zu lesen, alles noch einmal Revue passieren zu lassen und dir die für dich wichtigsten Erkenntnisse herauszufiltern. So können sich deine Erfahrungen setzen und nachwirken. Natürlich kannst du auch einen anderen Tag zum Starten wählen – so wie es für dich am besten passt.
Der Vorbereitungstag, Tag null, ist der Zubereitung der Kräuterauszüge, Energy Balls, Gewürz-

mischungen, Dressings und Chutneys (ab Seite 76) gewidmet. Diese Zutaten benötigst du an jedem Retreat-Tag und wir empfehlen dir, diese gleich zu Beginn auf Vorrat herzustellen. Du kannst den Vorbereitungstag auch für die Zubereitung der SOUWLs im Glas (ab Seite 108) nutzen, wenn du z. B. oft mittags unterwegs bist und dir die SOUWL mitnehmen möchtest.
Die darauffolgenden Tage 1 bis 7 beginnen mit einem morgendlichen Ritual, um den Stoffwechsel zu aktivieren und positiv gestimmt in den Tag zu starten. Im Laufe des Tages gibt es drei Gerichte, die dich maximal nähren und bestmöglich entlasten. Im Sinne des Retreats nimmst du dir ausreichend Zeit für die Zubereitung deiner Mahlzeiten und natürlich auch für das Essen selbst. Genieße es, deine Küche und das Kochen mal durch die Wellnessbrille zu betrachten. Denke daran: Alles, was du im Rahmen dieser Woche durchführst, ist Meditation. Richte deinen Fokus auf die Fülle in deinem Leben, statt dich über Themen wie die »Arbeit in der Küche« zu beklagen. Dieses Mindset ist eine gute praktische Übung, um entspannt und glücklich zu leben.

LEBENSMITTEL
Apfelmus, Gemüsebrühe, Ghee, Honig, Olivenöl, Senf (mittelscharf), Tahin (Sesampaste), Tomatenmark
Äpfel, Birnen, Datteln (getrocknet), Feigen (getrocknet), Heidel- und Himbeeren, Mandarinen, Orangen, Pflaumen (getrocknet), Sauerkirschen (oder Cranberrys; getrocknet)
Brokkoli, Bio-Limetten, Bio-Zitronen, Chilischoten, Frühlingszwiebeln, grüne Bohnen, Kartoffeln (festkochend), Knollensellerie, Möhren, Paprika, Rote Bete (vorgekocht), rote Zwiebeln, Staudensellerie, Süßkartoffeln, TK-Erbsen, Tomaten, Zucchini
Cashewkerne, Mandeln, Kürbis- und Walnusskerne
Couscous, Dinkelflocken, Graupen, (Suppen-) Nudeln, rote Linsen, Vollkorngrieß, Vollkorntoast
frische Kräuter: Basilikum, Thymian, Rosmarin, Minze, Petersilie
Ingwer- und Kurkumaknollen
Kokosmilch, (pflanzliche) Milch, Parmesan, (pflanzliche) Sahne und Yoghurt
Schwarzer Johannisbeersaft, Vitamin-C-reicher Fruchtsaft

»WENN DAS LEBEN ÜBERWÄLTIGEND WIRD, IST VEREINFACHUNG DER SCHLÜSSEL!«

Anke und Volker

GEWÜRZE
Anissamen
Backkakao
Cayennerpfeffer
edelsüßes und rosenscharfes Paprikapulver
Fenchelsamen
Kardamom (gemahlen) und Kardamomkapseln
Korianderkörner
Kreuzkümmelsamen
Kurkuma (gemahlen)
Lorbeerblätter
Nelken
Pfefferkörner
Safran (gemahlen)
scharfes und süßes Currypulver
Steinsalz
Sternanise
Zimt (gemahlen) und Zimtstangen

REZEPTE AUF VORRAT

Unsere täglichen Kräuterauszüge (siehe auch Seite 100) unterstützen dich auf vielfältige Weise dabei, dein Verdauungsfeuer und dein Immunsystem zu stärken. Für eine schnelle Variante haben wir uns hier einen Hack überlegt:
Koch dir jeweils einen Auszug für deine Getränke im Voraus und friere diese in Eiswürfelformen ein. Die meisten Nährstoffe bleiben so über einen langen Zeitraum erhalten und du stellst sicher, dass das Kochen dieser wertvollen Getränke nicht im Alltagsstress untergeht. Zudem bingst du dein heißes Getränk durch den Eiswürfel direkt auf die perfekte Trinktemperatur.

GOOD-MORNING-DRINK

3 cm Ingwer schälen und in feine Scheiben schneiden.
1 l Wasser mit **je 3 EL Anissamen, Fenchelsamen, Korianderkörner** und **Ingwerscheiben** kochen. Die Flüssigkeit abkühlen lassen, durch ein Sieb in ein Gefäß abseihen, in eine Eiswürfelform umfüllen und einfrieren.
Für deinen Good-Morning-Drink **1–2 Eiswürfel** in **heißem Wasser** auflösen und trinken.

ENERGYBOOSTER

Jeweils **30–40 g Ingwer-** und **Kurkumaknolle** schälen und in Scheiben schneiden (siehe Tipp). **1 Zitrone** in Scheiben schneiden.
1 l Schwarzen Johannisbeersaft mit Kurkuma und Ingwer, **1 TL Pfefferkörnern, 8 Sternanisen, 12 angestoßenen Kardamomkapseln,** je **1 Bund frischer Minze** und **Thymian** sowie Zitronenscheiben in einen Topf geben. Alles 10 Min. kochen, dann abkühlen lassen. Die Flüssigkeit durch ein Sieb in ein Gefäß abseihen, in eine Eiswürfelform umfüllen und einfrieren.
Für deinen Energybooster **1–2 Eiswürfel** in **heißem Wasser oder Fruchtsaft** deiner Wahl auflösen und trinken.

KURKUMA-BOOSTER

5 cm Ingwer und **4 cm Kurkuma** schälen und in feine Stücke schneiden (siehe Tipp). Den Saft von **1–2 Zitronen** auspressen.
Ingwer und Kurkuma zusammen mit **1 Prise fein gemahlenem schwarzen Pfeffer** in **400 ml Vitamin-C-reichem Fruchtsaft** deiner Wahl oder alternativ in **Wasser** ca. 10 Min. köcheln lassen. Anschließend abkühlen lassen, die Flüssigkeit durch ein Sieb in ein Gefäß abseihen, den Zitronensaft zugeben und den Auszug in eine Eiswürfelform umfüllen und einfrieren.
Für deinen Kurkuma-Booster **1–2 Eiswürfel** in **heißem Wasser oder Fruchtsaft** deiner Wahl auflösen und trinken.

NIGHT MILK

2 daumengroße Stücke Kurkuma schälen (siehe Tipp) und in Scheiben schneiden oder durch eine Knoblauchpresse drücken. Kurkuma zusammen mit **7 Sternanisen, 10 Pfefferkörnern, 10 angestoßenen Kardamomkapseln, 4 Nelken** und **3 Zimtstangen** in **500 ml (pflanzliche) Milch** geben und aufkochen.
Die Hitze reduzieren und die Gewürzmilch 20 Min. köcheln, dann abkühlen lassen und durch ein Sieb in ein Gefäß abseihen.
Anschließend **150 ml (pflanzliche) Sahne** einrühren, den Auszug in eine Eiswürfelform umfüllen und einfrieren.
Für deine Night Milk **2 Eiswürfel** in **heißer (pflanzlicher) Milch** auflösen und trinken.

TIPP

Wenn du Ingwer und Kurkuma in Bioqualität kaufst, musst du beide nicht schälen, lediglich die holzigen Stücke abschneiden. Beim Schälen von Kurkuma am besten Handschuhe tragen, denn die Knolle färbt sehr intensiv.

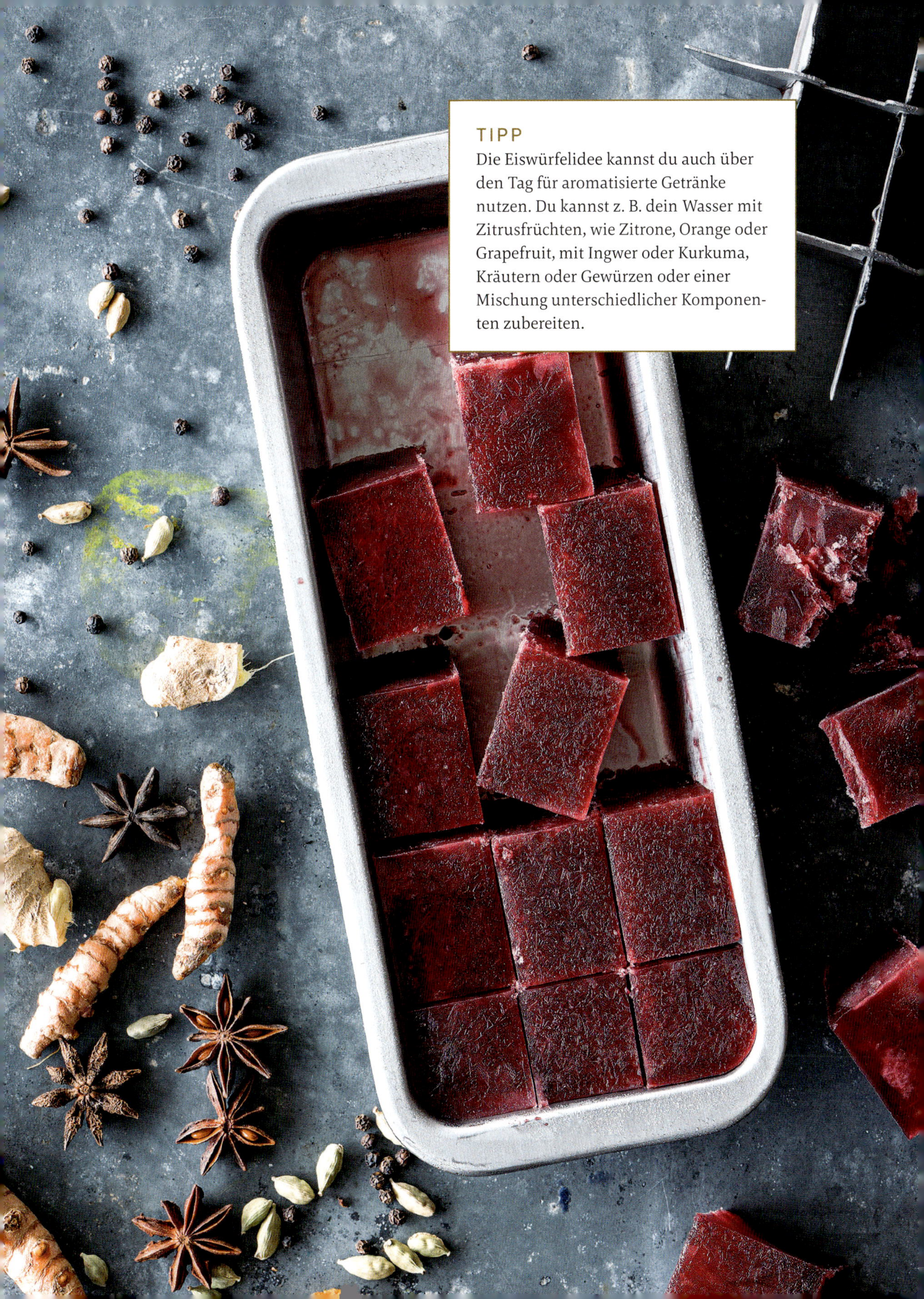

TIPP

Die Eiswürfelidee kannst du auch über den Tag für aromatisierte Getränke nutzen. Du kannst z. B. dein Wasser mit Zitrusfrüchten, wie Zitrone, Orange oder Grapefruit, mit Ingwer oder Kurkuma, Kräutern oder Gewürzen oder einer Mischung unterschiedlicher Komponenten zubereiten.

ENERGIESCHUB TO GO

Wenn deine Energie tagsüber abfällt, dann kannst du auf diese Powerkugeln zurückgreifen. Magnesium aus Mandeln unterstützt zudem die Vitamin-D-Bildung (siehe ab Seite 32) – also am besten beim Spazierengehen snacken! Für einen besseren Schlaf empfehlen wir dir außerdem, 1–2 Kugeln zu deiner Night Milk (siehe Seite 76 und 101) zu verzehren. Die kleinen Bällchen enthalten nämlich die Aminosäure Tryptophan aus Nüssen, deren Wirkung in Kombination mit Datteln verstärkt wird und die die Produktion des Schlafhormons Melatonin unterstützen (siehe Seite 26).

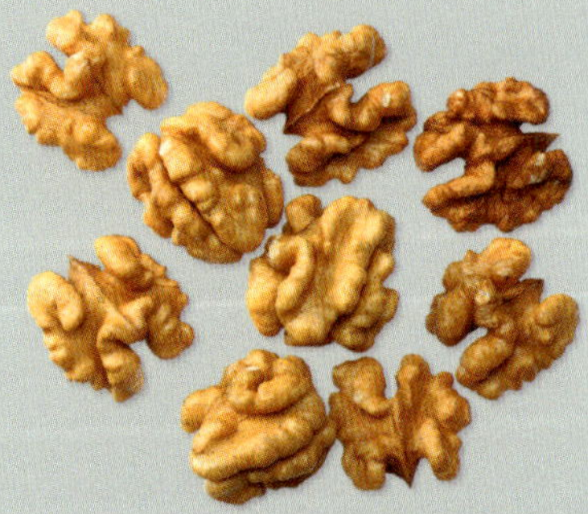

ENERGY BALLS

150 g getrocknete Datteln mit **50 g Walnusskernen, ½ TL gemahlenem Zimt, ½ TL gemahlenem Kardamom, 1 Msp. Salz** sowie der abgeriebenen Schale von ½ **Bio-Zitrone** und **1 EL Zitronensaft** in einen Multizerkleinerer geben und zu einer feucht-krümeligen Masse zerkleinern. Mit einem Esslöffel etwas Masse herausnehmen, mit den Händen fest zusammendrücken und zu Kugeln formen. Die Energy Balls sind in einer luftdichten Dose etwa 1 Woche haltbar.

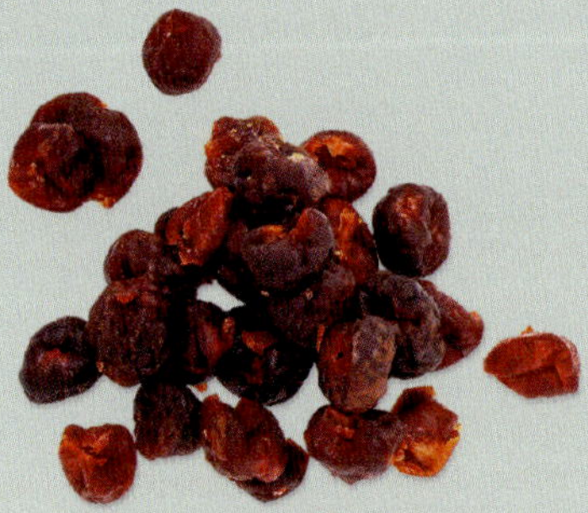

SCHOKO-KIRSCH-BÄLLCHEN

200 g getrocknete Datteln mit **130 g Mandeln** (siehe Tipp), **120 g getrockneten Sauerkirschen (alternativ Cranberrys), 1 EL Backkakao** und **1 Prise Salz** in einen Multizerkleinerer geben und zu einer feucht-krümeligen Masse zerkleinern. Mit einem Esslöffel etwas Masse herausnehmen, mit den Händen fest zusammendrücken und zu Kugeln formen. Die Bällchen sind in einer luftdichten Dose etwa 1 Woche haltbar.

TIPP

Alternativ, für mehr Feuchtigkeit, kannst du statt 130 g Mandeln auch eine Mischung aus 100 g Mandelmus und 75 g Mandeln verwenden.

RETREAT-GEWÜRZMISCHUNGEN

Im Ayurveda bedeutet der Begriff »Masala« im Allgemeinen »Zutat« oder »Gewürz«. Dabei werden die Gewürzmischungen aus vielerlei Gründen gerne selbst gemacht: Die Gewürze sind frei von Konservierungs- und Zusatzstoffen, enthalten nur die besten Zutaten und können an die eigenen Geschmacksvorlieben angepasst werden. Bei uns gehören frisch zubereitete Masalas zum Alltag und wir haben stets unsere Masala-Box mit unseren Lieblingsgewürzen sowie einen Mörser zur Hand.

TIPP

Am besten verwendest du Gewürze, die noch nicht zerkleinert sind. Die äußere Hülle schließt das Aroma gut ein und bewahrt die ätherischen Öle vor dem Verflüchtigen. Denn das passiert leider sehr schnell. Aber keine Sorge, nicht so schnell, dass es am Ende der Retreat-Woche kein Aroma mehr hat.
Du kannst die Gewürzmischungen am Vorbereitungstag vorbereiten und in einer luftdichten und lichtundurchlässigen Dose trocken und kühl – nicht jedoch im Kühlschrank – aufbewahren.

GARAM-MASALA-MISCHUNG

Für deine Basic-Garam-Masala-Mischung röstest du je **1 TL Anis-, Kreuzkümmel-, Fenchelsamen** und **Korianderkörner** sowie **schwarzen Pfeffer** in einer Pfanne ohne Fett für ca. 1 Min. an, bis die Gewürze zu duften beginnen. Dann die Pfanne vom Herd nehmen, die Gewürze kurz abkühlen lassen und zusammen mit **½ TL Salz** in einen Mörser geben und zu einem möglichst feinen Pulver zerstoßen.

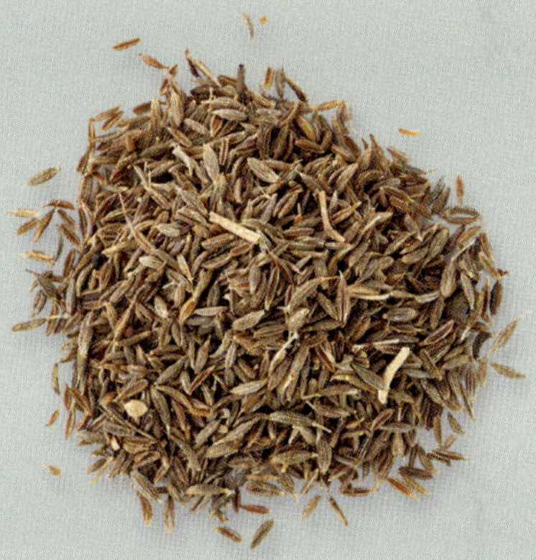

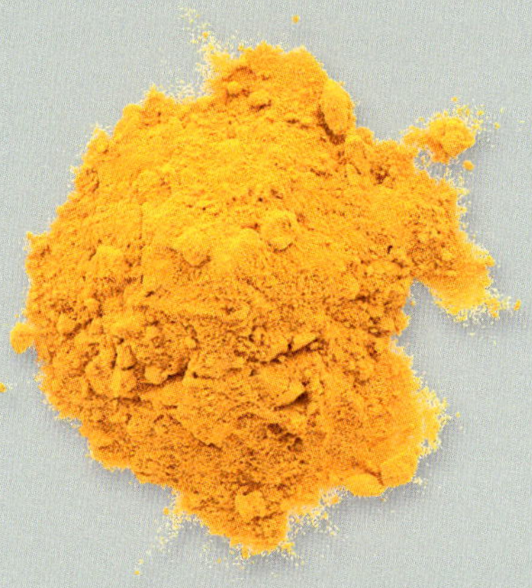

CURRYMISCHUNG

Für deine Basic-Currymischung röstest du je **1 TL Anis-, Kreuzkümmel-, Fenchelsamen** und **Korianderkörner** sowie **schwarzen Pfeffer** in einer Pfanne ohne Fett für ca. 1 Min. an, bis die Gewürze zu duften beginnen. Dann die Pfanne vom Herd nehmen, die Gewürze kurz abkühlen lassen und zusammen mit **1 TL gemahlener Kurkuma, 1 TL rosenscharfem Paprikapulver** und **½ TL Salz** in einen Mörser geben und zu einem möglichst feinen Pulver zerstoßen.

DRESSINGS & SAUCEN AUF VORRAT

Auf der Basis von guten Ölen und wertvollen Gewürzen und Kräutern liefern diese Dressings und Saucen eine Extraportion Nährstoffe und Genuss für deine SOUWLs (siehe ab Seite 108).

TIPP:

Zusätzliche Toppingvarianten, zu denen diese Dressings und Saucen super passen, sind auch: Sprossen, Rucola, Spinat, Feldsalat, Radicchio, Chicorée, Radieschen und alle Arten von gerösteten Nüssen und Samen!

GREEN & SPICY

1 grüne Paprika und **1 rote Zwiebel** schälen und beides in Würfel schneiden. **1 grüne Chilischote** putzen und fein hacken. **1 Scheibe Vollkorntoast** würfeln. Den **Saft von 1 Zitrone** auspressen.

80 ml Olivenöl in einer Pfanne erhitzen. Paprika, Zwiebel, Chili, Vollkornbrot sowie **50 g gehobelte Mandeln** und **2 TL Fenchelsamen** darin anrösten. Dann zusammen mit dem Zitronensaft und **1 Handvoll gehackter frischer Petersilie** in ein hohes Gefäß geben und mit einem Stabmixer cremig pürieren. Bei Bedarf noch etwas Olivenöl zugießen. Mit ½ TL **Meersalz** abschmecken und deine SOUWL nach Belieben damit verfeinern.

APFEL-SENF-DRESSING

150 ml Olivenöl mit **3 EL Apfelmus, 3 EL Wasser, 1 TL Honig, 10 Blättchen frischem Basilikum, 1 TL mittelscharfem Senf, Saft von 1 Zitrone** und **½ TL Salz** in ein hohes Gefäß geben und zu einem cremigen Dressing pürieren. Deine SOUWL nach Belieben mit dem Dressing verfeinern.

RED & SPICY

1 rote Paprika und **1 rote Zwiebel** schälen und in Würfel schneiden. **1 rote Chilischote** putzen und fein hacken. **1 Scheibe Vollkorntoast** würfeln. Den **Saft von 1 Zitrone** auspressen. **1 Zweig frischen Rosmarin** waschen, trocken schütteln und die Nadeln fein hacken.

80 ml Olivenöl in einer Pfanne erhitzen. Paprika, Zwiebeln, Chili und Vollkornbrot zugeben und darin anrösten. Dann mit Zitronensaft, gehacktem Rosmarin, **1 TL edelsüßem Paprikapulver** und **1 EL Tomatenmark** in ein hohes Gefäß geben und cremig pürieren. Bei Bedarf noch etwas Olivenöl zugießen.

Mit ½ **TL Meersalz** abschmecken und deine SOUWL nach Belieben damit verfeinern.

SESAM-ORANGEN-DRESSING

150 ml Olivenöl mit **2 EL Tahin (Sesampaste), 2 EL Wasser, 1 EL Honig, Saft von 1 Orange, ½ TL Garam Masala** (Rezept siehe Seite 79), **½ TL Salz** sowie **1 grünen Chilischote**, entkernt und fein gehackt, in ein hohes Gefäß geben und zu einem cremigen Dressing pürieren.

Deine SOUWL nach Belieben mit dem Dressing verfeinern.

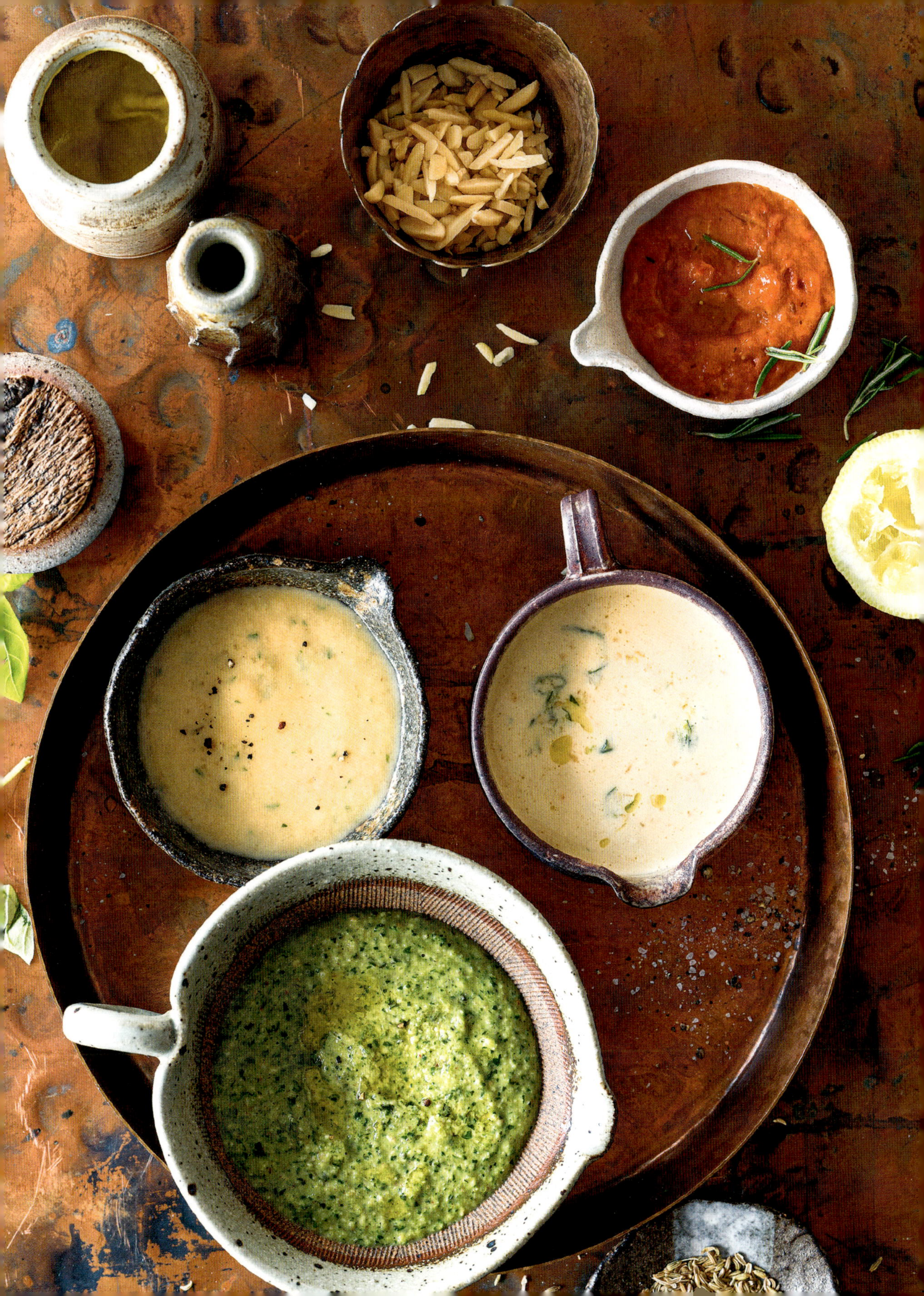

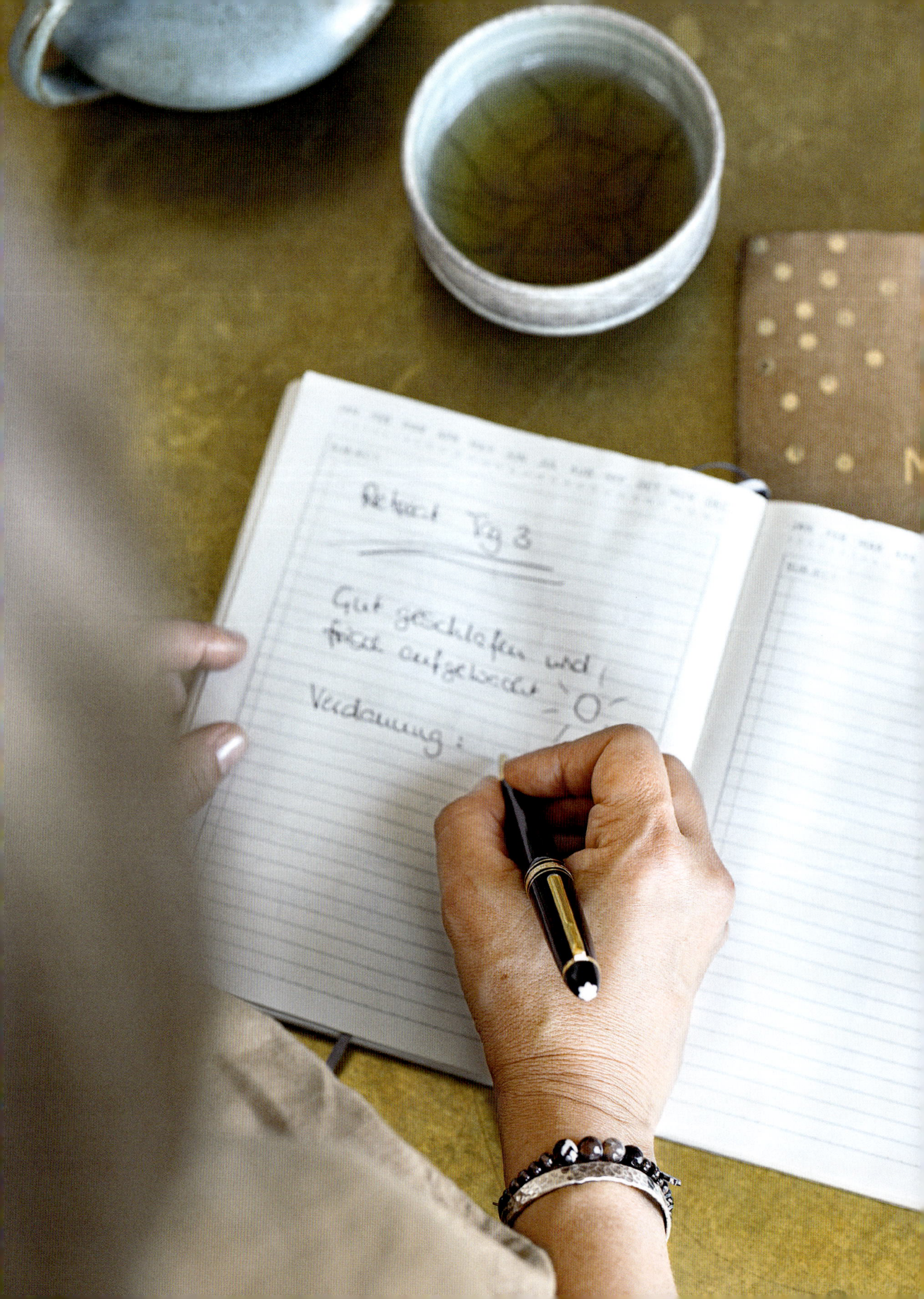
Retreat Tag 3
Gut geschlafen und
frisch aufgewacht
Verdauung:

DEINE RETREAT-WOCHE

In diesem Kapitel findest du deine Tagespläne für die Retreat-Woche. Beginne deinen Tag bewusst mit einer Morgenroutine, setze dir Impulse für den Tag, genieße nährendes Essen, achtsame Bewegung und pflegende Beautyeinheiten und lasse den Tag mit deinem Abendritual entspannt ausklingen.

RETREAT-WOCHE TAG 1

Verbindung und Erdung

MEINE TAGESIMPULSFRAGEN

»Wer oder was erdet mich?«
»Wer oder was stärkt mich?«
»Welche Rituale und Routinen tun mir gut?«

MEINE REZEPTE

Entfache dein Agni:
Good-Morning-Drink (siehe Seite 100)
Süßes Porridge (siehe Seite 104) oder herzhaftes Upma (siehe Seite 103)

Reinige deinen Körper:
Minestrone (siehe Seite 106)

Nähre deine Seele:
Minestrone (siehe Seite 106)

MEIN ABENDRITUAL

Bewege dich, gern barfuß, an der frischen Luft, um mit dem Körper und der Natur in Kontakt zu kommen. Setze dabei bewusste Schritte und nimm deine Umgebung achtsam wahr. So sorgst du für Erdung, Stabilität und Ruhe.

Bereite dir deine Night Milk (siehe Seite 101) zu und mach es dir gemütlich mit deiner Gute-Nacht-Geschichte (siehe Seite 85).

MEINE MORGENROUTINE

- Good-Morning-Drink (siehe Seite 100) oder warmes Wasser
- Pranayama nach Wahl (siehe ab Seite 174)
- Ölziehen nach Bedarf (siehe Seite 64)

MEINE ME-TIME

Yogaübungen
Erdung und Standhaftigkeit sind wirksame Mittel gegen Stress, Anspannung, Gedankenschleifen, Rastlosigkeit, Wankelmut und vielem mehr. Ab Seite 166 findest du Yogaübungen für mehr Verbindung und Erdung.

Wellnessmoment
Gönne dir eine Beautyeinheit nach Belieben (Rezepte und Anleitungen siehe ab Seite 158).

MEINE NOTIZEN AM ABEND

- Was hat mich heute genährt?
- Was integriere ich?
- Was lasse ich los?

Diese »Journaling«-Fragen helfen dir dabei, gute Gewohnheiten zu stärken, neue Erkenntnisse in deinen Alltag zu integrieren und Dinge, die dir nicht guttun, durch Wohlfühleinheiten zu ersetzen.

WORUM GEHT ES HEUTE?

Erdung spielt im Leben eine wichtige Rolle. Fest verwurzelt auf der Erde stehen, die eigene Basis kennen und stärken, die Wellen des Lebens surfen zu können, ohne vom Bord zu fallen, all das sind Elemente, die du für ein gesundes Leben brauchst. Ein starkes Fundament gewährleistet Sicherheit und Stabilität und ist die Voraussetzung dafür, dass du überhaupt entspannen und zur Ruhe kommen kannst. Deshalb starten wir dieses Retreat mit genau diesem Thema. Urvertrauen, Erdung und Sicherheit – das sind wichtige Aspekte, die wir in der Retreat-Woche stärken möchten. Dabei hilft dir neben einer gesunden Ernährung auch dein Körper, den du durch Berührung, in Form von Massagen oder Beautyeinheiten, und Körperarbeit, in Form von Yoga und Bewegung, stärken kannst.
Regelmäßigkeit und Struktur sind hilfreich. Täglich ausgeführte Routinen und Rituale (siehe ab Seite 60) sorgen für Stabilität und Erdung. Unsere Retreat-Tage sind gespickt mit kleinen Routinen und Ritualen, die du, wenn sie dir guttun, auch über die sieben Tage hinaus weiter anwenden kannst.

»DIE NATUR EILT NICHT UND DENNOCH WIRD ALLES ERREICHT.«

Laozi, chinesischer Philosoph

MEINE GUTE-NACHT-GESCHICHTE

Im Garten des Königs

Es war einmal ein König. Eines Tages ging der König in seinen Garten. Und als er in den Garten kam, fand er dort nur welkende und sterbende Bäume, Sträucher und Blumen.
Der König ging zu einer Eiche und fragte, was geschehen sei.
Die Eiche sagte, sie würde sterben, weil sie nicht so hoch werden könne wie die Tanne.
Als der König sich nun einer Tanne zuwandte, ließ diese nur ihre Zweige traurig hängen, weil sie keine Trauben tragen könne wie der Weinstock. Und auch der Weinstock lag im Sterben, weil er nicht blühen konnte wie die Rose.
Doch endlich entdeckte der König das wilde Stiefmütterchen. Das wilde Stiefmütterchen war blühend und frisch wie eh und je.
Der König fragte das Stiefmütterchen, warum es als Einziges nicht im Sterben lag.
Auf seine Frage erhielt er folgende Antwort:
»Für mich war klar, dass du ein Stiefmütterchen haben wolltest, als du mich eingepflanzt hast. Hättest du eine Eiche, einen Weinstock oder eine Rose gewollt, hättest du eine Eiche, einen Weinstock oder eine Rose gepflanzt. Deshalb dachte ich: Da du mich hier eingepflanzt hast, sollte ich mein Bestes geben, um deinem Wunsch zu entsprechen. Und da ich ohnehin nichts anderes sein kann, als ich bin, versuche ich dies nach besten Kräften zu sein.«

RETREAT-WOCHE TAG 2

Emotion und Leidenschaft

MEINE TAGESIMPULSFRAGEN

»Wie stark ist meine Beziehung zu mir selbst?«
»Wer oder was gibt mir Kraft?«
»Wann bin ich im Fluss?«

MEINE MORGENROUTINE

- Good-Morning-Drink (siehe Seite 100) oder warmes Wasser
- Pranayama nach Wahl (siehe ab Seite 174)
- Ölziehen nach Bedarf (siehe Seite 64)

MEINE REZEPTE

Entfache dein Agni:
Good-Morning-Drink (siehe Seite 100)
Süßes Porridge (siehe Seite 104) oder herzhaftes Upma (siehe Seite 103)

Reinige deinen Körper:
Minestrone (siehe Seite 106)

Nähre deine Seele:
Minestrone (siehe Seite 106)

MEINE ME-TIME

Yogaübungen
Aus yogischer Sicht helfen Hüftöffner dabei, Anspannungen zu lösen und Emotionen zum Fließen zu bringen. Gerade das stehende Nadelöhr (siehe Seite 172) ist hier besonders wertvoll.

Wellnessmoment
Nutze die Kraft des Wassers und genieße ein Bad oder eine Beautyeinheit nach Belieben (Rezepte und Anleitungen siehe ab Seite 158).

MEIN ABENDRITUAL

Bewege dich an der frischen Luft, um mit dem Körper in Kontakt zu kommen. Wenn du einen Fluss, einen Bach oder einen See in deiner Nähe hast, spaziere entlang des Ufers und beobachte die fließenden Bewegungen des Wassers.

Bereite dir deine Night Milk (siehe Seite 101) zu und mach es dir gemütlich mit deiner Gute-Nacht-Geschichte (siehe Seite 87).

MEINE NOTIZEN AM ABEND

- Was hat mich heute genährt?
- Was integriere ich?
- Was lasse ich los?

Mehr zum Thema »Journaling« findest du auf Seite 72 und 84 (unter »Meine Notizen«).

WORUM GEHT ES HEUTE?

Dein Körper ist die Wohnung deines Selbst. Es ist ein Ort, der mit Emotionen wie Intimität, Selbstakzeptanz und persönlichen Beziehungen verbunden ist. In deinem Leben hast du unterschiedliche Beziehungen, angefangen mit der intimsten: der Beziehung zu dir selbst. Wir erleben uns immer selbst ganz intensiv, wenn wir im Fluss sind mit den Dingen, die wir tun, oder dem Umfeld, das uns umgibt. Im übertragenen Sinne meint es auch »im Fluss sein« oder, wie wir heute oft sagen, »im Flow«.
Für die Retreat-Woche gilt deshalb auch: Lass dich treiben. Zeit zum Sein und Dahinfließen ist ausdrücklich erwünscht.

»DAS LEBEN IST UNAUFHALTSAM UND WUNDERSCHÖN. UND DIE GNADE DER VERÄNDERUNG IST, IM ALTER NICHT FALTENFREI AUSZUSEHEN, SONDERN ENTSPANNT UND VOLLER LEBENSFREUDE.«

Volker

MEINE GUTE-NACHT-GESCHICHTE

Von der Geduld
Vor über tausend Jahren in der Song-Dynastie lebte ein ungeduldiger Bauer. Dieser Bauer baute Gemüse an und strebte dabei nach schnellem Erfolg. Nachdem er seine Gemüsesamen auf dem Feld ausgesät und ein paar Tage gewartet hatte, wollte er endlich ein Ergebnis sehen. So ging er auf sein Feld, um nachzuschauen, ob die Pflanzen schon gewachsen waren. Zwar waren auf seinem Feld schon überall kleine Pflänzchen zu sehen, aber der Bauer war trotzdem enttäuscht. Er hatte gehofft, die Pflanzen wären schon viel größer.
Ungeduldig ging er am nächsten Tag wieder auf das Feld, entfernte dort Unkraut und schaute nach den Pflanzen. Leider waren die Pflanzen auch an diesem Tag nur wenig gewachsen.
Einige Tage später ging der Bauer erneut auf das Feld, um nach seinen Pflanzen zu sehen. Als diese wieder nur ein paar Zentimeter gewachsen waren, reichte es ihm. Es musste eine Lösung her, so konnte es nicht weitergehen!
Plötzlich hatte er eine Idee, lief schnell zum Feldrand und suchte nach Unkraut. Als er eine geeignete Pflanze gefunden hatte, zog er etwas an der Pflanze, bis sie größer geworden war. Dann schaute er sich das Ergebnis an und war mächtig stolz auf sich. Die Pflanze war tatsächlich ein gutes Stück gewachsen.
Das war die Lösung! Er rannte schnell zum Feld zurück und begann an einigen Gemüsepflanzen zu ziehen. Als er eine ganze Reihe bearbeitet hatte, fühlte er sich mächtig schlau. Von seiner eigenen Genialität begeistert ging er von Reihe zu Reihe und zog an all seinen Jungpflanzen, bis sie die gewünschte Größe erreicht hatten. Dann ging er stolz über sein Feld und sah sich seine Leistung an. Alle Pflanzen waren um ein Vielfaches gewachsen.
Begeistert rannte er nach Hause. Er prahlte sogleich mit seinem Erfolg und forderte seinen Sohn auf, schnell aufs Feld zu gehen, um sich die Pflanzen anzusehen. Sein Sohn glaubte ihm jedoch nicht so recht und legte sich lieber schlafen. Am nächsten Morgen wurde der Sohn dann aber doch neugierig und machte sich auf den Weg zum Feld.
Als er dort ankam, machte er jedoch eine schreckliche Entdeckung: Alle Pflanzen lagen am Boden und waren vertrocknet. Der ungeduldige Bauer hatte bei seinen Pflanzen die Wurzeln herausgerissen und sie auf diese Weise zu Tode gezerrt.
– traditionelle chinesische Geschichte

RETREAT-WOCHE TAG 3

Selbstbewusstsein und Selbstannahme

MEINE TAGESIMPULSFRAGEN

Schau dich bewusst im Spiegel an:
»Wen oder was sehe ich?«
»Was ist besonders schön und bemerkenswert an mir?«
»Was traue ich mir selbst zu?«

MEINE MORGENROUTINE

- Good-Morning-Drink (siehe Seite 100) oder warmes Wasser
- Pranayama nach Wahl (siehe ab Seite 174)
- Ölziehen nach Bedarf (siehe Seite 64)

MEINE REZEPTE

Entfache dein Agni:
Good-Morning-Drink (siehe Seite 100)
Süßes Porridge (siehe Seite 104) oder herzhaftes Upma (siehe Seite 103)

Reinige deinen Körper:
Süßkartoffel-SOUWL mit unterschiedlichen Toppings (siehe Seite 114)

Nähre deine Seele:
Süßkartoffel-SOUWL mit unterschiedlichen Toppings (siehe Seite 114)

MEINE ME-TIME

Yogaübungen
Yogapositionen, die sich auf die Kernkraft und Balance konzentrieren, sind perfekt geeignet, um Selbstvertrauen aufzubauen. Mit einer aufrechten Haltung, fest verwurzelt und standfest wie z. B. bei der sich wiegenden Palme (siehe Seite 168), kannst du mit deinem gesamten Körper Stärke und Standhaftigkeit ausdrücken.

Wellnessmoment
Gönne dir eine Selbstmassage oder Beautyeinheit nach Belieben (Rezepte und Anleitungen siehe ab Seite 158)

MEIN ABENDRITUAL

Bewege dich an der frischen Luft, um mit dem Körper in Kontakt zu kommen. Gehe ganz bewusst neue Wege, die du so noch nicht gegangen bist. Nimm die Umgebung in all ihren Details wahr. Entdecke Neues.

Bereite dir deine Night Milk (siehe Seite 101) zu und mach es dir gemütlich mit deiner Gute-Nacht-Geschichte (siehe Seite 89).

MEINE NOTIZEN AM ABEND

- Was hat mich heute genährt?
- Was integriere ich?
- Was lasse ich los?

Mehr zum Thema »Journaling« findest du auf Seite 72 und 84 (unter »Meine Notizen«).

WORUM GEHT ES HEUTE?

Wenn du den Kern deiner Persönlichkeit erkennst und aus tiefstem Herzen annimmst, dann stärkt dies dein Selbstvertrauen und deine Vitalität. Es gibt dir die Kraft, dein Potenzial und deine Gedanken in Aktivitäten umzuwandeln. Neben den nährenden Zutaten in unseren Rezepten, den erdenden und entspannenden Yoga- und Atemübungen helfen vor allem auch neue Erfahrungen dabei, mit dir selbst in Verbindung zu gehen. Das heißt: Verlasse auch mal die Komfortzone, lerne neue Menschen, Tätigkeiten oder Kulturen kennen. Herausforderungen sind etwas Großartiges. Sie zeigen dir, was du alles schaffen kannst, wenn du dich nur traust.

»MÜSSIGGEHEN VERLANGT EIN STARKES SELBSTBEWUSSTSEIN.«

Robert Louis Stevenson,
schottischer Schriftsteller

MEINE GUTE-NACHT-GESCHICHTE

Der Sprung in der Schüssel

Es war einmal eine alte chinesische Frau, die zwei große Schüsseln hatte, die von den Enden einer Stange hingen, die sie über ihren Schultern trug. Eine der Schüsseln hatte einen Sprung, während die andere makellos war und stets eine volle Portion Wasser fasste. Am Ende der langen Wanderung, vom Fluss zum Haus der alten Frau, war die andere Schüssel jedoch immer nur noch halb voll.

Zwei Jahre lang geschah dies täglich: Die alte Frau brachte immer nur anderthalb Schüsseln Wasser mit nach Hause. Die makellose Schüssel war natürlich sehr stolz auf ihre Leistung, aber die arme Schüssel mit dem Sprung schämte sich wegen ihres Makels und war betrübt, dass sie nur die Hälfte dessen verrichten konnte, wofür sie gemacht worden war.

Nach zwei Jahren, die ihr wie ein endloses Versagen vorkamen, sprach die Schüssel zu der alten Frau: »Ich schäme mich so wegen meines Sprungs, aus dem den ganzen Weg zu deinem Haus immer Wasser läuft.« Die alte Frau lächelte. »Ist dir aufgefallen, dass auf deiner Seite des Weges Blumen blühen, aber auf der Seite der anderen Schüssel nicht? Ich habe auf deiner Seite des Pfades Blumensamen gesät, weil ich mir deines Fehlers – oder besser gesagt deiner Einzigartigkeit – bewusst war. Nun gießt du sie jeden Tag, wenn wir nach Hause laufen. Zwei Jahre lang konnte ich diese wunderschönen Blumen pflücken und den Tisch damit schmücken. Wenn du nicht genau so wärst, wie du bist, würde diese Schönheit nicht existieren und unser Haus nicht beehren.«

Meine Botschaft: Erlauben Sie sich und anderen, so zu sein, wie sie nun einmal sind. Nicht ohne Grund sind wir alle so verschieden! Es lohnt sich, authentisch zu sein! Ganz nach meinem Motto: Lebe und liebe dich selbst!

RETREAT-WOCHE TAG 4

Liebe und Hingabe

MEINE TAGESIMPULSFRAGEN

»Bin ich offen für die Liebe?«
»Wie sehr liebe ich mich selbst?«
»Wann wird es mir warm ums Herz?«

MEINE REZEPTE

Entfache dein Agni:
Good-Morning-Drink (siehe Seite 100)
Süßes Porridge (siehe Seite 104) oder herzhaftes Upma (siehe Seite 103)

Reinige deinen Körper:
Erbsen-SOUWL mit unterschiedlichen Toppings (siehe Seite 112)

Nähre deine Seele:
Erbsen-SOUWL mit unterschiedlichen Toppings (siehe Seite 112)

MEIN ABENDRITUAL

Bewege dich an der frischen Luft, um mit dem Körper in Kontakt zu kommen. Nimm dabei ganz bewusst deine Schultern zurück und lasse deine Brust anschwellen – ganz so, als würdest du dein Herz nach vorne schieben. Hebe dein Kinn etwas an und atme ganz tief durch.

Bereite dir deine Night Milk (siehe Seite 101) zu und mach es dir gemütlich mit deiner Gute-Nacht-Geschichte (siehe Seite 91).

MEINE MORGENROUTINE

- Good-Morning-Drink (siehe Seite 100) oder warmes Wasser
- Pranayama nach Wahl (siehe ab Seite 174)
- Ölziehen nach Bedarf (siehe Seite 64)

MEINE ME-TIME

Yogaübungen
Man sagt, dass wir drei Herzen haben: unser physisches Herz (links), unser emotionales Herz (rechts) und unser spirituelles Herz (mittig). Herzöffnende Asanas, wie die stehende gedrehte Vorbeuge (siehe Seite 172), sind weit mehr als eine tiefe Dehnung des Brustkorbs, sie verlängern die Wirbelsäule und verbessern deine Haltung. Den Druck, den du dabei in der Brusthöhle spürst, lenkt die Aufmerksamkeit auf alle Herzen und enthüllt, was sich unter der Oberfläche befindet.

Wellnessmoment
Beziehe dein Bett frisch, zünde ein paar Kerzen an, genieße dein Abendritual oder gönne dir eine Beautyeinheit nach Belieben (Rezepte und Anleitungen siehe ab Seite 158).

MEINE NOTIZEN AM ABEND

- Was hat mich heute genährt?
- Was integriere ich?
- Was lasse ich los?

WORUM GEHT ES HEUTE?

Heute geht es um Liebe, Selbstliebe und Selbstwert. In den Anforderungen des Alltags gerät die Hinwendung an sich selbst schon mal in den Hintergrund. Viele andere Themen sind gefühlt wichtiger als die eigene Selbstfürsorge.
Wir möchten dich in der Retreat-Woche dazu einladen, bewusst in die Wahrnehmung zu gehen. Wie fühlst du dich, wenn du dein Essen mit viel Aufmerksamkeit und Liebe zubereitest? Und wie geht es dir anschließend, wenn du es gegessen hast? Die Dinge haben keinen praktischen Wert für dich, wenn du sie nicht erlebst und die Erfahrung machst.

»LEBEN IST 1 PROZENT THEORIE UND 99 PROZENT PRAXIS.«

Anke und Volker

MEINE GUTE-NACHT-GESCHICHTE

Das perfekte Herz

Eines Tages stand ein junger Mann mitten in der Stadt und erklärte, dass er das schönste Herz im ganzen Tal habe. Eine große Menschenmenge versammelte sich und sie alle bewunderten sein Herz, denn es war perfekt. Es gab keinen Fleck oder Fehler in ihm. Ja, sie alle gaben ihm recht, es war wirklich das schönste Herz, das sie je gesehen hatten. Der junge Mann war sehr stolz und prahlte noch lauter über sein schönes Herz. Plötzlich tauchte ein alter Mann vor der Menge auf und sagte: »Nun, dein Herz ist nicht annähernd so schön wie meins.«
Die Menschenmenge und der junge Mann schauten das Herz des alten Mannes an. Es schlug kräftig, aber es war voller Narben, es hatte Stellen, wo Stücke entfernt und durch andere ersetzt worden waren. Aber sie passten nicht richtig und es gab einige ausgefranste Ecken ... Genau gesagt, waren an einigen Stellen tiefe Furchen, in denen ganze Teile fehlten. Die Leute starrten ihn an und dachten: Wie kann er behaupten, sein Herz sei schöner? Der junge Mann schaute auf des alten Mannes Herz, sah dessen Zustand und lachte: »Du musst scherzen«, sagte er, »dein Herz mit meinem zu vergleichen. Meins ist perfekt und deins ist ein Durcheinander aus Narben und Tränen.«
»Ja«, sagte der alte Mann, »deins sieht perfekt aus, aber ich würde niemals mit dir tauschen. Jede Narbe steht für einen Menschen, dem ich meine Liebe gegeben habe. Ich reiße ein Stück meines Herzens heraus und reiche es ihnen und oft geben sie mir ein Stück ihres Herzens, das in die leere Stelle meines Herzens passt. Aber weil die Stücke nicht genau passen, habe ich einige raue Kanten, die ich sehr schätze, denn sie erinnern mich an die Liebe, die wir teilten. Manchmal habe ich auch ein Stück meines Herzens gegeben, ohne dass mir der andere ein Stück seines Herzens zurückgegeben hat. Das sind die leeren Furchen. Liebe geben heißt manchmal auch, ein Risiko einzugehen. Auch wenn diese Furchen schmerzhaft sind, bleiben sie offen und auch sie erinnern mich an die Liebe, die ich für diese Menschen empfinde. Ich hoffe, dass sie eines Tages zurückkehren und den Platz ausfüllen werden. Erkennst du jetzt, was wahre Schönheit ist?« Der junge Mann stand still da und Tränen rannen über seine Wangen. Er ging auf den alten Mann zu, griff nach seinem perfekten jungen und schönen Herzen und riss ein Stück heraus. Er bot es dem alten Mann mit zitternden Händen an. Der alte Mann nahm das Angebot an, setzte es in sein Herz. Er nahm dann ein Stück seines alten vernarbten Herzens und füllte damit die Wunde in des jungen Mannes Herzen. Es passte nicht perfekt, da es einige ausgefranste Ränder hatte. Der junge Mann sah sein Herz an, nicht mehr perfekt, aber schöner als je zuvor, denn er spürte die Liebe des alten Mannes in sein Herz fließen. Sie umarmten sich und gingen fort, Seite an Seite.
– von Manuela Hillenbrand

RETREAT-WOCHE TAG 5

Kommunikation und Ausdruck

MEINE TAGESIMPULSFRAGEN

»Wie frei drücke ich mich aus?«
»Teile ich mit, was mich beschäftigt?«
»Was spreche ich auch ohne Worte, über meinen Körper, meine Mimik und Gestik?«

MEINE MORGENROUTINE

- Good-Morning-Drink (siehe Seite 100) oder warmes Wasser
- Pranayama nach Wahl (siehe ab Seite 174)
- Ölziehen nach Bedarf (siehe Seite 64)

MEINE REZEPTE

Entfache dein Agni:
Good-Morning-Drink (siehe Seite 100)
Süßes Porridge (siehe Seite 104) oder herzhaftes Upma (siehe Seite 103)

Reinige deinen Körper:
Rote-Bete-SOUWL mit unterschiedlichen Toppings (siehe Seite 110)

Nähre deine Seele:
Rote-Bete-SOUWL mit unterschiedlichen Toppings (siehe Seite 110)

MEINE ME-TIME

Yogaübungen
Es braucht nicht viel, um dein Kommunikationszentrum zu öffnen oder offen zu halten. Vor allem die einfachen Bewegungen des Halses, die Neigung, Streckung oder Drehung des Kopfes, haben eine positive Wirkung auf deine Kommunikations- und Ausdrucksfähigkeit.

Wellnessmoment
Um eventuelle Blockaden zu lösen, hilft es zu singen. Also: Schmeiß deine Lieblingssongs an und singe heute, z. B. beim Essenzubereiten, mit.

MEIN ABENDRITUAL

Bewege dich an der frischen Luft, um mit dem Körper in Kontakt zu kommen. Nimm bewusst wahr, welche Bewegungen, Mimik und Gestik auf natürliche Weise zu dir gehören. Lächle ganz bewusst.

Bereite dir deine Night Milk (siehe Seite 101) zu und mach es dir gemütlich mit deiner Gute-Nacht-Geschichte (siehe Seite 93).

MEINE NOTIZEN AM ABEND

- Was hat mich heute genährt?
- Was integriere ich?
- Was lasse ich los?

Mehr zum Thema »Journaling« findest du auf Seite 72 und 84 (unter »Meine Notizen«).

WORUM GEHT ES HEUTE?

Der Ausdruck deiner Individualität, deiner Gefühle und Gedanken geschieht entweder über die Stimme, also Sprache und Worte, oder über die nonverbale Kommunikation, deine Mimik und Gestik, also deine gesamte Körpersprache. Bist du dir dessen bewusst, was du den ganzen Tag mitteilst? Auch dir selbst gegenüber, z. B. beim Blick in den Spiegel?

Je positiver und aufrechter deine Körperhaltung, desto positiver sind die Signale, die du sendest – auch an dich sellbst. Achte bei den alltäglichen Bewegungen auf eine aufrechte Haltung, entspannte Schultern, eine gerade Kopfhaltung sowie einen positiven Gesichtsausdruck – am besten noch ein Lächeln.

»BEIM SINGEN HAST DU DEN GANZEN KÖRPER AM START. WENN DU SINGST, DANN IST DAS, WIE WENN DEINE SEELE LÄCHELT.«

Anke

MEINE GUTE-NACHT-GESCHICHTE

Das verlorene Pferd

Vor langer, langer Zeit lebte in einem Dorf im Norden Chinas ein Mann, der ein wunderschönes Pferd besaß. So schön, dass die Leute von weit herkamen, um es zu bewundern. Sie alle waren sich darin einig, dass der Mann gesegnet war, weil er ein so schönes Pferd besaß.

»Mag sein«, erwiderte er. »Aber was wie ein Segen aussieht, könnte auch ein Fluch sein.«

Eines Tages dann riss das Pferd aus und war verschwunden. Die Leute kamen herbei, um in Anbetracht des Unglücks ihr Bedauern auszudrücken. »Mag sein«, erwiderte er. »Aber was wie ein Fluch aussieht, könnte auch ein Segen sein.«

Einige Wochen später kam das Pferd zurück, und zwar nicht allein, sondern mit einer ganzen Herde Wildpferde. Dem Gesetz nach gehörten diese nun alle dem Mann und machten ihn reich. Die Nachbarn kamen herbei, um ihm zu diesem Glück zu gratulieren.

»Nun bist du in der Tat gesegnet worden.« »Mag sein«, antwortete er. »Aber was wie ein Segen aussieht, könnte auch ein Fluch sein.«

Nur einige Zeit später versuchte sein einziger Sohn eines dieser Wildpferde zu reiten. Er wurde abgeworfen und brach sich das Bein. Die Nachbarn kamen herbei und drückten ihr Bedauern aus. Es konnte sich nur um einen Fluch handeln. »Mag sein«, sagte der alte Mann. »Aber was wie ein Fluch aussieht, könnte auch ein Segen sein.«

Eine Woche später kam der König durch das Dorf und zog alle tauglichen jungen Männer ein, um in den Krieg gegen die Leute aus dem Norden zu ziehen. Es war ein fürchterlicher Krieg. Alle jungen Männer aus dem Dorf kamen dabei ums Leben. Einzig der Sohn des Mannes überlebte, weil er ein gebrochenes Bein hatte.

Seitdem sagen die Menschen in diesem Dorf: »Was wie ein Segen aussieht, könnte auch ein Fluch sein. Und was wie ein Fluch aussieht, könnte ein Segen sein.«

RETREAT-WOCHE TAG 6

Intuition und Klarheit

MEINE TAGESIMPULSFRAGEN

»Wie stark ist meine Intuition?«
»Wie sehr vertraue ich dem, was ich nicht sehen und mit dem Verstand erklären kann?«
»Was würde ich machen, wenn ich ausschließlich auf meinen Bauch höre?«

MEINE REZEPTE

Entfache dein Agni:
Good-Morning-Drink (siehe Seite 100)
Süßes Porridge (siehe Seite 104) oder herzhaftes Upma (siehe Seite 103)

Reinige deinen Körper:
Lieblings-SOUWL mit unterschiedlichen Toppings (siehe ab Seite 110)

Nähre deine Seele:
Lieblings-SOUWL mit unterschiedlichen Toppings (siehe ab Seite 110)

MEIN ABENDRITUAL

Bewege dich an der frischen Luft, um mit dem Körper in Kontakt zu kommen. Nimm bewusst alles um dich herum wahr: Was ist über, was ist unter dir? Welche Gerüche, Geräusche, Bewegungen nimmst du wahr?

Bereite dir deine Night Milk (siehe Seite 101) zu und mach es dir gemütlich mit deiner Gute-Nacht-Geschichte (siehe Seite 95).

MEINE MORGENROUTINE

- Good-Morning-Drink (siehe Seite 100) oder warmes Wasser
- Pranayama nach Wahl (siehe ab Seite 174)
- Ölziehen nach Bedarf (siehe Seite 64)

MEINE ME-TIME

Yogaübungen
In der sich wiegenden Palme (siehe Seite 168) mit nach oben gestreckten Armen und fest verwurzelten Füßen verbindest du die pulsierende Erde unter dir mit dem unendlichen Himmel über dir. Schließe die Augen und stell dir vor, wie du die Verbindung bist und alles eins ist.

Wellnessmoment
Das, was so einfach klingt, könnte heute eine kleine Challenge werden: Gehe einmal für 15–30 Minuten in die Stille. Nimm dir Zeit, deiner inneren Stimme ganz aufmerksam zu lauschen. Lass dich nicht ablenken und notiere deine Gedanken erst im Anschluss. Alternativ kannst du dir eine Beautyeinheit nach Belieben gönnen (Rezepte und Anleitungen siehe ab Seite 158).

MEINE NOTIZEN AM ABEND

- Was hat mich heute genährt?
- Was integriere ich?
- Was lasse ich los?

WORUM GEHT ES HEUTE?

In unserer Zeit werden rationale Entscheidungen oft dem Bauchgefühl vorgezogen. Wenn du vor einer Entscheidung stehst, und das tust du Psychologen zufolge etwa 20.000 Mal am Tag, ist es wichtig, dass sowohl das Bauchgefühl als auch der Verstand gleichermaßen berücksichtigt werden. Denn erst, wenn beide Teile gut ausbalanciert sind, weißt du intuitiv, was für dich richtig ist. Und damit kannst du schließlich auch all das loslassen, was nicht zu dir gehört und dir nicht guttut.
Das, was du als Momente und Erfahrungen des Tages in deinen Notizen festgehalten hast, hilft dir, dein Bewusstsein für die vermeintlich kleinen, aber doch so wichtigen Dinge des alltäglichen Lebens zu fördern.

»EIN AUGE, WELCHES SIEHT, DAS ANDERE, WELCHES FÜHLT.«

Paul Klee

MEINE GUTE-NACHT-GESCHICHTE

Wer alles haben will, dem entgeht alles
Eines Tages nahm ein Mann seinen Sohn mit aufs Land, um ihm zu zeigen, wie arme Leute leben. Vater und Sohn verbrachten einen Tag und eine Nacht auf einer Farm einer sehr armen Familie. Als sie wieder zurückkehrten, fragte der Vater seinen Sohn: »Wie war dieser Ausflug?«
»Sehr interessant!«, antwortete der Sohn.
»Und hast du gesehen, wie arm Menschen sein können?«, fragte der Vater.
»Oh ja, Vater, das habe ich gesehen.«
»Was hast du also gelernt?«, fragte der Vater.
Und der Sohn antwortete: »Ich habe gesehen, dass wir einen Hund haben und die Leute auf der Farm haben vier. Wir haben einen Swimmingpool, der bis zur Mitte unseres Gartens reicht, und sie haben einen See, der gar nicht mehr aufhört. Wir haben prächtige Lampen in unserem Garten und sie haben die Sterne. Unsere Terrasse reicht bis zum Vorgarten und sie haben den ganzen Horizont.«
Der Vater war sprachlos. Und der Sohn fügte noch hinzu: »Danke, Vater, dass du mir gezeigt hast, wie arm wir sind.«

RETREAT-WOCHE TAG 7

Bewusstsein und Spiritualität

MEINE TAGESIMPULSFRAGEN

»Was macht mich glücklich und bringt mich zum Strahlen?«
»Wo möchte ich hin?«
»In welchen Momenten fühle ich mich besonders verbunden?«

MEINE REZEPTE

Entfache dein Agni:
Good-Morning-Drink (siehe Seite 100)
Süßes Porridge (siehe Seite 104) oder herzhaftes Upma (siehe Seite 103)

Reinige deinen Körper:
Lieblings-SOUWL mit unterschiedlichen Toppings (siehe ab Seite 110)

Nähre deine Seele:
Lieblings-SOUWL mit unterschiedlichen Toppings (siehe ab Seite 110)

MEIN ABENDRITUAL

Bewege dich an der frischen Luft, um mit dem Körper in Kontakt zu kommen. Schließe die Augen und spüre die Energie um dich herum. Nimm wahr, wie sich das anfühlt. Nicht sehen, nur fühlen.

Bereite dir deine Night Milk (siehe Seite 101) zu und mach es dir gemütlich mit deiner Gute-Nacht-Geschichte (siehe Seite 97).

MEINE MORGENROUTINE

- Good-Morning-Drink (siehe Seite 100) oder warmes Wasser
- Pranayama nach Wahl (siehe ab Seite 174)
- Ölziehen nach Bedarf (siehe Seite 64)

MEINE ME-TIME

Yogaübungen
Im Alltag bleibt der Atem oft unbemerkt, weil der Fokus auf anderen, wichtigeren Dingen liegt. Deshalb lenken wir ganz bewusst bei Yoga und Pranayama (siehe ab Seite 174) die Konzentration auf den Atem. Lasse deinen Atem ruhig, bewusst, tief und im Einklang mit deinen Bewegungen fließen und die Asana mit dem Atem verschmelzen.

Wellnessmoment
Meditiere oder bete, räuchere mit weißem Olibanum oder Jasminblüte oder gönne dir eine Beautyeinheit nach Belieben (Rezepte und Anleitungen siehe ab Seite 158).

MEINE NOTIZEN AM ABEND

- Was hat mich heute genährt?
- Was integriere ich?
- Was lasse ich los?

Mehr zum Thema »Journaling« findest du auf Seite 72 und 84 (unter »Meine Notizen«).

WORUM GEHT ES HEUTE?

Hier wird es spirituell und wir stellen dir die Frage nach deiner persönlichen Verbindung mit dem, was dich umgibt. Gemäß der ursprünglichen Bedeutung von Spiritualität: »spiro« – »ich atme«. Über den Atem trittst du in Verbindung mit deinem Umfeld.

Spiritualität bedeutet für uns, aus einer Verbundenheit heraus seinem Leben eine Grundhaltung zu geben, die alles durchwirkt, nährt und deinem Leben eine Relevanz gibt. Ganz egal, an welchem Ort, ganz egal, ob es die Außenwelt mitbekommt und ob es Applaus dafür gibt.

Als Abschluss deines Retreats schließt sich hier der Kreis:

Unsere Retreat-Woche war eine Einladung, dich mutig ins Leben zu stürzen und einen der vermeintlich banalsten Orte, die Küche, zu einem ganz besonderen Ort der Verbindung, Hinwendung und Selbstfürsorge zu machen. Jeder Atemzug bedeutet Verbindung von deinem Inneren mit all dem, was dich umgibt. Du bist also nicht allein und losgelöst, sondern du bist jederzeit verbunden und genährt von der Natur, deren Teil du bist.

»ICH HABE GENUG VON EINEM KÜNSTLER, UM MICH UNGEHINDERT AUF MEINE FANTASIE STÜTZEN ZU KÖNNEN. FANTASIE IST WICHTIGER ALS WISSEN. WISSEN IST BESCHRÄNKT, DIE FANTASIE ABER UMFASST DIE GESAMTE WELT.«

Albert Einstein

MEINE GUTE-NACHT-GESCHICHTE

Die Geschichte vom Adler und dem Huhn

Ein Bauer fand einmal ein Adlerei und legte es in das Nest einer gewöhnlichen Henne. Der kleine Adler schlüpfte mit den Küken aus und wuchs mit ihnen zusammen auf. Sein ganzes Leben lang benahm er sich wie die anderen Küken, weil er ja dachte, er sei einer wie sie. Er gackerte und gluckste wie sie, er schlug mit den Flügeln und flatterte immer nur ein kleines Stück, genauso wie die anderen Hühner. Und er scharrte in der Erde nach Würmern und Insekten, auch das tat er wie die anderen.

So verging Jahr um Jahr und wie der Adler älter wurde, sah er eines Tages einen herrlichen Vogel, der hoch oben am wolkenlosen Himmel seine Kreise zog. Anmutig und majestätisch schwebte er durch die Lüfte, fast ohne mit seinen kräftigen großen Flügeln zu schlagen. Ehrfürchtig blickte er empor.

»Wer ist das?«, fragte er ein älteres Huhn, das gerade neben ihm stand. »Das ist der Adler, der König der Vögel«, antwortete das Huhn.

»Wäre es nicht herrlich, wenn wir auch so hoch am Himmel kreisen könnten?«

»Vergiss es«, sagte das Huhn. »Wir sind Hühner. Du und ich, wir sind von einer anderen Art.«

In den Wochen danach träumte er oft davon, wie schön es wohl wäre, am Himmel so erhaben seine Kreise ziehen zu können wie dieser Adler. Die Zeit verging und so lebte er mit den anderen Hühnern so weiter wie bisher und starb letztlich in dem Glauben, ein Huhn gewesen zu sein. Ein Huhn mit einem großen Traum.

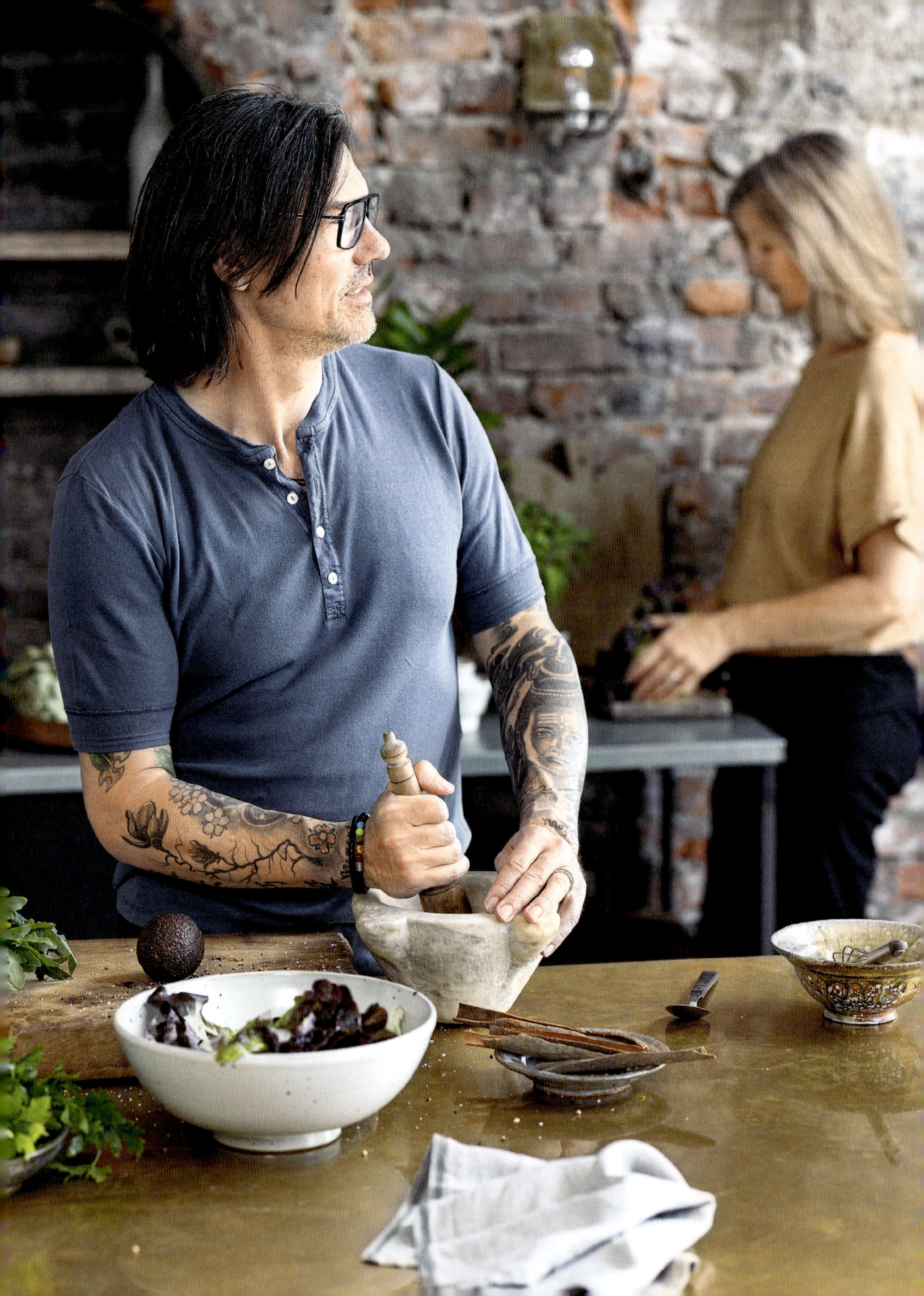

REZEPTE & ÜBUNGEN AUS DER KÜCHE

Unser Kitchen-Retreat bietet die wunderbare Möglichkeit, beim Schneiden, Hacken, Kneten, Mörsern, Rühren oder Marinieren die Aufmerksamkeit auf den Moment zu lenken und dadurch den Geist zu beruhigen. In diesem Sinne stürzen wir uns nun in die Praxis, an einem der schönsten Orte, die es dafür gibt: deine Küche!

RETREAT-REZEPTE

Die Prävention und der Schutz vor Krankheiten sind ein zentraler Aspekt innerhalb des Ayurveda. Einen ganz wichtigen Beitrag dazu liefern die Bitterstoffe aus verschiedenen Heilkräutern. Unsere entspannende und zeitsparende Alternative sind Kräuterauszüge in Form von Eiswürfeln (siehe Seite 76).

GOOD-MORNING-DRINK

Für unsere Retreat-Woche erweitern wir das Thema warmes Wasser noch ein wenig, und zwar um eine verdauungsfördernde Gewürzmischung mit Anis, Fenchel und Koriandersamen sowie Ingwer.

ZUTATEN

½ TL Anissamen
½ TL Fenchelsamen
½ TL Koriandersamen
2 Scheiben Ingwer

Für 1 Portion
Zubereitungszeit: 5 Min.

ZUBEREITUNG

Die Gewürze zusammen mit den Ingwerscheiben in eine Tasse heißes Wasser geben und 5 Min ziehen lassen. Anschließend durch ein Sieb abseihen und warm trinken.

ENERGYBOOSTER

Dieser Energybooster hilft dir, wenn du einen zusätzlichen Energieschub brauchst. Die heilwirksamen Kräuter, die sich in der Kombination synergetisch noch verstärken, feuern deine Verdauung an, stärken dein Immunsystem und unterstützen die Stoffwechselaktivität.

ZUTATEN

2 Knollen Kurkuma (30–40 g)
2 Knollen Ingwer (30–40 g)
12 Kardamomkapseln
je 1 Bund frische Minze und Thymian
1 Bio-Zitrone
1 l Schwarzer Johannisbeersaft
1 TL Pfefferkörner
8 Sternanise
Honig (nach Belieben)

Für 10 Portionen (à 0,1 l)
Zubereitungszeit: 5 Min.
Ruhezeit: 30 Min.

ZUBEREITUNG

1 Kurkuma und Ingwer schälen und in Scheiben schneiden. Wenn du Bioware verwendest, musst du sie nicht schälen. Die Kardamomkapseln mit einem Messer leicht anknacken. Minze und Thymian waschen und trocken schütteln. Die Zitrone heiß abwaschen, trocken reiben und in Scheiben schneiden.

2 Alle Zutaten mit dem Saft in einen Topf geben, aufkochen und 30 Min. ziehen lassen, dann durch ein Sieb in eine saubere Flasche abseihen und kühl lagern. Zum Trinken leicht erwärmen und optional mit Honig nachsüßen.

NIGHT MILK

Schon die Oma wusste um die beruhigende Wirkung von warmer Milch, quasi der kleine Seelenstreichler für die Nacht. Am besten genießt du sie eine Stunde vor dem Schlafengehen in kleinen Schlucken.

ZUTATEN

5–6 Scheiben Kurkuma
2 Kardamomkapseln
250 ml Milch (alternativ Pflanzendrink)
1 Sternanis
3 Pfefferkörner
1 Nelke
½ Zimtstange

Für 1 Portion
Zubereitungszeit: 10 Min.

ZUBEREITUNG

1 Kurkuma schälen und ganz fein schneiden. Wenn du Bioware verwendest, musst du sie nicht schälen. Die Kardamomkapseln mit einem Messer leicht anknacken.

2 Alle Zutaten in einen Topf geben und die Milch kurz aufkochen. Dann auf Trinktemperatur abkühlen lassen, durch ein Sieb in eine Tasse abseihen und vor dem Schlafengehen trinken.

GOLDENE SAFRANMILCH MIT MANDELN UND HONIG

Dass Safran eines der teuersten Gewürze der Welt ist, liegt vor allem daran, dass man für 1 Kilogramm Safran ca. 200.000 Blüten benötigt. Im Ayurveda gilt Safran als ausgleichend für alle drei Doshas und ist eines der wirksamsten Mittel für das zentrale Nervensystem, da er gleichzeitig anregend und beruhigend, also adaptogen wirkt. Er gilt auch als Aphrodisiakum, sowohl für Männer als auch Frauen.

ZUTATEN

500 ml Milch (alternativ Pflanzendrink)
1 Zimtstange
6 Scheiben Kurkuma
4 Scheiben Ingwer
¼ TL gemahlener Safran
2 TL Waldhonig

Für 2 Portionen
Zubereitungszeit: 15 Min.

ZUBEREITUNG

Alle Zutaten bis auf den Honig in einen Topf geben und unter Rühren aufkochen lassen. Die Milch etwas abkühlen lassen, dann durch ein Sieb abseihen und auf zwei Tassen verteilen. Mit je 1 TL Honig süßen.

HERZHAFTES GRAUPEN-ERBSEN-FRÜHSTÜCK

Die guten alten Graupen sind wahrscheinlich das am meisten unterschätzte einheimische Superfood. Sie sorgen für lang anhaltende Sättigung und enthalten außerdem Schleimstoffe, die einen empfindlichen Magen und Darm beruhigen.

ZUTATEN

1 rote Zwiebel
1 Möhre
1 Bio-Zitrone
2 EL Mandeln
4 EL Olivenöl
1 TL gehackter Ingwer
80 g TK-Erbsen
1 TL Currypulver (Rezept siehe Seite 79)
½ TL gemahlene Kurkuma
80 g Graupen
200 ml Gemüsebrühe
Salz, Pfeffer
2 EL gehackte Kräuter nach Wahl

Für 2 Portionen
Zubereitungszeit: 25 Min.

ZUBEREITUNG

1 Die Zwiebel schälen und in Würfel schneiden. Die Möhre schälen und grob reiben. Die Zitrone heiß abwaschen, trocknen und die Schale abreiben. Die Mandeln grob hacken.

2 Das Öl in einer Pfanne erhitzen. Zwiebel, Ingwer, Möhrenraspel, Erbsen, Curry und Kurkuma darin 3 Min. andünsten. Dann Graupen, 1 EL Zitronensaft und Brühe zugeben und abgedeckt 15 Min. köcheln lassen. Mit Salz und Pfeffer abschmecken.

3 Anschließend in Schüsseln verteilen und mit Kräutern, etwas Zitronenschale und gehackten Mandeln bestreuen.

RETREAT-TIPP: Die Graupen am Tag davor schon kochen und im Kühlschrank aufbewahren, dann ist das Frühstück am nächsten Morgen in 5 Min. fertig.

HERZHAFTES UPMA

Das perfekte herzhafte, warme Frühstück für die Rührei-Fans. Nicht jeder hat immer Lust auf Süß zum Frühstück, da bietet dieser Klassiker der Ayurveda-Küche eine schöne Alternative.

ZUTATEN

80 g rote Linsen
1 rote Zwiebel
2 EL Cashewkerne
2 EL Ghee
1 TL Currypulver (Rezept siehe Seite 79)
1 TL gehackter Ingwer
1 TL Fenchelsamen
450 ml Gemüsebrühe
4 EL Vollkorngrieß
1 EL Zitronensaft
2 EL Yoghurt
2 EL gehackte frische Petersilie

Für 2 Portionen
Zubereitungszeit: 25 Min.

ZUBEREITUNG

1 Die Linsen gründlich waschen und abtropfen lassen. Die Zwiebel schälen und fein würfeln. Die Cashewkerne hacken.

2 Ghee in einem Topf erhitzen. Zwiebel, Linsen, Currypulver, Ingwer und Fenchelsamen zugeben und bei mittlerer Hitze 2–3 Min. glasig dünsten. Die Brühe zugeben, den Deckel schließen und aufkochen lassen. Dann die Hitze reduzieren und die Linsen 12–15 Min. köcheln lassen, bis sie weich sind.

3 Den Herd ausschalten und den Grieß einrieseln lassen. Zitronensaft unterrühren und das Upma einen Moment ziehen lassen. Anschließend in Schüsseln verteilen, den Yoghurt darübergeben und mit Cashews und Petersilie bestreuen.

PFLAUMEN-DINKEL-PORRIDGE

Dinkel ist das perfekte Wohlfühlgetreide. Er enthält Tryptophan, eine Aminosäure, aus der im Gehirn der Neurotransmitter Serotonin gebildet wird. Serotonin wirkt sich nachweislich positiv auf unsere Stimmung aus.

ZUTATEN

300 ml Milch (alternativ Wasser)
1 Prise Salz
80 g Dinkelflocken
10 Trockenpflaumen
2–3 EL Walnusskerne
1–2 EL Heidel- oder Himbeeren
2 EL Ghee
2 TL gehackter Ingwer
½ TL gemahlener Zimt
½ TL gemahlener Kardamom
100 ml Apfelsaft (alternativ Wasser)
1 EL Zitronensaft
1 EL Honig

Für 2 Portionen
Zubereitungszeit: 15 Min.

ZUBEREITUNG

1 Milch oder Wasser mit Salz in einen Topf geben, Flocken einstreuen, ca. 5 Min. kochen und anschließend ausquellen lassen. Derweil die Pflaumen in Streifen schneiden und die Walnusskerne hacken. Die Beeren waschen, putzen und trocken tupfen.

2 Ghee in einer Pfanne erhitzen. Pflaumen, Ingwer, Zimt und Kardamom zugeben und 2 Min. andünsten. Mit Apfelsaft oder Wasser ablöschen. Zitronensaft zugeben und die Flüssigkeit 5 Min. einköcheln lassen.

3 Die Flocken auf Schüsseln verteilen und mit Honig beträufeln. Mit gehackten Walnüssen und Beeren bestreut genießen.

COUSCOUS MIT BIRNEN-FEIGEN-KOMPOTT

Aus Couscous lässt sich eine der schnellsten Porridge-Varianten zaubern. Einfach mit heißem Wasser übergießen – fertig! Besonders hervorzuheben ist sein hoher Gehalt an entzündungshemmendem Selen.

ZUTATEN

80 g Couscous
1 Prise Salz
1 Birne
50 g getrocknete Feigen
2 EL Ghee
1 TL gehackter Ingwer
½ TL gemahlener Kardamom
120 ml Fruchtsaft nach Wahl (alternativ Wasser)
1 El Zitronensaft
1 Zimtstange
2 Sternanise
Yoghurt
frische Minzblättchen

Für 2 Portionen
Zubereitungszeit: 15 Min.

ZUBEREITUNG

1 Couscous mit 300 ml kochendem Wasser übergießen, salzen und 5 Min. quellen lassen. Derweil die Birne waschen, entkernen und in Würfel schneiden. Die Feigen in Streifen schneiden.

2 Ghee in einem Topf erhitzen. Birne, Ingwer, Kardamom zugeben und 3 Min. glasig andünsten. Mit Fruchtsaft oder Wasser und Zitronensaft ablöschen. Feigen, Zimtstange und Sternanise zugeben, aufkochen und die Flüssigkeit 5 Min. einköcheln lassen.

3 Couscous in Schüsseln verteilen, das Kompott darauf verteilen. Mit einem Klecks Yoghurt und etwas Minze verfeinern.

BASIS-ENTLASTUNGS-MINESTRONE

Unsere Interpretation der Minestrone steht nicht ohne Grund an den ersten beiden Tagen unseres Retreats. Denn sie ist nachweislich eine der gesündesten und nahrhaftesten Suppen der Welt. Sie spielt eine herausragende Rolle bei der Erforschung der sogenannten »Blue Zones« (siehe Seite 22), den Regionen, in denen viele Menschen erstaunlich alt werden. Grund hierfür sind die besonders wertvollen Zutaten – allen voran das antioxidativ wirkende Lycopin aus den Tomaten, Betacarotin aus Möhren sowie Quercetin aus Brokkoli, die die Zellen vor oxidativem Stress schützen.

ZUTATEN

1 Brokkoli
2 große Möhren
2 große Kartoffeln
1 Stange Sellerie
150 g Zucchini
150 g grüne Bohnen
100 g Tomaten
50 ml Olivenöl
1 EL gehackter Ingwer
1 ½ l Gemüsebrühe
2 Zweige frischer Thymian
1 Zweig frischer Rosmarin
3 Lorbeerblätter
2 EL Tomatenmark
80 g (Suppen-)Nudeln
1 Bund gehacktes frisches Basilikum
Salz und Pfeffer
Parmesan zum Garnieren

Für 2 Portionen
Zubereitungszeit: 30 Min

ZUBEREITUNG

1 Den Brokkoli in Röschen teilen, größere halbieren und die Röschen waschen. Den Strunk schälen, halbieren und in Streifen schneiden. Sellerie, Möhren und Kartoffeln schälen und klein würfeln. Die Zucchini waschen, putzen, längs halbieren und in Scheiben schneiden. Die Bohnen waschen, putzen und quer halbieren. Die Tomaten waschen, putzen und grob würfeln.

2 Das Öl in einem großen Topf erhitzen, den Ingwer zugeben und darin 1 Min. glasig andünsten. Dann Sellerie, Möhren, Kartoffeln und Bohnen unterrühren und weitere 2 Min. andünsten. Mit Gemüsebrühe aufgießen, dann Thymian, Rosmarin und Lorbeerblätter zugeben und alles 10 Min. köcheln lassen.

3 Den Brokkoli mit Zucchinischeiben, Tomatenwürfeln, Tomatenmark und Nudeln zugeben, gut umrühren und weitere 10 Min. abgedeckt köcheln lassen. Kurz vor Ende der Garzeit das Basilikum zugeben, die Minestrone mit Salz und Pfeffer abschmecken und mit etwas frisch geriebenem Parmesan garnieren.

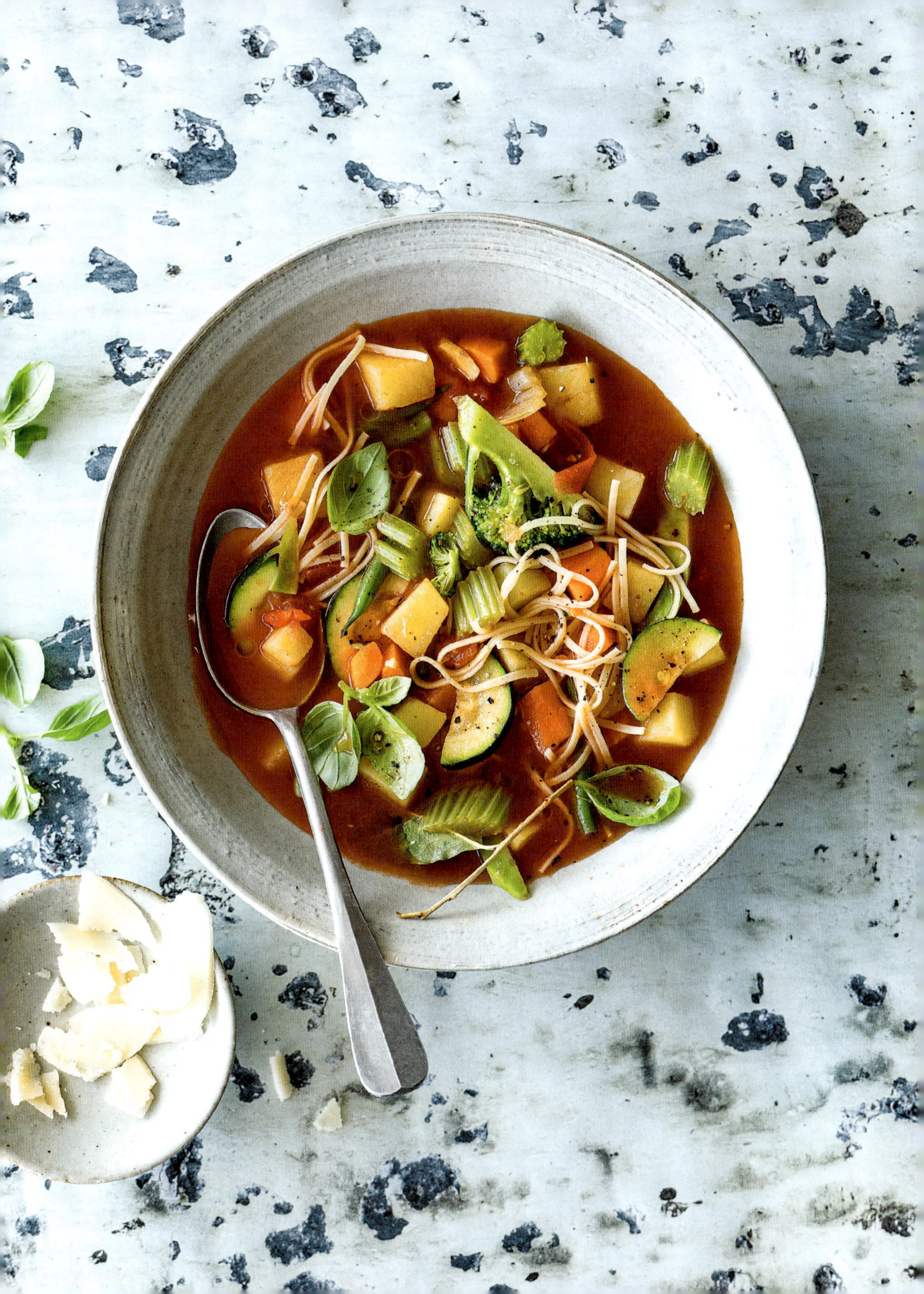

DIE SOUWL

Unsere »SOUWL« ist unsere Eigenkreation, die sich auf die »Bowl«, also eine Schale bezieht. Das »S« steht sowohl für Suppe als auch für Seele (englisch »soul«). Eine Suppenbowl, die die Seele nährt, sozusagen.
Mit der Schale, die in deine beiden Hände passt, hast du genau die richtige Portionsgröße für eine Mahlzeit und die Suppe ist ayurvedisch gesehen die perfekte Basis. Sie ist warm, voll hochwertiger Inhaltsstoffe und leicht verdaulich.
Durch die individuelle Auswahl deiner Toppings (siehe ab Seite 116) kannst du dir den nötigen Biss, unterschiedliche Farben, Formen, Geschmacksnuancen und Wirkstoffkombinationen addieren. Die SOUWL eröffnet dir die Möglichkeit, immer wieder neue Lieblingsvariationen zu kreieren.
Sowohl die Suppenbasis als auch die Toppings sind gut vorzubereiten und mindestens 2–3 Tage im Kühlschrank haltbar. Du kannst deine Suppenbasis aber auch im Glas einkochen und sie dadurch länger haltbar machen.
Im Ayurveda wird klassischerweise empfohlen, die Mahlzeiten immer frisch zuzubereiten. Das ist der Optimalfall, bei dem du allerdings auch bedenken solltest, dass die Empfehlungen viele Tausend Jahre alt sind, es zu dieser Zeit noch keine Kühlschränke gab und die Veden, die heiligen Schriften der Hindus, noch dazu in einem Land verfasst wurden, in dem ganzjährig sowohl hohe Temperaturen als auch Luftfeuchtigkeit herrschen. In unserem Alltag ist es heute nicht immer möglich, jeden Tag frisch zu kochen. Die SOUWL ist eine entspannte Alternative mit vielen wertvollen Inhaltsstoffen, die auch mal zwei Tage im Kühlschrank übersteht und dir außerdem die Möglichkeit gibt, immer wieder frische Zutaten zu addieren, ohne dass du die komplette Mahlzeit frisch kochen musst. Ganz schnell und einfach kannst du sie mit Toppings wie Nüssen, Kräutern und Bittersalaten auffrischen.

Suppe einkochen im Backofen

Jedes unserer Suppenrezepte kannst du dir auch zum Mitnehmen im Glas zubereiten. Dazu brauchst du fest verschließbare, sterilisierte Gläser (0,4 bis 0,5 l) sowie deinen Backofen und eine Fettpfanne oder Auflaufform.
Heize den Backofen auf 180 °C (Ober-/Unterhitze) vor und bereite die jeweiligen Zutaten wie im Rezept (siehe ab Seite 110) beschrieben zu, ohne sie zu kochen.
Fülle die Auflaufform oder Fettpfanne des Ofens ca. 2 cm hoch mit Wasser. Verteile die Zutaten und Flüssigkeiten gleichmäßig auf die sterilen Gläser, lass dabei ein Drittel Platz. Stelle die Gläser gut verschlossen in die Form oder Fettpfanne und schiebe sie in den heißen Ofen. Sobald die Suppe Blasen wirft, die Temperatur auf 150 °C reduzieren und die Suppe 30 Min. einkochen lassen. Anschließend herausnehmen, abkühlen lassen, dunkel und kühl aufbewahren.

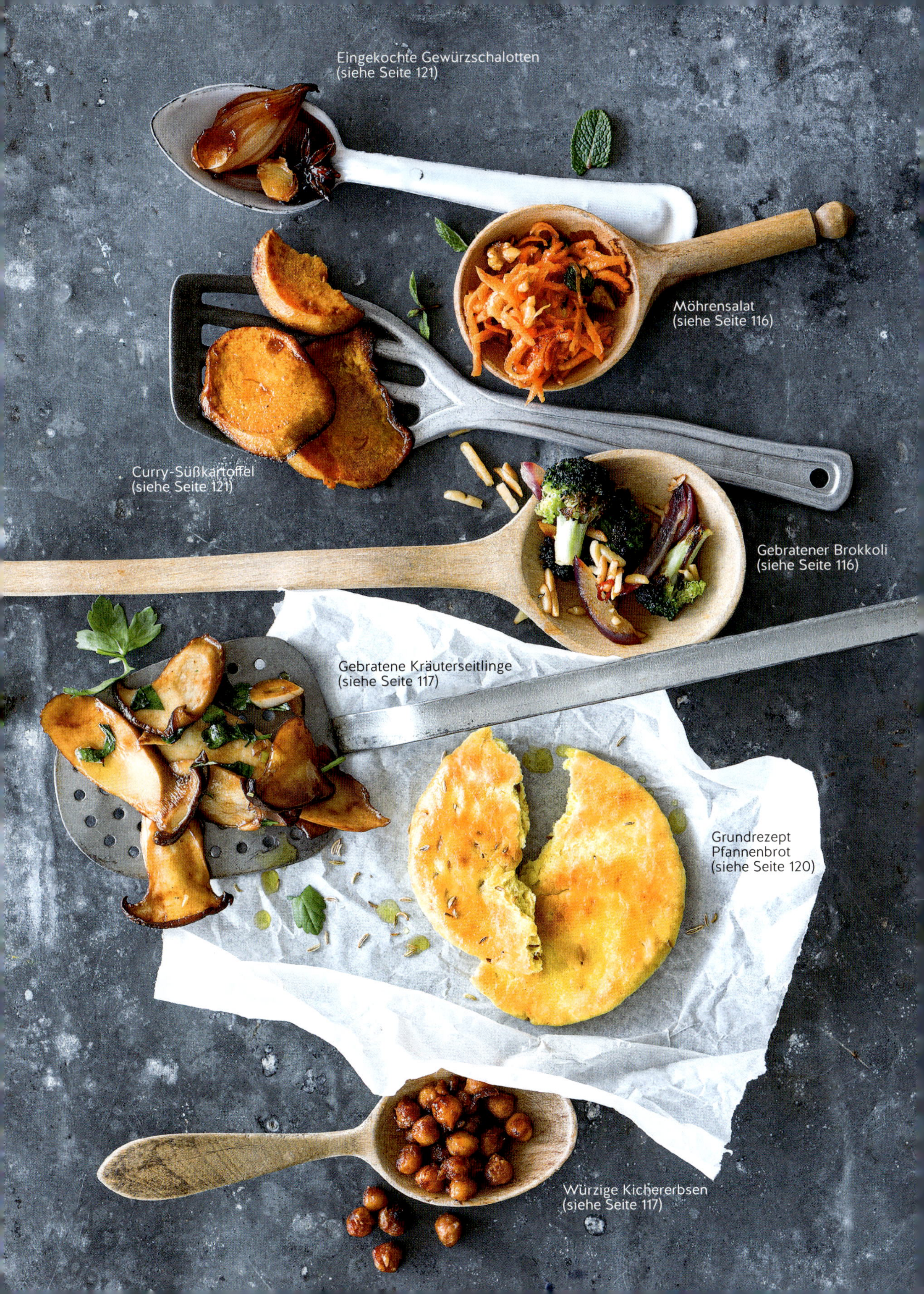

Eingekochte Gewürzschalotten (siehe Seite 121)

Möhrensalat (siehe Seite 116)

Curry-Süßkartoffel (siehe Seite 121)

Gebratener Brokkoli (siehe Seite 116)

Gebratene Kräuterseitlinge (siehe Seite 117)

Grundrezept Pfannenbrot (siehe Seite 120)

Würzige Kichererbsen (siehe Seite 117)

ROTE-BETE-SOUWL

Ihre blutrote Farbe gibt schon sehr deutliche Hinweise auf ihre herausragend positive Wirkung auf unser Herz-Kreislauf-System und das Blut. Rote Bete wirkt entzündungshemmend, blutbildend und hilft dank des Farbstoffs Betain dabei, die Ansammlung von Fettsäuren in der Leber zu verringern. Daneben enthält sie noch wichtige B-Vitamine, Folsäure, eine ganze Bandbreite an Mineralstoffen, vor allem Eisen, Phosphor, Kalium und Kalzium. Mit ihrem besonderen Geschmack sorgt sie auch für die nötige Erdung im Rahmen unserer Retreat-Woche.

ZUTATEN

400 g Rote Bete (vorgekocht)
1 Bund Frühlingszwiebeln
1 Apfel (z. B. Boskoop)
2 EL Ghee
1 EL gehackter Ingwer
2 TL süßes Currypulver
1 TL scharfes Currypulver
500 ml Gemüsebrühe
200 ml Kokosmilch (Dose)
½ Limette
1 Zweig frische Minze
Salz, Pfeffer
1 EL Kürbiskerne

Für 3–4 Portionen
Zubereitungszeit: 30 Min

ZUBEREITUNG

1 Die Rote Bete schälen und in ca. 3 cm große Würfel schneiden. Die Frühlingszwiebeln waschen, putzen und in Ringe schneiden. Den Apfel schälen.

2 Ghee in einem Topf erhitzen. Rote Bete, Frühlingszwiebeln, Ingwer und beide Currypulver zugeben und 3 Min. glasig dünsten. Brühe und Kokosmilch zugeben. Den Apfel waschen, in die Suppe reiben und alles abgedeckt 15 Min. köcheln lassen. Derweil den Saft der Limette auspressen. Die Minze waschen, trocken schütteln und die Blättchen abzupfen.

3 Die Suppe mit einem Stabmixer cremig pürieren und mit Limettensaft, Salz und Pfeffer abschmecken. Mit Minzblättchen und Kürbiskernen dekorieren und genießen. Nach Belieben mit weiteren Toppings (ab Seite 116) garnieren.

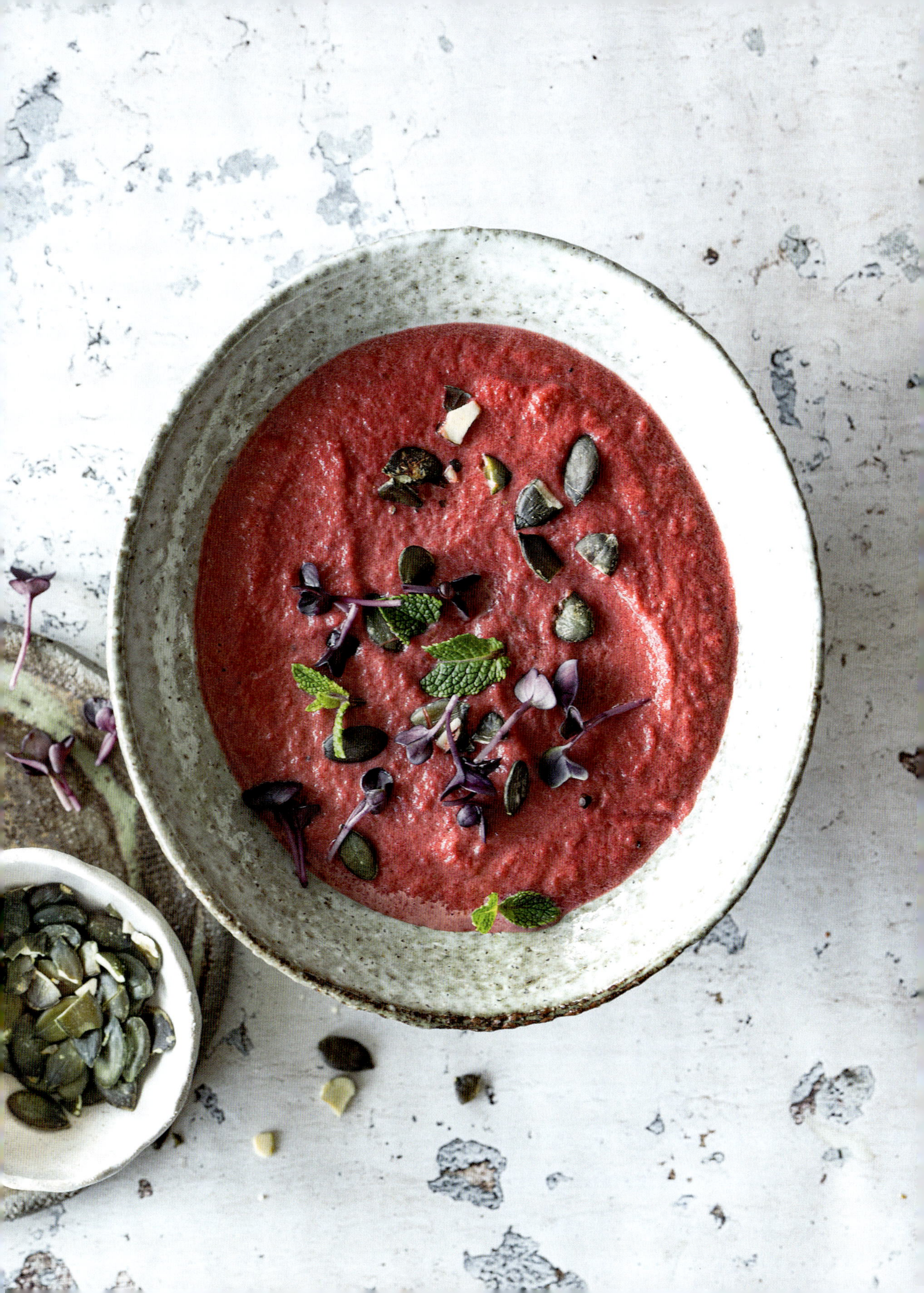

ERBSEN-SOUWL

Für eine sinnvolle vegetarische oder vegane Ernährung ist die ausreichende Zufuhr von Eiweiß besonders wichtig. Hier spielen verschiedene Arten von Hülsenfrüchten eine herausragende Rolle. Wir haben uns für unsere SOUWL die Erbse ausgesucht, die mit am leichtesten verdaubar ist. Dank ihrer Ballaststoffe wirkt sie positiv auf die Verdauung und führt nur zu einem sehr langsamen Anstieg des Blutzuckerspiegels, was einem unkontrollierten Süßjieper entgegenwirkt!

ZUTATEN

1 Knollensellerie (400–500 g)
1 rote Zwiebel
6 EL Olivenöl
1 EL gehackter Ingwer
150 g TK-Erbsen
¼ TL Cayennepfeffer (wer es nicht so scharf mag: 1 Msp.)
500 ml Gemüsebrühe
200 ml Pflanzendrink (nach Wahl)
15 Blätter frisches Basilikum
2 EL Zitronensaft
Salz, Pfeffer
Kresse zum Dekorieren

Für 3–4 Portionen
Zubereitungszeit: 40 Min.

ZUBEREITUNG

1 Den Sellerie und die Zwiebel schälen und in Würfel schneiden.

2 Das Öl in einem Topf erhitzen, Sellerie, Zwiebel, Ingwer, Erbsen und Cayennepfeffer zugeben und 2 Min. darin anschwitzen. Dann mit Brühe und Pflanzendrink ablöschen und abgedeckt 30 Min. köcheln lassen. Derweil das Basilikum waschen und zum Schluss mit in die Suppe geben.

3 Die Suppe mit einem Stabmixer cremig pürieren und mit Zitronensaft, Salz und Pfeffer abschmecken. Mit Kresse dekorieren und servieren. Nach Belieben mit weiteren SOUWL-Toppings (ab Seite 116) garnieren.

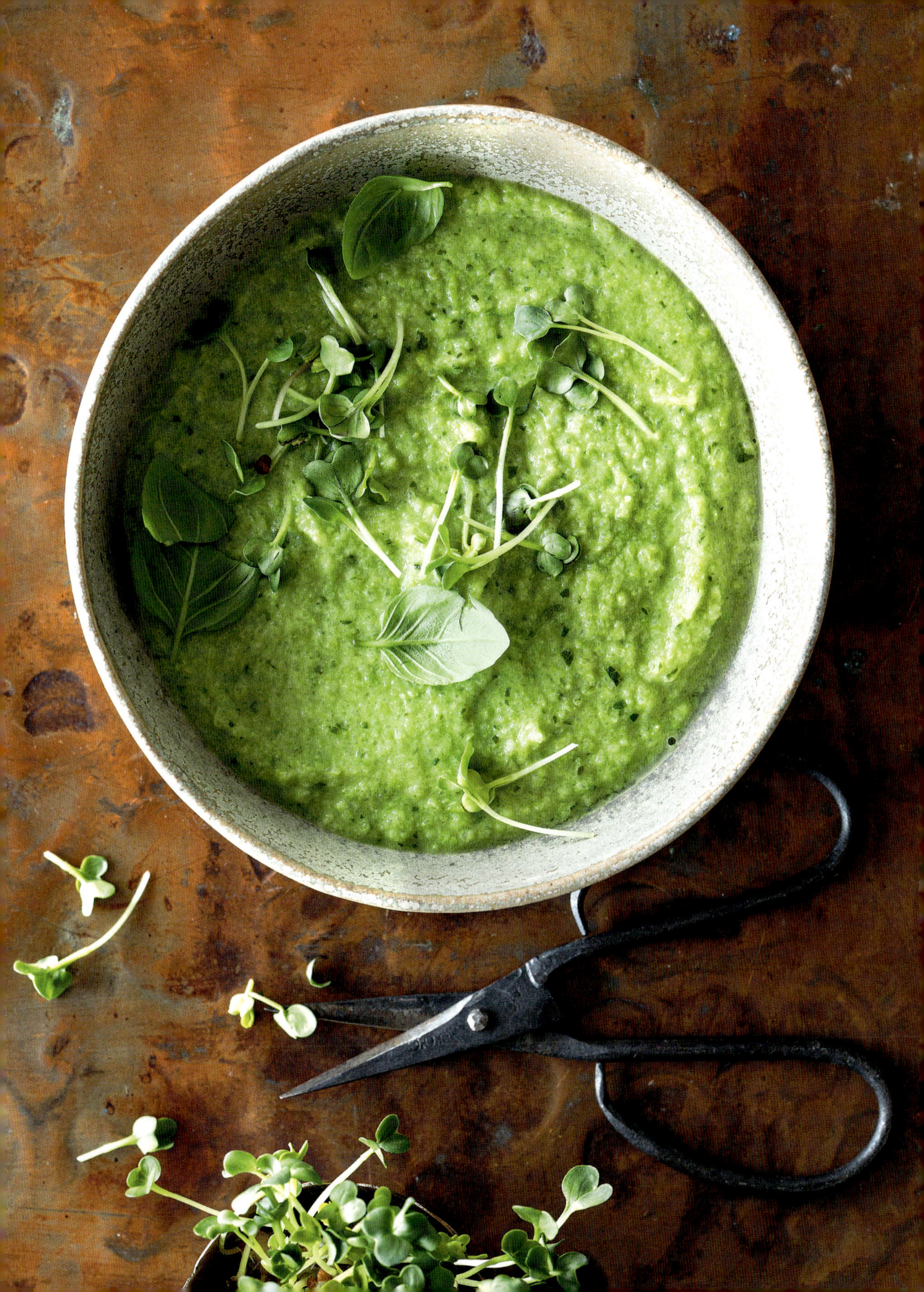

SÜSSKARTOFFEL-SOUWL

Wenn mal die Sonne in der Natur oder im Herzen fehlt, ist es ganz wichtig, sie auf den Teller zu holen. Für diesen Zweck gibt es kaum ein passenderes Gemüse als die Süßkartoffel, denn allein 100 Gramm Süßkartoffeln decken ein Drittel des Tagesbedarfs an Vitamin E. Da sie reichlich Kalium enthält, das maßgeblich den Flüssigkeitshaushalt im Körper reguliert und überschüssiges Wasser ausschwemmt, ist sie perfekt geeignet für unsere Retreat-Wohlfühlwoche. Ganz nebenbei wirkt sie auch noch blutdrucksenkend und trägt so zusätzlich zur Entspannung bei.

ZUTATEN

500 g Süßkartoffeln
1 rote Zwiebel
1 Mandarine
2 EL Ghee
1 EL gehackter Ingwer
1 TL süßes Paprikapulver
1 TL scharfes Currypulver
700 ml Gemüsebrühe
½ Zitrone
Salz, Pfeffer

Für 3–4 Portionen
Zubereitungszeit: 30 Min.

ZUBEREITUNG

1 Die Süßkartoffeln und die Zwiebel schälen und in Würfel schneiden. Die Mandarine schälen und entkernen.

2 Ghee in einem Topf erhitzen. Süßkartoffel, Zwiebel, Ingwer, Paprikapulver und Currypulver zugeben und 3 Min. darin andünsten. Dann mit Brühe ablöschen und 20 Min. köcheln lassen. Derweil die Zitrone auspressen.

3 Kurz vor Ende der Garzeit die Mandarine zugeben. Die Suppe mit einem Stabmixer cremig pürieren und mit Zitronensaft, Salz und Pfeffer abschmecken. Nach Belieben mit weiteren Toppings (ab Seite 116) garnieren.

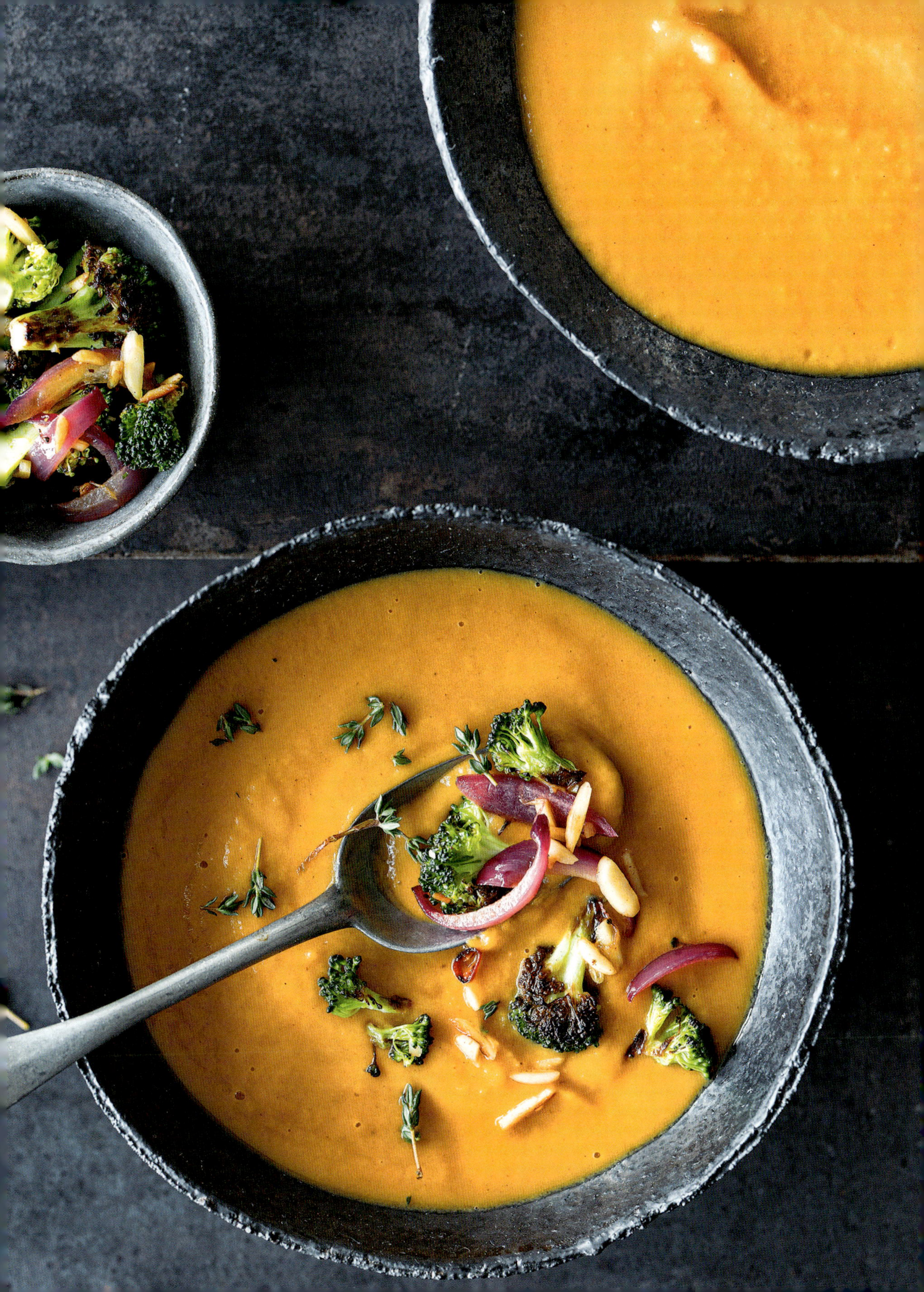

SOUWL-TOPPINGS

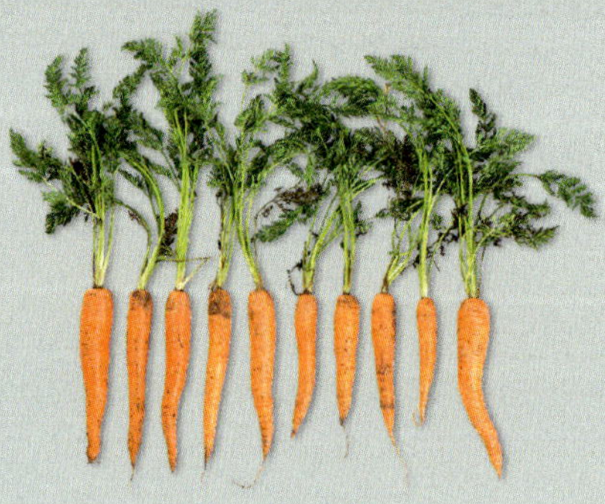

MÖHRENSALAT

ZUTATEN

200 g Möhren
½ Zitrone
2 EL Walnusskerne
1 TL gehackter Ingwer (nach Belieben)
3 EL Olivenöl + 1 TL zum Braten
1 TL Honig
10 Blättchen frische Minze
½ TL Salz

Für 1 Portion
Zubereitungszeit: 10 Min.

ZUBEREITUNG

1 Die Möhren schälen und auf einer Küchenreibe grob raspeln. Den Saft der Zitrone auspressen. Die Walnusskerne hacken. Wer es gern schärfer mag, kann optional den Ingwer in etwas Öl anbraten.

2 Möhren, Ingwer, Honig, Zitronensaft, Minzeblätter, Salz, gehackte Walnüsse und das restliche Öl gut vermengen. Das Topping auf deine SOUWL geben und genießen.

GEBRATENER BROKKOLI

ZUTATEN

1 Brokkoli
1 rote Zwiebel
1 grüne Chilischote
1 TL Ghee
4 EL Mandelstifte
4 EL Zitronensaft
1 TL grobes Meersalz

Für 1 Portion
Zubereitungszeit: 10 Min.

ZUBEREITUNG

1 Den Brokkoli waschen, putzen und die Röschen vom Strunk schneiden. Größere Röschen halbieren. Die Zwiebel schälen, halbieren und in Streifen schneiden. Die Chili mit Kernen fein hacken.

2 Ghee in einer Pfanne erhitzen und den Brokkoli kräftig darin anbraten, bis er kross und braun wird. Mandelstifte, Zwiebel und Chili zugeben und 2 Min. mitbraten. Mit Zitronensaft und Salz abschmecken. Das Topping auf deine SOUWL geben und genießen.

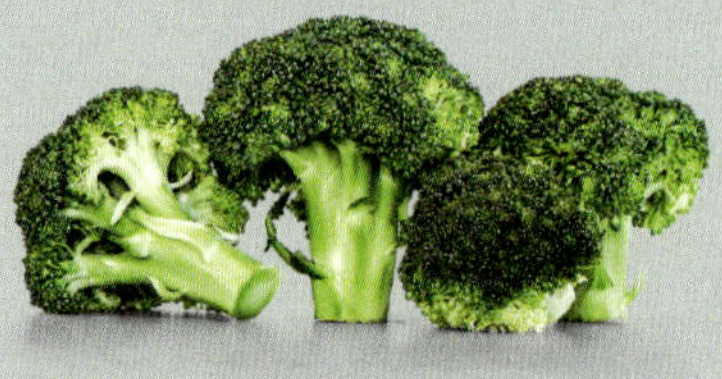

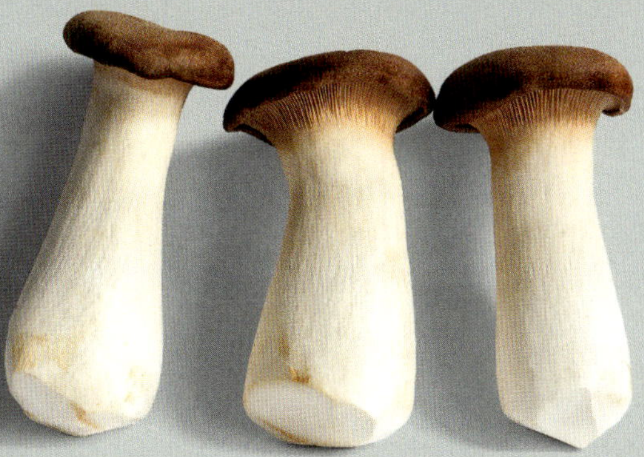

WÜRZIGE KICHERERBSEN

1–2 EL Ghee
100 g Kichererbsen (Glas)
1 EL gehackter Ingwer
2 EL Sojasauce
2 TL Ahornsirup (alternativ Dattelsirup)

Für 1 Portion
Zubereitungszeit: 5 Min.

ZUBEREITUNG

Ghee in einer Pfanne erhitzen und die Kichererbsen kräftig darin anbraten, bis sie braune Stellen bekommen. Ingwer zugeben und mitbraten. Sojasauce und Sirup zugeben und so lange rühren, bis die Flüssigkeit fast vollständig verdampft ist und die Kichererbsen gleichmäßig umhüllt sind. Das Topping auf deine SOUWL geben und genießen.

GEBRATENE KRÄUTERSEITLINGE

ZUTATEN

2 Kräuterseitlinge
1 Knoblauchzehe
1 kleiner Bund frische Petersilie
1 EL Ghee
1 EL Sojasauce
frisch gemahlener schwarzer Pfeffer

Für 1 Portion
Zubereitungszeit: 10 Min.

ZUBEREITUNG

1 Die Kräuterseitlinge längs in dünne Scheiben schneiden. Den Knoblauch schälen und fein hacken. Die Petersilie waschen, trocken schütteln und hacken.

2 Ghee in einer Pfanne erhitzen und die Pilze darin von beiden Seiten kross und braun anbraten. Knoblauch zugeben und glasig dünsten. Mit Sojasauce ablöschen und mit Pfeffer würzen. Zum Schluss die Petersilie darüberstreuen. Das Topping auf deine SOUWL geben und genießen.

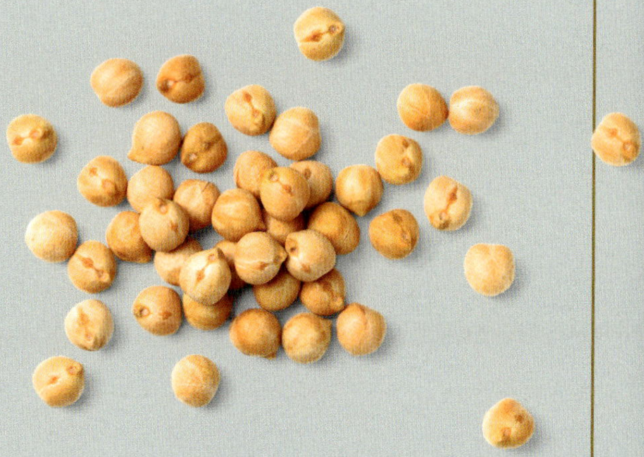

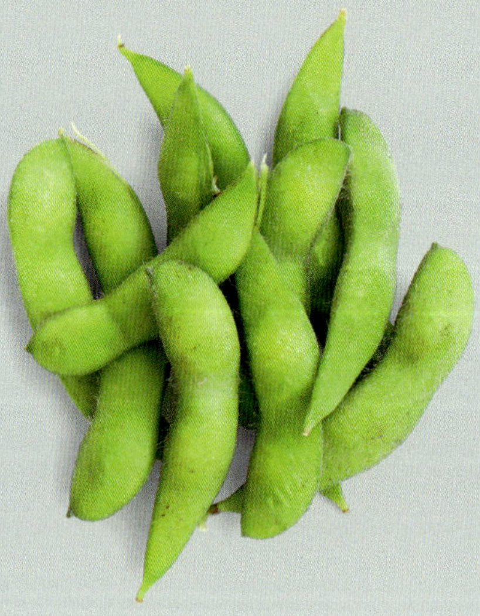

EDAMAME

ZUTATEN

100 g Edamame
½ TL grobes Meersalz

Für 1 Portion
Zubereitungszeit: 5 Min.

ZUBEREITUNG

In einem Topf 500 ml Wasser zum Kochen bringen. Die Edamame 3–4 Min. darin garen, abgießen und mit Salz bestreuen. Das Topping auf deine SOUWL geben und genießen.

ROTE-BETE-SALAT

ZUTATEN

1 EL Sonnenblumenkerne
200 g Rote Bete (vorgekocht)
1 TL Ahornsirup (alternativ Honig)
2 EL Zitronensaft
je 1 Msp. gemahlener Zimt und Cayennepfeffer

Für 1 Portion
Zubereitungszeit: 10 Min.

ZUBEREITUNG

Die Sonnenblumenkerne in einer Pfanne ohne Fett rösten, bis sie bräunen. Die Rote Bete in Würfel schneiden und mit den restlichen Zutaten vermengen. Das Topping auf deine SOUWL geben und genießen.

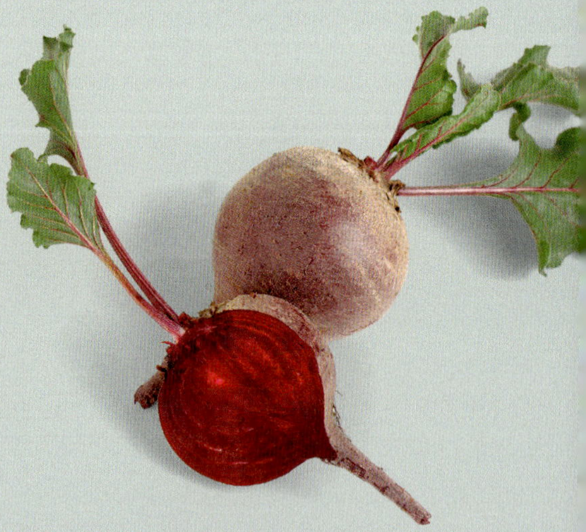

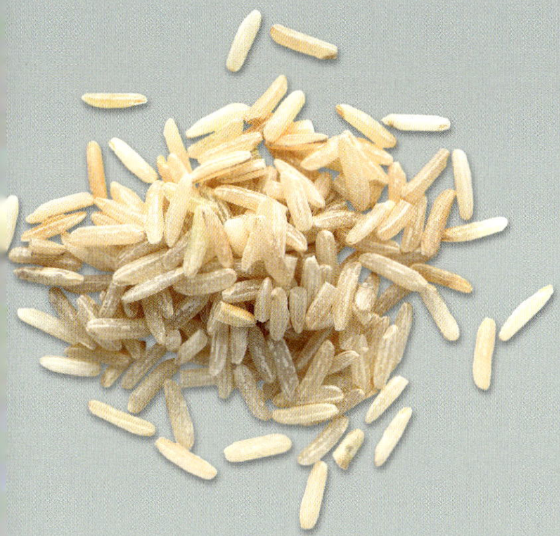

KURKUMAREIS

ZUTATEN

50 g Naturreis
½ TL gemahlene Kurkuma
½ TL Salz

Für 1 Portion
Zubereitungszeit: 30 Min.

ZUBEREITUNG

600 ml Wasser in einem Topf aufkochen. Reis, Kurkuma und Salz zugeben und den Reis nach Packungsanweisung al dente kochen. Das Topping auf deine SOUWL geben und genießen.

RETREAT-TIPP: Der Reis lässt sich natürlich auch durch Gerste, Quinoa, Hirse oder andere Pseudo- und Getreidearten austauschen. So kannst du deiner SOUWL etwas Abwechslung geben.

HUMMUS

ZUTATEN

300 g Kichererbsen (Glas)
1 Zitrone
2 Knoblauchzehen
80 ml Olivenöl
1 Prise Rohrzucker
1 TL rosenscharfes Paprikapulver
1 Prise Cayennepfeffer
1 TL Garam Masala (Rezept siehe Seite 79)
2 EL Tahin (Sesampaste)
Salz, Pfeffer
Schnittlauchöl (Rezept siehe Seite 139)

Für 1 Portion
Zubereitungszeit: 10 Min.

ZUBEREITUNG

1 Die Kichererbsen abschütten, dabei die Flüssigkeit auffangen. Den Saft der Zitrone auspressen. Den Knoblauch schälen und grob hacken.

2 3 EL Öl in einer Pfanne erhitzen. Knoblauch, Zucker, Paprikapulver, Cayennepfeffer und Garam Masala zugeben und 3 Min. rösten. Alle Zutaten mit dem restlichen Olivenöl sowie etwas Kichererbsenflüssigkeit in einem hohen Gefäß mit dem Stabmixer zu einer cremigen Masse pürieren. Dabei nur so viel Kichererbsenflüssigkeit zugeben, bis die richtige Konsistenz erreicht ist. Den Hummus mit Salz und Pfeffer abschmecken und mit Schnittlauchöl beträufeln.

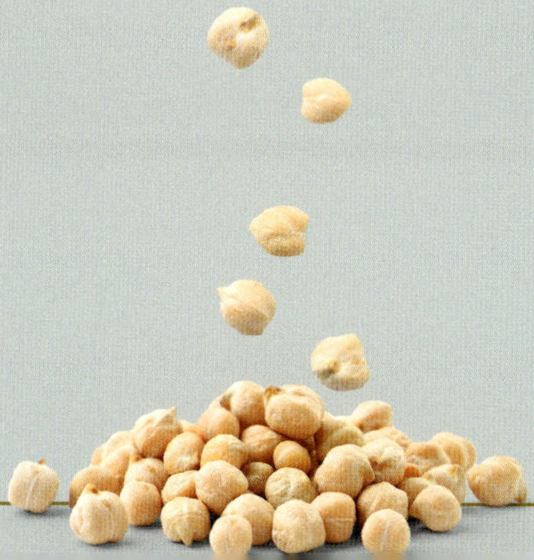

AUBERGINENPASTE

ZUTATEN

3 Auberginen
1 Bund Frühlingszwiebeln
1 Chilischote
1 Zitrone
6 EL Olivenöl
1 TL Rohrzucker
1 EL Garam Masala (Rezept siehe Seite 79)
1 TL Tahin (Sesampaste)
15 Blätter frische Minze
Salz

Für 1 Portion
Zubereitungszeit: 35 Min.

ZUBEREITUNG

1 Den Backofen auf 250 °C (Ober-/Unterhitze) vorheizen. Ein Backblech mit Backpapier auslegen. Die Auberginen halbieren und die Hautseite mit einer Gabel mehrfach einstechen. Dann mit der Haut nach oben auf das Backblech legen und im heißen Ofen (mittlere Schiene) 20–25 Min. backen. Anschließend aus dem Ofen nehmen, abkühlen lassen und die Haut abziehen.

2 Derweil die Frühlingszwiebeln waschen, putzen und in Ringe schneiden. Die Chili mit Kernen grob hacken und den Saft der Zitrone auspressen.

3 Öl in einer Pfanne erhitzen. Frühlingszwiebeln, Chili, Rohrzucker und Garam Masala zugeben und 3 Min. anbraten. Dann alle Zutaten in ein hohes Gefäß geben und mit dem Stabmixer cremig pürieren. Mit Salz abschmecken. Das Topping auf deine SOUWL geben und genießen.

GRUNDREZEPT PFANNENBROT

ZUTATEN

⅓ Tütchen Trockenhefe
1 TL Rohrzucker
300 g Weizenmehl (Type 405, alternativ Dinkelmehl Type 630)
1 EL Fenchelsamen
1 EL Anissamen
1 TL gemahlene Kurkuma
Öl zum Ausbacken

Für 8 Stück
Zubereitungszeit: 45 Min.

ZUBEREITUNG

1 Die Hefe und den Rohrzucker mit 150 ml lauwarmem Wasser in einer großen Schüssel verrühren. Das Mehl und die Gewürze zugeben, alles zu einem glatten Teig verkneten und den Teig 30 Min. abgedeckt an einem warmen Ort ruhen lassen.

2 Anschließend den Teig in 8 Portionen teilen und auf einer bemehlten Arbeitsfläche zu Fladen ausrollen. Etwas Öl in einer Pfanne erhitzen und die Fladen darin von jeder Seite ca. 3 Min. goldbraun ausbacken.

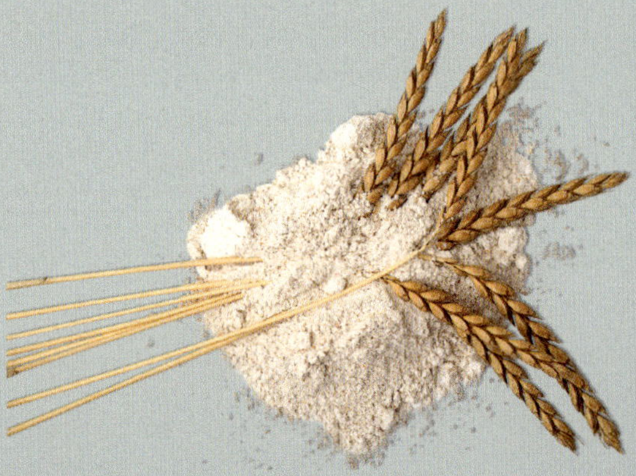

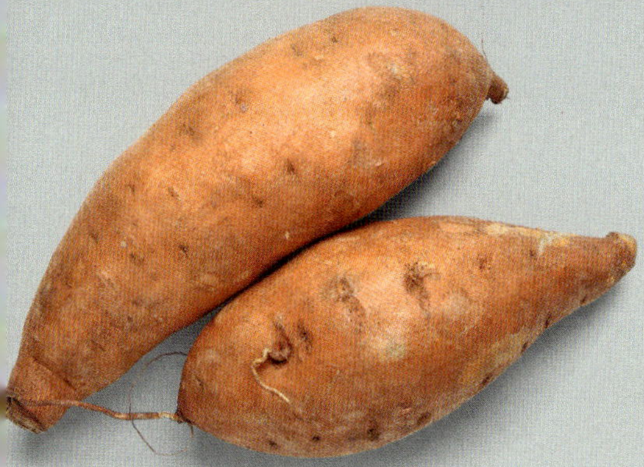

EINGEKOCHTE GEWÜRZSCHALOTTEN

ZUTATEN

3 Schalotten
150 ml roter Fruchtsaft
3 Pfefferkörner
1 Sternanis
1 Nelke
3 Scheiben Ingwer

Für 1 Portion
Zubereitungszeit: 15 Min.

ZUBEREITUNG

Die Schalotten schälen und halbieren. Den Fruchtsaft in einem kleinen Topf aufkochen. Die Schalotten mit den Gewürzen dazugeben und 10 Min. einköcheln lassen. Das Topping auf deine SOUWL geben und genießen.

CURRY-SÜSSKARTOFFEL

ZUTATEN

1 Süßkartoffel (ca. 200 g)
2 EL Olivenöl
1 TL Basic-Currymischung (Rezept siehe Seite 79)

Für 1 Portion
Zubereitungszeit: 25 Min.

ZUBEREITUNG

1 Den Backofen auf 180 °C (Ober-/Unterhitze) vorheizen. Ein Backblech mit Backpapier auslegen.

2 Die Süßkartoffel schälen und in 1 cm dicke Scheiben schneiden. Das Öl mit dem Curry verrühren und die Süßkartoffelscheiben damit marinieren. Die gewürzten Süßkartoffelscheiben auf das Backblech geben und im heißen Ofen (mittlere Schiene) 15–18 Min. backen. Das Topping auf deine SOUWL geben und genießen.

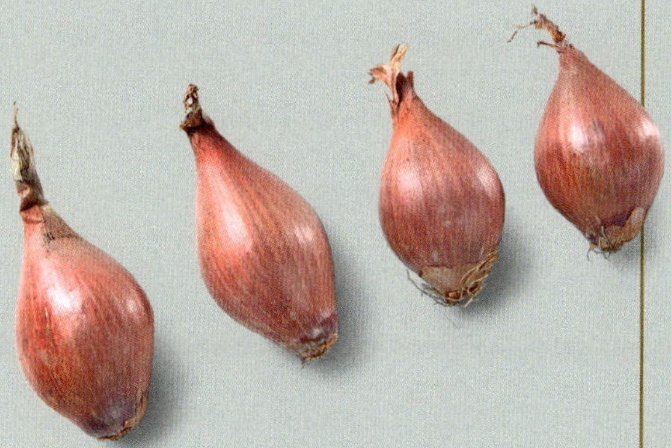

AYURVEDISCHE ROSENMARMELADE

Gulkand ist eine sehr köstliche ayurvedische Konfitüre aus Rosenblättern, die als starkes Antioxidans und Verjüngungsmittel, im Ayurveda Rasayana genannt, gilt. Das Wort Gulkand leitet sich ab von dem persischen Wort »gul«, was Blume bedeutet, und »qand«, was mit Zucker oder süß übersetzt wird.

Im Ayurveda sind Rosen vor allem für ihre therapeutischen Anwendungen und ihre kühlende Wirkung bekannt. Sie verstärken positive Gefühle und werden traditionell als Antidepressivum sowie als Mittel gegen Angstzustände, Müdigkeit, Lethargie und Stress verwendet. Die medizinischen Eigenschaften von Rosenblättern werden auf ihre Fülle an phenolischen Verbindungen zurückgeführt. Polyphenole zählen zu den sekundären Pflanzenstoffen, die natürlicherweise in Pflanzen z. B. als Farb- und Geschmacksstoffe vorkommen und bestimmte Funktionen übernehmen. Ihnen wird eine Vielzahl an gesundheitsfördernden Eigenschaften zugeschrieben: Sie wirken antioxidativ, entzündungshemmend, blutdruckregulierend und mutmaßlich der Entstehung von Tumoren entgegen.

Rosenblätter sind sehr reich an Mineralsalzen und Vitamin C. Während im Orient Rosen als duftende Kochzutaten nicht wegzudenken sind, müssen wir in Europa allerdings erst wieder lernen, dass uns Blüten und Kräuter guttun – und auch, dass die Blüten der wilden Rosen essbar sind.

Traditionell wird Gulkand in Glasgefäßen in der Sonne »gekocht«. Dabei füllen Schichten aus Rosenblüten, Kokosblütenzucker und Honig das Glas, welches dann zur Intensivierung der Wirkstoffe mehrere Wochen in die Sonne gestellt wird. Frisch verarbeitet, können wir die Marmelade dann das ganze Jahr über aufbewahren und genießen.

VORTEILE VON GULKAND
alle Nährstoffe werden mit der Sonne konserviert
reich an Antioxidantien
wirkt als Energiebooster
hält den Stoffwechsel gesund und fit
wirkt verdauungsfördernd, verbessert die Darmgesundheit und hilft bei Verstopfung
stärkt das Immunsystem
beruhigt den Geist und kühlt den Körper
entgiftet den Körper und reinigt die Haut
wirksam bei Anämie und gegen Menstruationsschmerzen und verhindert unregelmäßige Perioden sowie übermäßige Blutungen
hilft bei schweren Geschwüren, Magenhitze und Sodbrennen
fördert den Schlaf
bekämpft Depressionen
wirkt aphrodisierend

GULKAND

Gulkand wird auf viele Arten verwendet. Du kannst es als Garnierung, Kuchenzutat (Rosenkuchen) oder Süßungsmittel verwenden, als Aufstrich oder zur Herstellung von aromatisierten Getränken, z. B. in Wasser, Milch (Rosenmilch), Lassi oder Säften. Auch wird Gulkand zur Erfrischung des Mundes eingenommen.

ZUTATEN

15 Kardamomkapseln
12–15 essbare Rosenblüten (ungewaschen)
6 EL Kokosblütenzucker
3 Zimtstangen
750 ml Akazien- oder Waldhonig

AUSSERDEM

1 Einmachglas mit Gummiverschluss (1 l)

Für 1 Portion
Zubereitungszeit: 10 Min.
Ruhezeit: 4–6 Wochen

ZUBEREITUNG

Die Kardamomkapseln mörsern und die Schalen entfernen oder weiterverwenden (siehe Tipp). 1 Lage Rosenblüten in ein sauberes Einmachglas geben, 1 EL Kokosblütenzucker und etwas Kardamompulver sowie 1 Zimtstange dazugeben. Den Vorgang wiederholen, bis alle Zutaten im Glas geschichtet sind. Zum Schluss den Honig darübergießen und das Glas mindestens 4–6 Wochen auf der Fensterbank in die Sonne stellen.

RETREAT-TIPP: Leere Kardamomkapseln können noch weiterverwendet werden, z. B. um Kaffee oder Reis zu aromatisieren. Einfach beim Kochen dazugeben.

RADIESCHEN-PAPRIKA-SUPPE

Je intensiver die Farbe, desto intensiver ist oft auch die Wirkung. Das gilt auch für die Paprika. Sie ist reich an Kalium, Magnesium, Zink und enthält viel Vitamin A, B und C. 25 Gramm rote Paprika decken den Tagesbedarf an Vitamin C. Ihre sekundären Pflanzenstoffe wirken antientzündlich, antioxidativ und antiseptisch.

ZUTATEN

200 g Radieschen
3 Frühlingszwiebeln
1 rote Spitzpaprika
3 EL Olivenöl
1 TL rotes Currypulver
1 EL Tomatenmark
450 ml Gemüsebrühe
150 g Sahne (alternativ pflanzliche Sahne)
1 TL scharfer Meerrettich
3 EL Zitronensaft
Salz, Pfeffer
Rote-Bete-Sprossen

Für 2–3 Portionen
Zubereitungszeit: 30 Min.

ZUBEREITUNG

1 Die Radieschen und Frühlingszwiebeln waschen und putzen. Radieschen grob würfeln, Frühlingszwiebeln in dünne Ringe schneiden. Die Spitzpaprika mit einem Gemüseschäler schälen und in Würfel schneiden.

2 Das Öl in einem Topf erhitzen. Radieschen, Frühlingszwiebeln, Paprika, Currypulver und Tomatenmark zugeben und 3 Min. darin anbraten. Dann die Gemüsebrühe zugießen, aufkochen und 10–12 Min. köcheln lassen. Anschließend die Hitze reduzieren, Sahne und Meerrettich zugeben und alles mit dem Stabmixer sämig pürieren.

3 Die Suppe mit Zitronensaft, Salz und Pfeffer abschmecken und mit Sprossen garnieren.

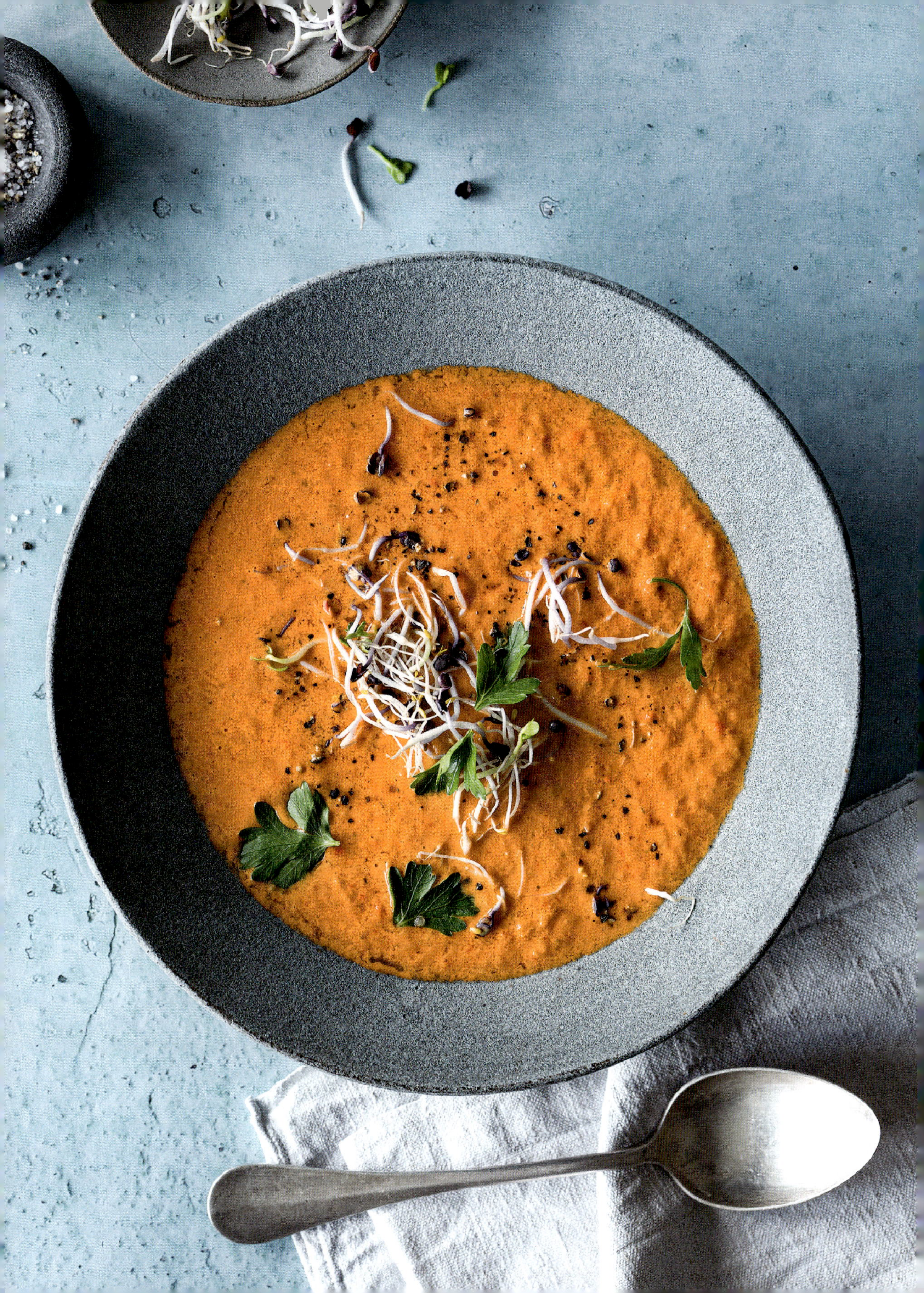

GRANATAPFEL-DINKEL-PORRIDGE

Den Klassiker aus der Hildegard-von-Bingen-Küche haben wir hier mit fruchtig-knackigen Granatäpfeln gepimpt. Damit kombinieren wir die guten Ballaststoffe des Dinkels mit der entzündungshemmenden Wirkung der Granatapfelkerne.

ZUTATEN

160 g Dinkelflocken
1 Prise Salz
1 Apfel
1 EL Ghee
2 TL gehackter Ingwer
1 TL gemahlener Zimt
½ TL gemahlener Kardamom
2 EL Granatapfelkerne
1 EL gehackte frische Minze
2 EL Nüsse nach Wahl
Honig

Für 2 Portionen
Zubereitungszeit: 10 Min.

ZUBEREITUNG

1 Die Flocken in 200 ml leicht gesalzenem Wasser aufkochen und ausquellen lassen. Derweil den Apfel waschen, entkernen und in Würfel schneiden.

2 Ghee in einer Pfanne erhitzen. Apfel, Ingwer, Zimt und Kardamom zugeben und 3 Min. darin dünsten. Das Porridge auf zwei Schalen verteilen. Mit den Apfelwürfeln, Granatapfelkernen, gehackter Minze und Nüssen garnieren und mit etwas Honig beträufelt genießen.

GRANATAPFEL-ARISHTA

Ein Arishta ist ein warm angesetzter Kräutertrunk, dem lebensstärkende Eigenschaften zugeschrieben werden. Bei der Herstellung von Arishta werden Kräuter in warmem Saft oder leichtem Alkohol angesetzt.

ZUTATEN

4 Kardamomkapseln
1 Orange in Scheiben
1 l Granatapfelsaft
je 5 Scheiben Ingwer und Kurkuma
3 Sternanise
2 Zimtstangen
2 Nelken
Honig (nach Bedarf)

Für 2 Portionen
Zubereitungszeit: 20 Min.

ZUBEREITUNG

Die Kardamomkapseln anknacken und die Orange in Scheiben schneiden. Alle Zutaten in einen großen Topf geben und aufkochen. Dann die Temperatur reduzieren und den Sud bei geringer Hitze 15 Min. ziehen lassen. Anschließend durch ein Sieb in eine Flasche abseihen und kühl stellen. Täglich 1–2 Tassen (je 100 ml) lauwarm vor dem Essen trinken. Bei Bedarf leicht mit Honig süßen.

MÖHREN MIT FETA UND ORANGENDRESSING

Auch wenn vor allem Radieschen aus dem Supermarkt heute oft nicht mehr so scharf schmecken wie früher, sind sie immer noch ein Top-Lebensmittel. Ihre Senföle regen die Verdauung und den Gallenfluss an und helfen damit, die Nahrung zügig zu verarbeiten.

ZUTATEN

FÜR DIE MÖHREN

300 g Möhren
2 Orangen
2 rote Zwiebeln
6 Radieschen
1 EL Fenchelsamen
3 EL Olivenöl
50 g geröstete Cashewkerne
200 g Feta

FÜR DAS DRESSING

1 Orange
1 Zitrone
2 TL Tahin (Sesampaste)
100 ml Olivenöl
1 EL Honig
1 TL Salz

Für 2 Portionen
Zubereitungszeit: 25 Min.

ZUBEREITUNG

1 Die Möhren schälen und halbieren. Die Orangen mit einem scharfen Messer filetieren.

2 Einen großen Topf mit einem Sieb oder einem Dampfeinsatz bestücken und mit etwas Wasser befüllen. Das Wasser zum Kochen bringen und die Möhren darin 10–15 Min. bissfest garen.

3 Derweil die Zwiebeln schälen, halbieren und in dünne Scheiben schneiden. Die Radieschen waschen, putzen, halbieren und in Scheiben schneiden. Die Fenchelsamen 30 Sekunden in einer Pfanne ohne Fett rösten, bis sie duften. Öl und Zwiebeln zugeben und 3 Min. anbraten, dann vom Herd nehmen.

4 Für das Dressing die Orange und die Zitrone auspressen. Die Säfte mit Tahin, Öl, Honig und Salz in ein hohes Gefäß geben und mit dem Stabmixer cremig pürieren.

5 Möhren auf einer Platte verteilen. Orangenfilets, Zwiebeln, Radieschen und Cashewkerne darübergeben. Alles mit Orangendressing beträufeln und den Feta darüberbröckeln.

SÜSSKARTOFFEL-KOKOS-SUPPE

Süßkartoffeln sind nicht nur lecker als hippe Alternative zu klassischen Pommes, vielmehr sind sie wahre Booster für unser Immunsystem. Ihr hoher Gehalt an Anthocyanen und Carotinoiden sorgt für ihre hochgradig antioxidative Wirkung. Sie sollen sogar den körperlichen Alterungsprozess verlangsamen – na, wenn das nichts ist!

ZUTATEN

500 g Süßkartoffeln
1 rote Zwiebel
2 EL Ghee
2 TL gehackter Ingwer
1 TL gemahlene Kurkuma
1 TL scharfes Currypulver
600 ml Gemüsebrühe
200 ml Kokosmilch (Dose)
½ Zitrone
15 Blättchen frische Minze
Salz, Pfeffer

Für 2 Portionen
Zubereitungszeit: 30 Min.

ZUBEREITUNG

1 Die Süßkartoffeln und die Zwiebel schälen und beides in Würfel schneiden.

2 Ghee in einem Topf erhitzen. Süßkartoffeln, Zwiebel, Ingwer, Kurkuma und Currypulver zugeben und 3 Min. darin andünsten. Gemüsebrühe und Kokosmilch zugießen und 20 Min. köcheln lassen.

3 Den Saft der Zitrone auspressen. Kurz vor Schluss den Zitronensaft und die Minzeblättchen, bis auf ein paar für die Deko, zugeben und mit einem Stabmixer cremig pürieren. Mit Salz und Pfeffer abschmecken. Die Suppe auf Schüsseln verteilen und mit restlicher Minze dekorieren.

GOLDENER MILCHREIS MIT PHYSALISKOMPOTT

Vor ein paar Jahren war Physalis mal besonders angesagt als Tellerdeko bei verschiedenen Gerichten. Sie kann aber weit mehr. Im Ayurveda wird sie eingesetzt bei Rheuma, Asthma und verschiedenen Stoffwechselerkrankungen wie z. B. Diabetes.

ZUTATEN

400 ml Milch (alternativ Pflanzendrink nach Wahl)
80 g Milchreis
½ TL gemahlene Kurkuma
1 Prise Salz
50 g Physalis
1 EL Ghee
2 TL Ahornsirup
2 EL Mandeln

Für 2 Portionen
Zubereitungszeit: 30 Min.

ZUBEREITUNG

1 Die Milch in einem Topf unter Rühren zum Kochen bringen. Reis, Kurkuma und Salz zugeben. Den Reis nach Anleitung bissfest garen.

2 Derweil die Physalis waschen, von den Blättern befreien und halbieren. Ghee in einer kleinen Pfanne erhitzen, die Physalis zugeben und 3 Min. darin andünsten. 50 ml Wasser und Ahornsirup zugeben und 5 Min. einköcheln lassen. Die Mandeln hacken. Das Physaliskompott auf den Milchreis geben und mit den gehackten Mandeln bestreut genießen.

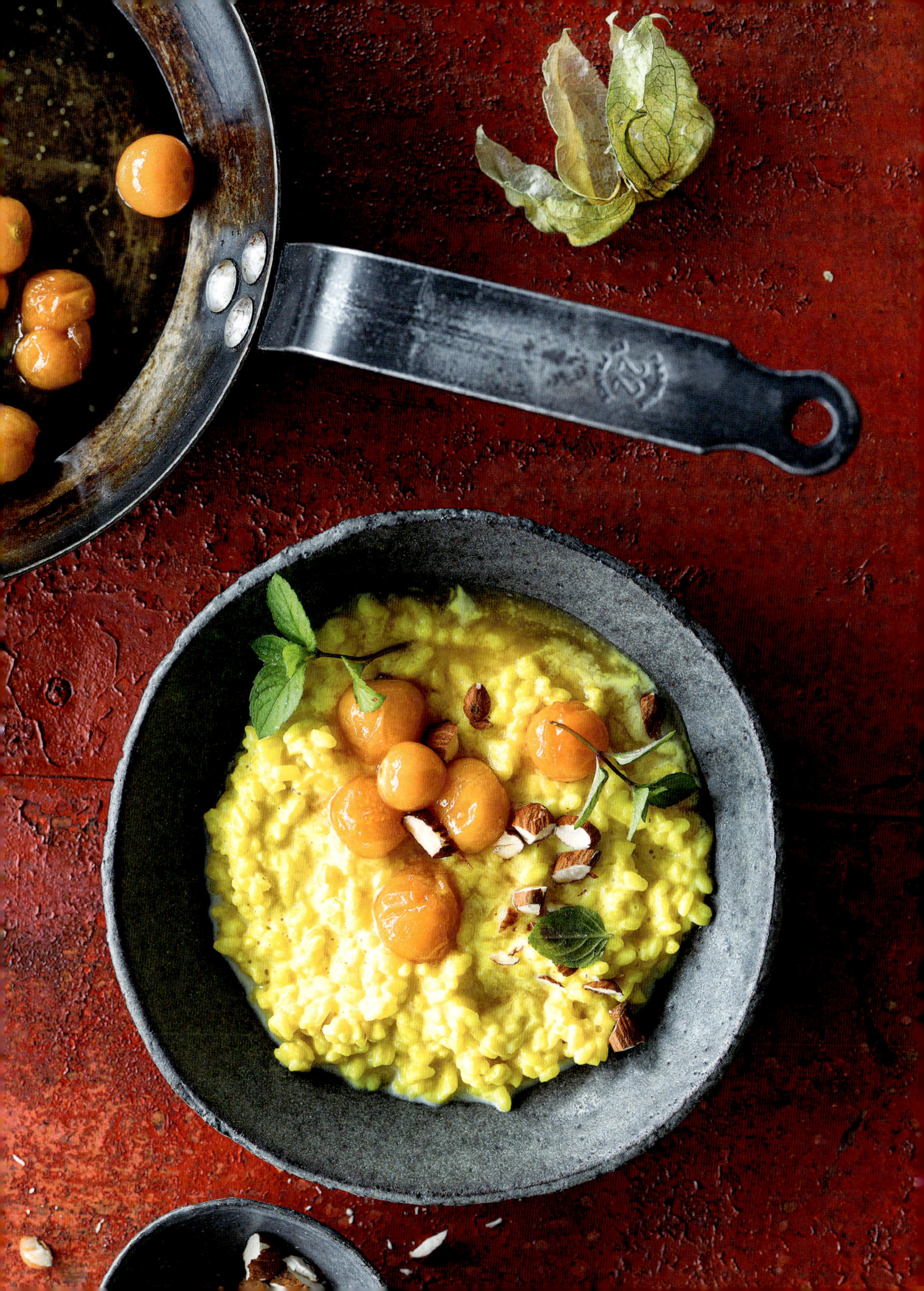

ORANGENER BOHNEN-HUMMUS

Weiße Bohnen sind mit 87 Kilokalorien auf 100 Gramm nicht nur besonders kalorienarm, sondern enthalten auch hochwertige Eiweiße und Kohlenhydrate sowie die Mineralstoffe Kalzium, Kalium, Magnesium, Phosphor und B-Vitamine.

ZUTATEN

1 Süßkartoffel
1 grüne Chilischote
1 Zitrone
ca. 50 ml Olivenöl
1 TL gelbes Currypulver
400 g weiße Bohnen (Glas)
1 EL mittelscharfer Senf
1 TL Salz

Für 2–3 Portionen
Zubereitungszeit: 20 Min.

ZUBEREITUNG

1 Die Süßkartoffel schälen und in Würfel schneiden. Die Chili mit Kernen fein hacken. Den Saft der Zitrone auspressen.

2 3 EL Öl in einer Pfanne erhitzen und die Süßkartoffel darin ca. 10 Min. braten, bis sie weich ist. Dann Chili und Currypulver zugeben und weitere 2 Min. anbraten, dann vom Herd nehmen.

3 Die Bohnen in ein Sieb abschütten, dabei etwas von der Flüssigkeit aufheben und mit den restlichen Zutaten sowie einem Schuss Öl in ein hohes Gefäß geben. Mit dem Stabmixer zu einer cremigen Masse pürieren. Bei Bedarf etwas Bohnenflüssigkeit oder etwas mehr Öl zugeben, bis der Hummus die gewünschte Konsistenz hat.

HIRSEPORRIDGE MIT KURKUMA-APFEL

Hirse ist echtes Beautyfood, denn als hervorragender Siliziumlieferant fördert sie die Gesundheit der Haut, der Haare, der Knochen und des Knorpelgewebes.

ZUTATEN

400 ml Milch (alternativ Pflanzendrink)
100 g Hirse
1 Prise Salz
2 Äpfel
2 Kardamomkapseln
150 ml Orangensaft
5 Scheiben Kurkuma
1 Zimtstange
2 EL gehobelte Mandeln
4 EL Dattelsirup

Für 2 Portionen
Zubereitungszeit: 30 Min.

ZUBEREITUNG

1 Die Milch in einem Topf erhitzen. Hirse und Salz zugeben und in ca. 20 Min. cremig einkochen.

2 Derweil die Äpfel schälen, vierteln und entkernen. Die Kardamomkapseln anknacken. Den Orangensaft in einem kleinen Topf zum Kochen bringen, die Hitze reduzieren und die Äpfel mit den Kurkumascheiben, der Zimtstange und den Kardamomkapseln zugeben und 10 Min. köcheln lassen. Die Äpfel dabei zwischendurch wenden.

3 Den Topf vom Herd nehmen und die Äpfel abkühlen lassen. Anschließend auf die Hirse geben, mit Mandeln bestreuen und mit Dattelsirup süßen.

KURKUMA-BLUMENKOHL MIT CASHEWSCHMELZ

Die Ballaststoffe im Blumenkohl können zur Senkung des Cholesterinspiegels beitragen. Der hohe Kaliumgehalt des Blumenkohls hilft zusätzlich bei der Regulation des Blutdrucks.

ZUTATEN

FÜR DEN BLUMENKOHL

1 Blumenkohl
1 TL gemahlene Kurkuma
1 TL Salz
4 Lorbeerblätter
4 Wacholderbeeren
8 Pfefferkörner
2 Zweige frischer Rosmarin

FÜR DEN CASHEWSCHMELZ

1 rote Chilischote
150 g geröstete Cashewkerne
1 EL Hefeflocken
1 EL Zitronensaft
1 EL Sojasauce
je ½ TL Fenchel- und Anissamen
50 g Walnusskerne
1 EL Ahornsirup

Für 2–3 Portionen
Zubereitungszeit: 35 Min.

ZUBEREITUNG

1 In einem großen Topf mindestens 2 Liter Wasser zum Kochen bringen. Den Blumenkohl waschen, putzen und von den Blättern befreien. Alle Gewürze mit dem Blumenkohl ins heiße Wasser geben und in ca. 20 Min. leicht bissfest garen. Den Blumenkohl zwischendurch einmal wenden, damit er komplett mit Wasser bedeckt ist.

2 Derweil für den Schmelz die Chili entkernen und fein hacken. Die Cashews zusammen mit Chili, Hefeflocken, Zitronensaft, Sojasauce und 250 ml lauwarmem Wasser in einen Standmixer geben und ca. 3 Min. cremig pürieren.

3 Fenchel- und Anissamen in einem Mörser zerstoßen. Die Walnusskerne hacken und in einer Pfanne ohne Fett zusammen mit den Gewürzen anrösten, bis sie duften. Zum Schluss Ahornsirup zugeben und gut vermischen.

4 Den warmen Blumenkohl mit dem Cashew-Chili-Schmelz übergießen und mit den Walnüssen bestreuen.

MÖHRENCREMESUPPE MIT TAHIN

Die Sesampaste (Tahin) sorgt nicht nur für eine schöne Cremigkeit. Sesam enthält außerdem reichlich blutbildendes Eisen und knochenstärkendes Kalzium sowie das Spurenelement Selen, das unser Immunsystem stärkt und die Zellmembranen schützt.

ZUTATEN

500 g Möhren
1 mehligkochende Kartoffel
1 Bund Frühlingszwiebeln
5 EL Sesamöl
2 TL gehackter Ingwer
1 EL Currypulver
500 ml Gemüsebrühe
200 ml Crème fraîche (alternativ Hafercreme Cuisine)
1 EL Tahin (Sesampaste)
2 EL Zitronensaft
Salz
200 g Kichererbsen (Glas)
2 EL Sojasauce

Für 2–3 Portionen
Zubereitungszeit: 30 Min.

ZUBEREITUNG

1 Die Möhren schälen, putzen und in Scheiben schneiden. Die Kartoffel schälen und in kleine Würfel schneiden. Die Frühlingszwiebeln waschen, putzen und in Ringe schneiden.

2 3 EL Sesamöl in einem Topf erhitzen. Möhren, Kartoffelwürfel, Frühlingszwiebeln und 1 TL gehackten Ingwer darin 3 Min. anschwitzen. Dann das Currypulver zugeben und gut unterrühren. Die Gemüsebrühe zugießen und alles 20 Min. köcheln lassen.

3 Crème fraîche, Tahin und Zitronensaft zugeben und die Suppe mit einem Pürierstab cremig pürieren. Mit Salz abschmecken.

4 Restliches Sesamöl (2 EL) in einer Pfanne erhitzen. Die Kichererbsen und 1 TL Ingwer darin goldbraun anbraten, mit Sojasauce ablöschen und in die Suppe geben.

DINKELNUDELN MIT ZUCCHINI-MAIS-CURRY

Mais ist super für den Darm, denn er ist reich an Ballaststoffen. Zudem ist er auch eine sehr gute pflanzliche Proteinquelle, da er über eine hohe biologische Wertigkeit, das heißt über ein gutes Aminosäurenprofil verfügt.

ZUTATEN

FÜR DIE PASTE

1 daumengroßes Stück Kurkuma
1 daumengroßes Stück Ingwer
1 gelbe Chilischote
1 TL Koriandersamen
1 TL Rohrzucker
1 TL Salz
1 Zitrone

FÜR DAS CURRY

1 gelber Zucchino
2 Maiskolben (vorgekocht)
Ghee (alternativ Kokosfett)
1 TL gelbe Currypaste (siehe oben)
200 ml Kokosmilch (Dose)
1 EL Tomatenmark
1 Prise Salz
200 g Dinkelnudeln (vorgekocht)
2 EL Zitronensaft
50 g geröstete Cashewkerne
gehacktes frisches Koriandergrün (alternativ Petersilie)

Für 2–3 Personen
Zubereitungszeit: 30 Min.

ZUBEREITUNG

1 Kurkuma, Ingwer und die Chilischote mit Kernen so fein wie möglich hacken. Die Koriandersamen zusammen mit Zucker und Salz in einem Mörser zerstoßen. Den Saft der Zitrone auspressen. Kurkuma, Ingwer, Chili und Zitronensaft in den Mörser geben und alles zu einer homogenen Paste mahlen. In einem Schraubglas im Kühlschrank gelagert hält sich die Paste mindestens 1 Woche.

2 Den Zucchino waschen, putzen, halbieren und in Scheiben schneiden. Den Maiskolben am Ende gerade abschneiden, aufrecht stellen und die Körner in Streifen vom Kolben schneiden.

3 Ghee in einem Topf erhitzen, die Currypaste zugeben und 3 Min. anrösten. Zucchini und Mais zugeben, gut vermengen und anbraten. Die Kokosmilch und das Tomatenmark zugeben, aufkochen und abgedeckt 8 Min. köcheln lassen. Mit Salz abschmecken. Zum Schluss die gekochten Nudeln und Zitronensaft untermischen. Das Curry auf Schüsseln verteilen, mit Cashews und Koriander bestreut servieren.

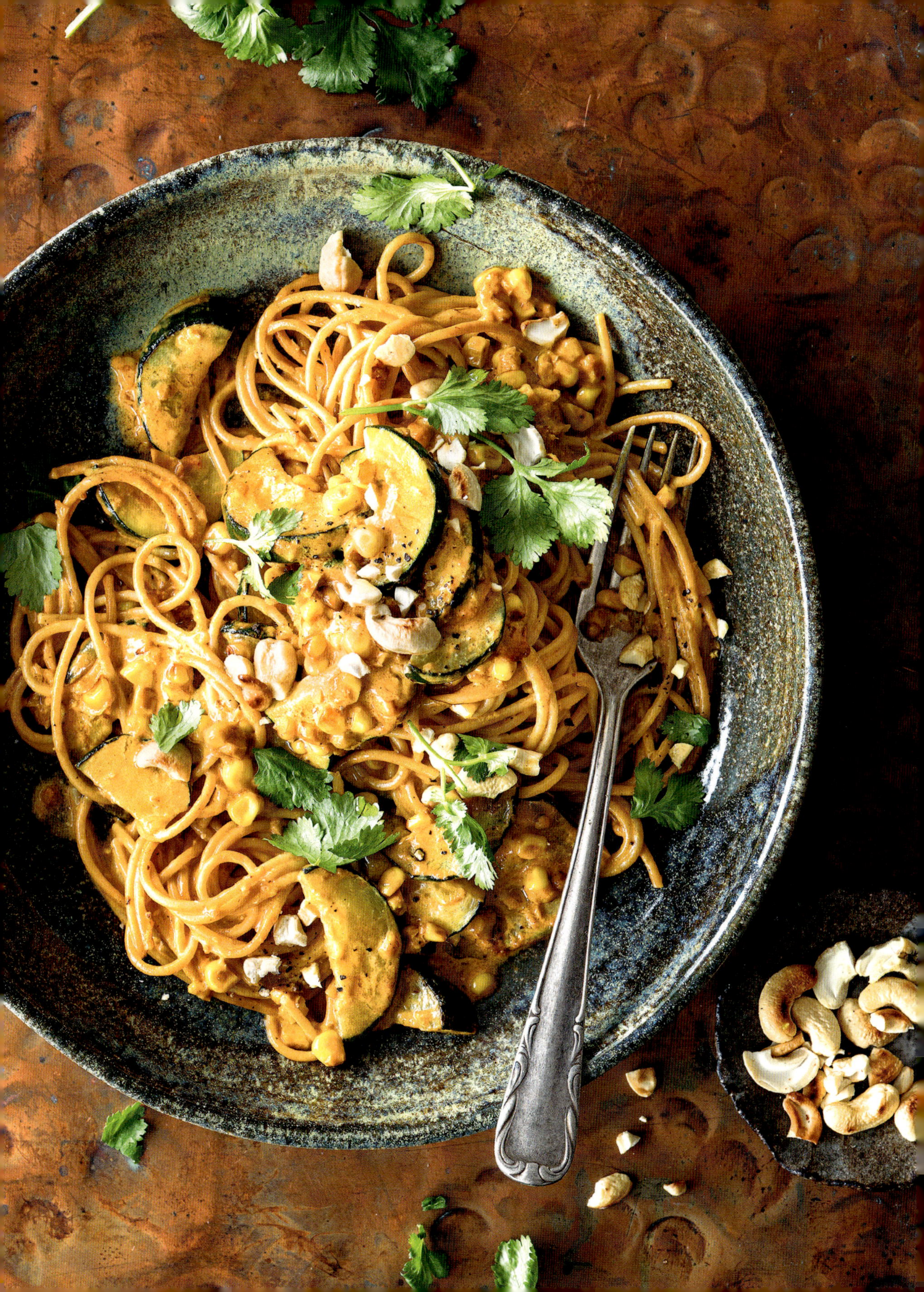

HIRSE MIT GRÜNEM TRAUBENKOMPOTT

Weintrauben sind super für eine kleine Reinigungskur, denn sie wirken harntreibend, antitoxisch, fördern die Verdauung und regen die Darm- und Nierentätigkeit an. Daneben reduzieren sie die Bildung von Harnsäure und unterstützen die Leberfunktion und den Gallenfluss.

ZUTATEN

100 Hirse
Salz
150 g grüne Trauben
1 EL Ghee
1 Zimtstange
1 EL gehackter Ingwer
½ TL gemahlener Kardamom
1 EL Zitronensaft
Yoghurt, frische Minze und Honig (nach Belieben)

Für 2–3 Portionen
Zubereitungszeit: 30 Min.

ZUBEREITUNG

1 Die Hirse in 500 ml leicht gesalzenem Wasser 15–20 Min. kochen, anschließend abgießen. Derweil die Trauben waschen und halbieren.

2 Ghee in einem Topf erhitzen. Trauben, Ingwer, die Zimtstange und Kardamom zugeben und 3 Min. andünsten. Mit 50 ml Wasser und Zitronensaft ablöschen, kurz aufkochen und 5 Min. einkochen lassen.

3 Die Hirse in Schüsseln verteilen und mit Traubenkompott anrichten. Nach Belieben mit Yoghurt, frischen Minzblättchen und Honig servieren.

SCHNITTLAUCHÖL

Die Herstellung von Kräuterölen ist im Ayurveda seit Jahrtausenden verbreitet, sowohl für die Ernährung als auch für Massagen. Durch diverse Herstellungsverfahren überträgt man die heilwirksamen Stoffe der Kräuter ins Öl und erhöht damit wesentlich die Bioverfügbarkeit. Das Schnittlauchöl eignet sich perfekt als Topping für Suppen, Dressings und Ofengemüse.

ZUTATEN

3 Bund frischer Schnittlauch
1 Handvoll Spinat
500 ml Traubenkernöl

Für 1 Flasche (500 ml)
Zubereitungszeit: 25 Min.

ZUBEREITUNG

1 Eine Schüssel mit Eiswürfel kühlen oder für 10 Min. ins Eisfach stellen.

2 Schnittlauch und Spinat waschen, trocken schütteln und klein schneiden. Beides zusammen mit dem Traubenkernöl in ein hohes Gefäß geben und mit dem Stabmixer fein pürieren. Das Öl anschließend in einen Topf geben und bei 80–90 °C unter ständigem Rühren ca. 5 Min. erhitzen.

3 Wenn das Gemisch beginnt sich zu trennen und sich ein klares Öl bildet, das Öl durch ein sehr feines Sieb in die eisgekühlte Schüssel abseihen und 10 Min. stehen lassen, bis es komplett abgeflossen ist.

4 Das Öl in eine dunkle Flasche umfüllen und an einem kühlen Ort lagern. Es ist so mehrere Wochen haltbar.

BASILIKUM-RISI-BISI

Basilikum ist eine der Top-Heilpflanzen im Ayurveda. Sie wird eingesetzt bei Atembeschwerden, Verdauungs- und Hautproblemen. In der hinduistischen Mythologie gilt Basilikum als irdische Manifestation der Göttin Tulsi, eine große Verehrerin des Gottes Vishnu in all seinen Formen. Als Glücksbringer und zum Schutz vor ungebetenen Energien steht Basilikum oft am Eingang oder im Hof vieler hinduistischer Häuser und Tempel.

ZUTATEN

FÜR DAS BASILIKUMPESTO

30 g Pistazienkerne
1 milde grüne Chili
3 Bund frisches Basilikum (ca. 40 g)
50 g Parmesan
1 Zitrone
1 TL Honig
120 ml Olivenöl
½ TL Salz

FÜR DAS RISI-BISI

100 g Naturreis
1 Bund Schnittlauch
6 EL Olivenöl
100 g TK-Erbsen
Salz
½ Zitrone
1 EL Basilikumpesto (siehe oben)
Pfeffer
2 EL geriebener Parmesan
10 Blättchen frisches Basilikum

Für 2–3 Personen
Zubereitungszeit: 30 Min.

ZUBEREITUNG

1 Für das Pesto die Pistazien in einer Pfanne ohne Fett rösten. Die Chili mit Kernen fein hacken. Das Basilikum waschen und trocken schütteln. Den Parmesan reiben und die Zitrone auspressen. Alle Zutaten in ein hohes Gefäß geben und mit dem Stabmixer sämig pürieren.

2 Den Reis nach Packungsanweisung kochen. Den Schnittlauch waschen und in feine Ringe schneiden. Wenn der Reis gar ist, 3 EL Öl in einer Pfanne erhitzen, Erbsen und Schnittlauch darin ca. 5 Min. glasig anschwitzen und leicht salzen. Die Zitrone heiß abwaschen, halbieren, die Schale abreiben und den Saft auspressen. Reis, 1 EL Pesto, Zitronenschale und -saft sowie das restliche Öl zugeben und gut vermischen. Mit Salz und Pfeffer abschmecken.

3 Das Risi-Bisi mit Parmesan bestreuen und mit Basilikumblättchen garnieren.

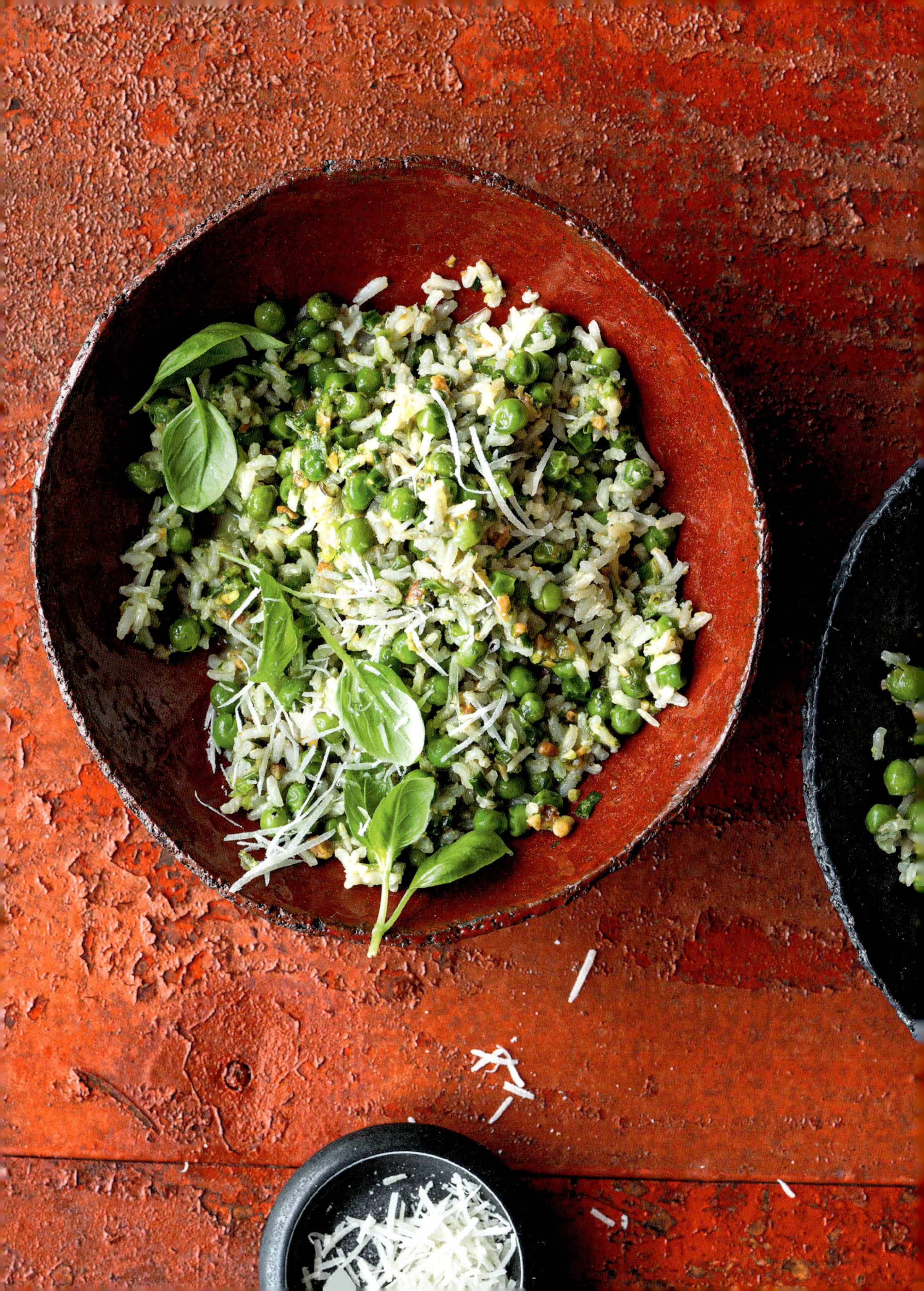

GRÜNES KRÄUTER-FLADENBROT

Beim Verzehr von Brot, vor allem wenn Hefe eingesetzt wird, sollten immer verdauungsfördernde Gewürze verwendet werden. In diesem Fall Fenchelsamen, ein Klassiker unter den Brotgewürzen, zusammen mit dem aromatisch frischen Basilikum.

ZUTATEN

1 Tütchen Trockenhefe
1 EL Tomatenmark
2 EL Basilikumpesto (siehe Seite 140)
1 TL Rohrzucker
300 g Dinkelmehl (Type 630)
2 EL Fenchelsamen
1 TL Salz

Für 1 Fladenbrot
Zubereitungszeit: 45 Min.

ZUBEREITUNG

1 Die Hefe mit 150 ml lauwarmem Wasser, Tomatenmark, Pesto und Zucker verrühren. Das Mehl mit Fenchelsamen und Salz mischen, die Hefemischung zugeben und alles zu einem geschmeidigen Teig verkneten. Den Teig in eine mit warmem Wasser ausgespülte Schüssel geben und 30 Min. zugedeckt gehen lassen.

2 Den Backofen auf 180 °C (Ober-/Unterhitze) vorheizen. Ein Backblech mit Backpapier belegen. Aus dem Teig handtellergroße Kreise formen und diese im heißen Ofen (mittlere Schiene) 10–12 Min. backen. Anschließend aus dem Ofen nehmen und leicht abkühlen lassen.

GRÜNE GARTEN-KRÄUTERLIMONADE

Diese Kombination ist nicht nur besonders erfrischend, sondern auch als kalter Auszug eine typische Darreichungsform im Ayurveda. Denn die Kombination von Heilkräutern und Fruchtsäften, mit dem darin enthaltenen Fruchtzucker, sorgt auch für eine beschleunigte Aufnahme der Wirkstoffe ins Blut.

ZUTATEN

50 g gemischte frische Gartenkräuter (z. B. Salbei, Thymian, Rosmarin, Basilikum, Minze, Melisse, Eisenkraut etc.)
1 Zitrone
1 l Apfelsaft
1 l Mineralwasser zum Aufgießen

Für 2–3 Portionen
Zubereitungszeit: 35 Min.

ZUBEREITUNG

Die Kräuter waschen und ein paar für die Deko zur Seite legen. Die Zitrone auspressen. Kräuter und Zitronensaft mit dem Apfelsaft in einen Topf geben und aufkochen. Den Topf vom Herd nehmen und die Limonade mindestens 30 Min. ziehen lassen. Den Sud mit Mineralwasser aufgießen und mit frischen Kräutern dekorieren.

BIRNEN-ROTKOHL-MANDEL-MUFFINS

Eine ungewöhnliche Kombination, die unfassbar lecker schmeckt und perfekt in die kalte Jahreszeit passt. Die crunchigen Kakao-Nibs und die Zimtnote runden das Ganze perfekt ab und überzeugen auch Rotkohlskeptiker.

ZUTATEN

150 g Rotkohl
1 Birne
200 g Dinkelmehl (Type 630)
150 g gemahlene Mandeln
120 g Rohrzucker
3 EL Kakao-Nibs
1 TL gemahlener Zimt
1 TL Natron
1 Prise Salz
150 g Birnenmus
2 Eier (Größe M; alternativ 100 ml Pflanzenöl)
1 Bio-Zitrone

AUSSERDEM

12er-Muffinform
Öl für die Form

Für 12 Portionen
Zubereitungszeit: 35 Min.

ZUBEREITUNG

1 Den Backofen auf 175 °C (Ober-/Unterhitze) vorheizen und die Muffinförmchen ausfetten.

2 Den Rotkohl und die Birne waschen, beide grob reiben. Alle trockenen Zutaten in eine Schüssel geben und vermischen. Die feuchten Zutaten hinzugeben und alles zu einem homogenen Teig verrühren.

3 Die Zitrone heiß abwaschen, trocknen und die Schale fein abreiben. Rotkohl, Birne und Zitronenschale unterheben. Den Teig in Muffinformen füllen und im heißen Ofen für 20–25 Min. backen. Mit der Stäbchenprobe prüfen, ob die Muffins fertig gebacken sind, herausnehmen und abkühlen lassen.

ROTKOHL-PFANNKUCHEN MIT FRISCHKÄSE

Rotkohl ist ein wahres Multitalent. Er ist reich an Vitamin C, Kalium, Kalzium, Eisen und enthält das Enzym Myrosinase, eine Vorstufe von Sulforophan. Sulforophan ist eines der wirksamsten indirekten Antioxidantien. Die Liste der Wirkstoffe ließe sich noch lange fortsetzen. Kurzum: Rotkohl ist rundum gesund.

ZUTATEN

FÜR DEN PFANNKUCHEN

100 g Rotkohl
2 Eier (Größe M)
200 ml Milch
1 EL Rohrzucker
⅓ TL Salz
¼ TL gemahlene Muskatnuss
200 g Weizenmehl (Type 405)
Öl zum Ausbacken

FÜR DEN FRISCHKÄSE

je 1 Bund frische Petersilie und Dill
je 1 TL Fenchel- und Kreuzkümmelsamen
250 g Frischkäse
1 TL Salz
½ TL frisch gemahlener Pfeffer

Für 2–3 Portionen
Zubereitungszeit: 20 Min.

ZUBEREITUNG

1 Den Rotkohl waschen und grob reiben. Alle Zutaten bis auf das Öl in ein hohes Gefäß geben und zu einem cremigen Teig pürieren.

2 Etwas Öl in einer Pfanne erhitzen. Mit einer kleinen Kelle etwas Teig in die Pfanne geben und goldbraun von beiden Seiten darin ausbacken.

3 Für den Kräuterfrischkäse die Kräuter waschen, trocken schütteln und fein hacken. Die Samen in einem Mörser fein mahlen. Kräuter und Gewürze unter den Frischkäse rühren und mit Salz und Pfeffer würzen.

AUBERGINENMUS

Auberginen sind besonders kalorienarm und ballaststoffreich. Damit sorgen sie zusammen mit den Kichererbsen für eine lang anhaltende Sättigung. Daneben wirken sie noch antientzündlich und antioxidativ.

ZUTATEN

2 Auberginen
1 rote Zwiebel
2 Knoblauchzehen
1 Zitrone
1 TL Kreuzkümmelsamen
4 EL Olivenöl
1 TL rosenscharfes Paprikapulver
200 g Kichererbsen (Glas)
2 TL Tahin (Sesampaste)
1 TL Salz
15 Blätter frische Minze
Feta (nach Belieben)
frische Kresse (nach Belieben)

Für 2–3 Portionen
Zubereitungszeit: 35 Min.

ZUBEREITUNG

1 Den Backofen auf 250 °C (Ober-/Unterhitze) vorheizen. Ein Backblech mit Backpapier auslegen.

2 Die Auberginen halbieren und die Hautseite mit einer Gabel mehrfach einstechen. Die Auberginen mit der Haut nach oben auf das Backblech legen und im heißen Ofen (mittlere Schiene) 20–25 Min. backen. Anschließend aus dem Ofen nehmen, abkühlen lassen und die Haut abziehen.

3 Zwiebel und Knoblauch schälen. Die Zwiebel würfeln und den Knoblauch fein hacken. Den Saft der Zitrone auspressen. Den Kreuzkümmel in einem Mörser fein mahlen.

4 Das Öl in einer Pfanne erhitzen. Zwiebel, Knoblauch, Kreuzkümmel und Paprikapulver zugeben und 2 Min. anschwitzen. Anschließend alle Zutaten in ein hohes Gefäß geben und mit dem Stabmixer zu einer cremigen Masse pürieren. Mit Salz abschmecken.

5 Das Mus in eine Schale geben und nach Belieben mit etwas zerbröseltem Feta und frischer Kresse garnieren. Das Mus passt besonders gut zum grünen Kräuterfladenbrot (siehe Seite 142) oder zu Ofengemüse.

APFELROTKOHL

Mit seinem hohen Vitamin-C-Gehalt liegt Rotkohl auf dem Niveau von Zitrone, ohne so viel Säure zu enthalten. Damit ist es für säureempfindliche Menschen und solche, die zu Entzündungen und Rötungen, wie Neurodermitis oder Reizdarm, neigen, eine super Alternative.

ZUTATEN

1 Rotkohl (ca. 800 g)
2 rote Zwiebeln
1 kleine Chilischote
3 Lorbeerblätter
2 Nelken
2 Zimtstangen
2 Sternanise
6 Wacholderbeeren
4 EL Olivenöl
150 ml Gemüsebrühe
1 Apfel (z. B. Boskoop)
2 Orangen
1 Zitrone
1 EL Orangenmarmelade
Salz, Pfeffer

Für 2–3 Portionen
Zubereitungszeit: 40 Min.

ZUBEREITUNG

1 Den Rotkohl vierteln, putzen, waschen, den Strunk entfernen und die Blätter in feine Streifen schneiden. Die Zwiebeln schälen und fein würfeln. Die Chili halbieren, entkernen, waschen und fein hacken.

2 Die Gewürze in einen Beutel für losen Tee geben, so lassen sie sich hinterher besser entfernen.

3 Das Olivenöl in einem Topf erhitzen. Zwiebeln und Chili zugeben und darin glasig dünsten. Den Rotkohl sowie die Gewürze zugeben, die Brühe dazugießen, alles gut vermischen und bei geschlossenem Deckel und mittlerer Hitze ca. 30 Min. köcheln lassen.

4 Kurz vor Garzeitende den Apfel waschen, vierteln, entkernen und mit einer Gemüsereibe raspeln. Die Orangen mit einem scharfen Messer filetieren. Den Saft der Zitrone auspressen. Apfelraspel und Orangenfilets mit Orangenmarmelade und Zitronensaft unter den Rotkohl mischen, mit Salz und Pfeffer abschmecken.

BLUE MOON MILK

Schmetterlingsblütentee macht sich nicht nur auf Instagram gut, er wird im Ayurveda schon lange gegen verschiedene Störungen des Nervensystems wie Stress, Depressionen und zur Verbesserung des Gedächtnisses eingesetzt. Damit eignet er sich perfekt, um entspannt in die Nacht zu gehen.

ZUTATEN

200–250 ml Milch (alternativ Hafer- oder Mandeldrink)
1 TL Blüten der blauen Schmetterlingserbse (Clitoria Ternatea; alternativ 6–8 Malvenblüten)
½ TL Ashwagandha-Pulver
je 1 Prise Zimt und Kardamom
Honig oder Ahornsirup (nach Belieben)

Für 1 Portion
Zubereitungszeit: 10 Min.

ZUBEREITUNG

Die Milch in einem kleinen Topf leicht erwärmen, aber nicht zum Kochen bringen. Die Schmetterlingsblüten dazugeben und 5 Min. in der warmen Milch ziehen lassen, dann durch ein Sieb abseihen. Das Ashwagandha-Pulver und die Gewürze hinzufügen und nach Belieben mit Honig oder Sirup süßen.

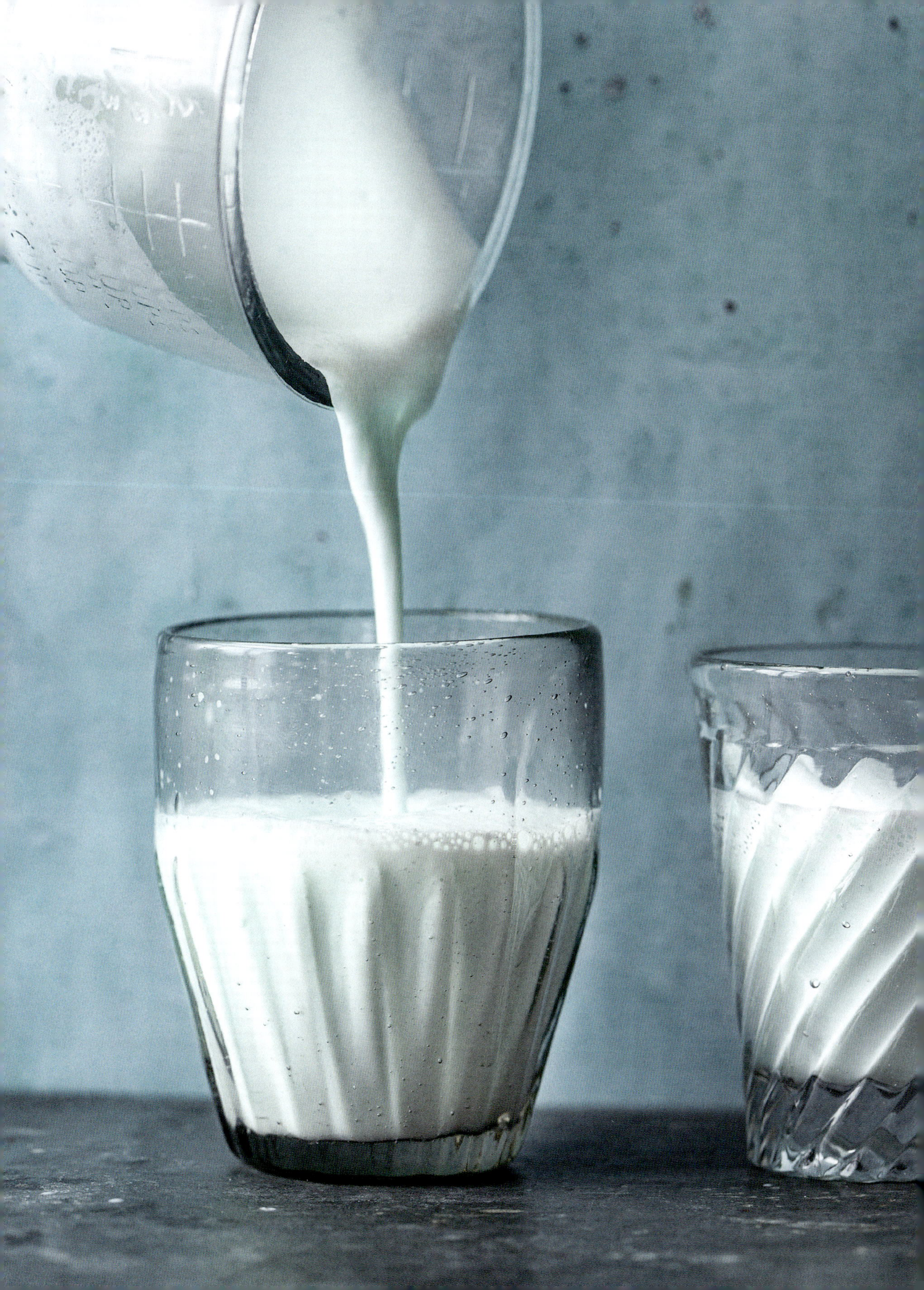

GRAUPEN MIT KOKOS-BIRNEN-CREME

Birnen sind ein sehr preisgünstiges Detox-Superfood, denn mit ihrem hohen Gehalt an Kalium wirken sie entwässernd und lindern Nieren- und Blasenprobleme. Ihr hoher Ballaststoffanteil macht sie darüber hinaus zu einem sehr verdauungsfördernden Lebensmittel.

ZUTATEN

80 g Gerstengraupen
1 Prise Salz
1 Birne
50 g Mandeln
1 EL Ghee
2 TL gehackter Ingwer
150 ml Kokosmilch (Dose)
Ahornsirup oder Honig zum Süßen

Für 2 Portionen
Zubereitungszeit: 30 Min.

ZUBEREITUNG

1 Die Graupen in 400 ml leicht gesalzenem Wasser ca. 15 Min. bissfest garen. Derweil die Birne schälen, halbieren, entkernen und grob raspeln. Die Mandeln in einer Pfanne ohne Fett rösten, bis sie duften, und grob hacken.

2 Ghee in einer Pfanne erhitzen. Ingwer und Birne zugeben und 2 Min. darin glasig dünsten. Graupen und Kokosmilch zugeben, alles gut verrühren und 5 Min. erwärmen.

3 Bei Bedarf mit Ahornsirup oder Honig süßen, auf Schalen verteilen und mit Mandeln bestreuen.

WARMER SELLERIESALAT MIT ASIADRESSING

Knollensellerie ist ein typisches Beispiel dafür, wie weit einheimisches Gemüse oft unter dem Radar durchfliegt. Meist findet man ihn als Beilage in Gemüsebrühe, er kann aber viel mehr. Knollensellerie hat einen sehr hohen Eisengehalt und ist deshalb unentbehrlich in einer ausgewogenen vegetarischen und veganen Ernährung. Er enthält außerdem den sekundären Pflanzenstoff Apigenin, der entzündungshemmend und antioxidativ wirkt.

ZUTATEN

1 Knollensellerie
2 Lorbeerblätter
4 Wacholderbeeren
3 Frühlingszwiebeln
1 rote Chilischote
1 TL roter Pfeffer
6 EL Sesamöl
1 EL gehackter Ingwer
4 EL Sojasauce
2 EL Limettensaft
1 EL Ahornsirup

Für 2–3 Portionen
Zubereitungszeit: 20 Min.

ZUBEREITUNG

1 Den Knollensellerie schälen, halbieren und in 1 cm breite Streifen schneiden. Etwas Wasser in einem großen Topf zum Kochen bringen, Lorbeerblätter und Wacholderbeeren hinzugeben, dann ein Sieb in den Topf stellen und den Sellerie darin in 10–15 Min. bissfest garen. Anschließend leicht abkühlen lassen und auf Schalen verteilen.

2 In der Zwischenzeit die Frühlingszwiebeln waschen, putzen und in feine Ringe schneiden. Die Chili mit Kernen fein hacken. Die Pfefferkörner mit einem Mörser leicht zerstoßen.

3 2 EL Öl in einer kleinen Pfanne erhitzen. Frühlingszwiebeln, Chili und Ingwer darin 3 Min. anbraten. Sojasauce, Limettensaft, Ahornsirup und 4 EL Sesamöl verrühren. Das Dressing zusammen mit den Frühlingszwiebeln, Chili, Ingwer und rotem Pfeffer über den Sellerie geben.

SCHWARZWURZEL-CREMESUPPE

Ähnlich wie Spargel sind auch Schwarzwurzeln sehr kalorienarm, dafür reich an Vitaminen und Mineralstoffen, wie z. B. Vitamin E, Kalium, Kalzium, Magnesium und Eisen. Hervorzuheben ist der hohe Ballaststoffanteil. Zusätzlich wirkt das Kohlenhydrat Inulin positiv auf die Verdauung, indem die Stuhlfrequenz erhöht wird.

ZUTATEN

250 g Schwarzwurzeln (alternativ Petersilienwurzel)
einige Spritzer Zitronensaft
1 weiße Zwiebel
25 g Butter
1 EL Öl
1 EL Mehl (Type 405)
400 ml Gemüsebrühe
200 g Crème fraîche
Salz, Pfeffer
Sprossen nach Wahl

Für 2–3 Portionen
Zubereitungszeit: 30 Min.

ZUBEREITUNG

1 Die Schwarzwurzeln schälen, putzen, waschen und in Stücke schneiden. Bis zur Weiterverarbeitung in 500 ml mit Zitronensaft versetztes Wasser legen. Wer Petersilienwurzel verwendet, braucht diese nicht in Zitronenwasser einzulegen. Die Zwiebel schälen und klein würfeln.

2 Butter und Öl in einem Topf erhitzen, das Mehl einstreuen und goldgelb anschwitzen lassen. Zwiebel und Schwarzwurzeln zugeben und kurz mitbraten, dann die Gemüsebrühe aufgießen und alles 20 Min. bei niedriger Hitze köcheln lassen. Dann die Crème fraîche zugeben und alles mit einem Stabmixer cremig pürieren. Die Suppe mit Salz, Pfeffer und Zitronensaft abschmecken. Auf Schalen verteilen und mit Sprossen nach Wahl garnieren.

PASTINAKEN-CREMESUPPE

Sie macht sich nicht nur gut als Babybrei, sie ist auch ein sehr guter Mineralstofflieferant und enthält u. a. Kalium, Kalzium, Magnesium und Eisen. Ihr besonderes Aroma erhält sie durch ihre ätherischen Öle. In der Klostermedizin wurde sie auch gerne bei Frauenleiden wie Regelschmerzen und Krämpfen eingesetzt.

ZUTATEN

1 Bund Frühlingszwiebeln
300 g Pastinaken
1 TL Butter
4 EL Olivenöl
500 ml Gemüsebrühe
100 ml Apfelsaft
1 Lorbeerblatt
100 g Sahne (alternativ pflanzliche Sahne nach Wahl)
1 EL Zitronensaft
Salz, Pfeffer
frisch geriebene Muskatnuss
1 Scheibe Toastbrot (optional 1 altes Brötchen)
Schnittlauchöl (Rezept siehe Seite 139)

Für 2–3 Portionen
Zubereitungszeit: 30 Min.

ZUBEREITUNG

1 Die Frühlingszwiebeln waschen, putzen und in feine Ringe schneiden. Die Pastinaken schälen und in Würfel schneiden.

2 Butter und 3 EL Öl in einem Topf erhitzen. Frühlingszwiebeln und Pastinaken zugeben und darin 3–4 Min. glasig dünsten. Mit Gemüsebrühe und Apfelsaft aufgießen, das Lorbeerblatt zugeben und die Suppe abgedeckt 20 Min. köcheln lassen.

3 Nach Ende der Kochzeit Sahne und Zitronensaft zugeben, das Lorbeerblatt entfernen und die Suppe mit einem Stabmixer cremig pürieren. Mit Salz, Pfeffer und Muskatnuss abschmecken. In einer kleinen Pfanne 1 EL Öl erhitzen. Das Toast klein würfeln, im Öl zu Croûtons rösten und leicht salzen.

4 Die Suppe in Schalen verteilen und mit etwas Schnittlauchöl und Croûtons garnieren.

GERÖSTETER CHICORÉE MIT ZITRONENQUARK

Dank seiner Bitterstoffe ist Chicorée sehr gut für die Verdauung, den Stoffwechsel und den Kreislauf. Er ist reich an Kalium, Folsäure sowie Zink und liefert die Vitamine A, B und C. Außerdem haben 100 Gramm Chicorée nur 16 Kilokalorien und sehr viel den Stuhlgang förderndes Inulin.

ZUTATEN

1 weiße Zwiebel
2 Chicorée
10 Blättchen frisches Basilikum
1 Zitrone
200 g Quark
2 EL Yoghurt
½ TL Salz
4 EL Olivenöl
4 EL Ghee (alternativ Olivenöl)
1 EL gehackter Ingwer
200 g Kichererbsen (Glas)
4 EL Sojasauce

Für 2–3 Portionen
Zubereitungszeit: 15 Min.

ZUBEREITUNG

1 Die Zwiebel schälen und klein würfeln. Den Chicorée waschen, vierteln und den Strunk entfernen. Die Basilikumblätter grob hacken. Die Zitrone heiß abwaschen und die Schale fein abreiben. Basilikum mit Zitronenschale, Yoghurt, Quark und Salz verrühren.

2 Das Öl in der Pfanne erhitzen. Den Chicorée in die Pfanne geben, kräftig darin anbraten, herausnehmen und warm halten. Dann Ghee oder Olivenöl in der Pfanne erhitzen. Ingwer, Kichererbsen und Zwiebel zugeben und kräftig darin anbraten, bis sie bräunen. Mit Sojasauce ablöschen und so lange rühren, bis die Sojasauce fast komplett verkocht ist.

3 Den Chicorée mit den gerösteten Kichererbsen auf Tellern anrichten und mit Basilikum-Zitronen-Quark genießen.

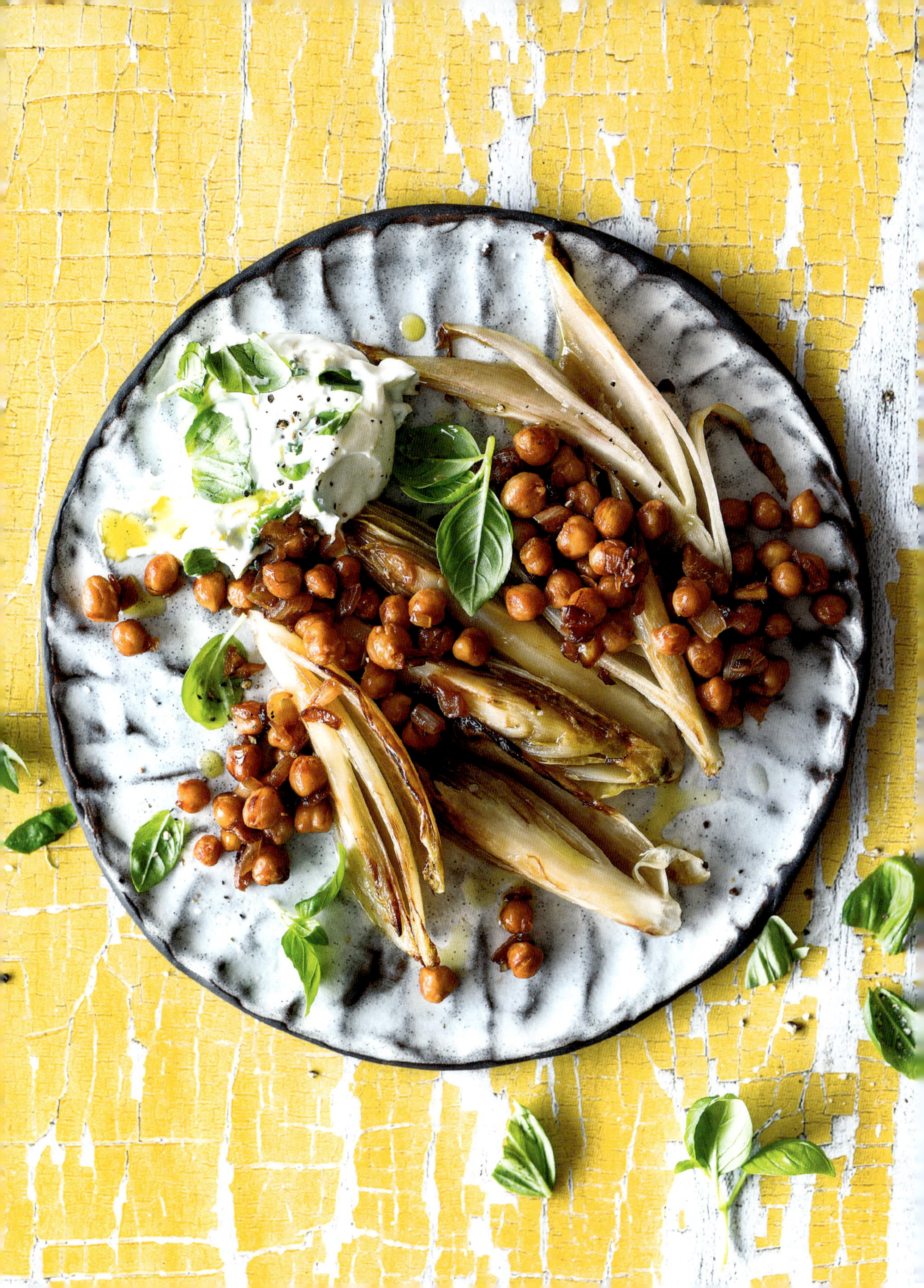

MAMA MEHL'S KARTOFFELPÜREE

Was für ein schönes Soulfood: Cremig, warmes Kartoffelpüree mit Zwiebelschmelz, da hat der Stress keine Chance. Kartoffel ist unser Lieblingsgemüse und sicherlich auch das meistunterschätzte Superfood weltweit. Sie enthält reichlich Flavonoide und Anthocyane. Diese sekundären Pflanzenstoffe dienen u. a. der Abwehr von Pflanzenkrankheiten und Schädlingen, aber auch als Farb- und Lockstoff. Es gibt erste Hinweise dafür, dass diese Stoffe Menschen möglicherweise vor Herz-Kreislauf-Erkrankungen und Krebs schützen können.

ZUTATEN

500 g mehligkochende Kartoffeln
Salz
125 ml Milch
50 g Butter
½ Zitrone
frischer Pfeffer aus der Mühle
frisch geriebene Muskatnuss
1 weiße Zwiebel
2 EL Ghee

Für 2–3 Portionen
Zubereitungszeit: 35 Min.

ZUBEREITUNG

1 Die Kartoffeln schälen, waschen und in grobe Stücke schneiden. Mit leicht gesalzenem Wasser in einen großen Topf geben, sodass die Kartoffeln gerade mit Wasser bedeckt sind. Den Deckel auflegen und die Kartoffeln 20–25 Min. garen, anschließend abgießen und im offenen Topf abkühlen lassen.

2 Milch und Butter in einem kleinen Topf aufkochen. Die Kartoffeln mit den Quirlen eines Handrührers im Topf fein zerkleinern, dann die heiße Milchmischung zugeben. Die Zitrone heiß abwaschen und die Schale fein abreiben. Das Püree mit Zitronenabrieb, Salz, Pfeffer und Muskatnuss abschmecken und warm halten.

3 Die Zwiebel schälen und fein würfeln. Ghee in einer Pfanne erhitzen und die Zwiebel darin 5 Min. goldbraun anschwitzen, dann vom Herd nehmen. Das Kartoffelpüree auf Schalen verteilen und mit Zwiebelschmelz garnieren.

SÜSSE VERMICELLI-NUDELN

Die Basis dieser Nudeln ist Bohnenstärke und Kartoffelstärke. Dadurch erhalten sie ihr besonderes Aroma und eine Textur beim Kochen, die sich sehr schön für Süßspeisen eignet. Gleichzeitig braucht man auch deutlich weniger Zucker, aufgrund des bereits vorhandenen süßen Eigengeschmacks.

ZUTATEN

3 EL Ghee
1 TL gehackter Ingwer
50 g Vermicelli-Nudeln
3 Kardamomkapseln
400 ml Milch (alternativ Pflanzendrink nach Wahl)
1 Zimtstange
1 EL Rohrohrzucker
2 EL Kokosraspel

Für 2–3 Portionen
Zubereitungszeit: 25 Min.

ZUBEREITUNG

Das Ghee in einem Topf erhitzen. Ingwer und Nudeln darin 3 Min. andünsten. Kardamom leicht anknacken und zusammen mit der Milch und der Zimtstange mit in den Topf geben. 20 Min. bei mittlerer Hitze zu einer cremigen Masse einköcheln lassen und kurz vor Schluss den Zucker einrühren. Mit Kokosraspeln bestreuen.

BEAUTYPRODUKTE AUS DER KÜCHE

Eines der obersten Ziele des Ayurveda ist das Gleichgewicht von innen und außen. Viele gute Inhaltsstoffe, die wir als Nahrung von innen verwenden, wirken auch außen, über die Haut, sehr gut. Hier verraten wir dir unsere Lieblingsrezepte für selbst gemachte Pflegeprodukte.

Pflege für deine Haut

Kein Retreat ohne Körperpflege, denn auch die Haut hat Entspannung und Entgiftung nötig. Schließlich ist sie das einzige Organ, das in direktem Kontakt zur Umwelt steht und dabei vielen äußeren Einflüssen, wie z. B. UV-Strahlen, Verschmutzung, Abgasen, Jahreszeiten und damit einhergehend auch Hitze und Kälte, Klimaanlage und Heizungsluft sowie Reinigungsprodukten, schädlichen Mikroorganismen und vielem mehr, direkt ausgesetzt ist.
Dich vor diesen Einflüssen zu schützen, ist die Aufgabe der Epidermis, deiner obersten Hautschicht. Vereinfacht gesagt bildet sie dafür den Rahmen des Stoffwechselprozesses, denn aus den tieferen Schichten steigen neue Zellen nach oben, die sukzessive weiter nach außen geschoben werden und regelmäßig die alten, abgestorbenen Zellen ersetzen. Dieser Erneuerungsprozess hängt von vielen Faktoren ab und dauert im Durchschnitt zwischen 28 und 35 Tagen. Ab dem 40. Lebensjahr verlangsamt sich der Stoffwechselprozess und damit auch die Zellteilung bzw. der Hauterneuerungsprozess – von bis zu 60 Tagen ist die Rede. Vor allem dann ist die Haut dankbar für deine aktive Unterstützung.

KLEINER FUNFACT AM RANDE

Wusstest du eigentlich, dass wir ca. 1–2 Gramm unserer abgestorbenen Hautzellen täglich in die Umgebung abgeben? 80 Prozent des Staubes in deinem Zuhause besteht aus deinen Zellen.

Die Nahrungsmittel aus der ayurvedischen Küche stecken voller wertvoller Nährstoffe, die nicht nur der inneren Schönheit dienen, sondern sich auch gut für die äußere Pflege eignen.

Unsere Gesichtsmasken und Pflegeprodukte machen wir deshalb, genau wie unser Essen, einfach selbst: So wissen wir direkt, welche Inhaltsstoffe darin enthalten sind, und müssen uns keine Gedanken über unnötige Zusatz-, Konservierungs- und Duftstoffe machen. Dabei braucht es für die meisten selbst gemachten Produkte nicht einmal viel Zeit oder viele Zutaten: Im Rahmen deines Retreats hast du ohnehin schon fast alles zu Hause.
Wir möchten an dieser Stelle noch einmal betonen, dass nicht jedes natürliche Produkt gut für die Haut ist und jedes Synthetische schlecht. Es gibt durchaus auch natürliche Stoffe, die sich nicht für die Hautpflege eignen, weil sie Irritationen hervorrufen können oder mit Umweltgiften belastet sind. Es gibt allerdings ein paar natürliche Stoffe, die der Haut in der Regel guttun, ohne negative Nebenwirkungen, darunter z. B. Kurkuma, Ghee, Granatapfel, Pflanzenöle, wie Mandel-, Sesam-, Kokos- oder Olivenöl, Kakaobutter, Rosenblätter und Honig.
Bei der Nahrung von außen solltest du selbstverständlich, genau wie bei der Nahrung von innen, auf eine sehr gute Qualität achten. Wärme und Feuchtigkeit verderben viele Nährstoffe. Etliche Inhaltsstoffe, darunter ätherische Öle und Flavonoide, bauen sich z. B. kontinuierlich ab, wenn sie mit UV-Strahlung in Berührung kommen. Eine kühle und dunkle Lagerung ist deshalb Grundvoraussetzung. Am besten verwendest du zum Abfüllen direkt ein dunkles oder undurchsichtiges Glas und lagerst deine Beautyprodukte im Kühlschrank.
Hier kommen ein paar unserer Beautyhighlights, die für alle Hauttypen gleichermaßen gut geeignet sind.

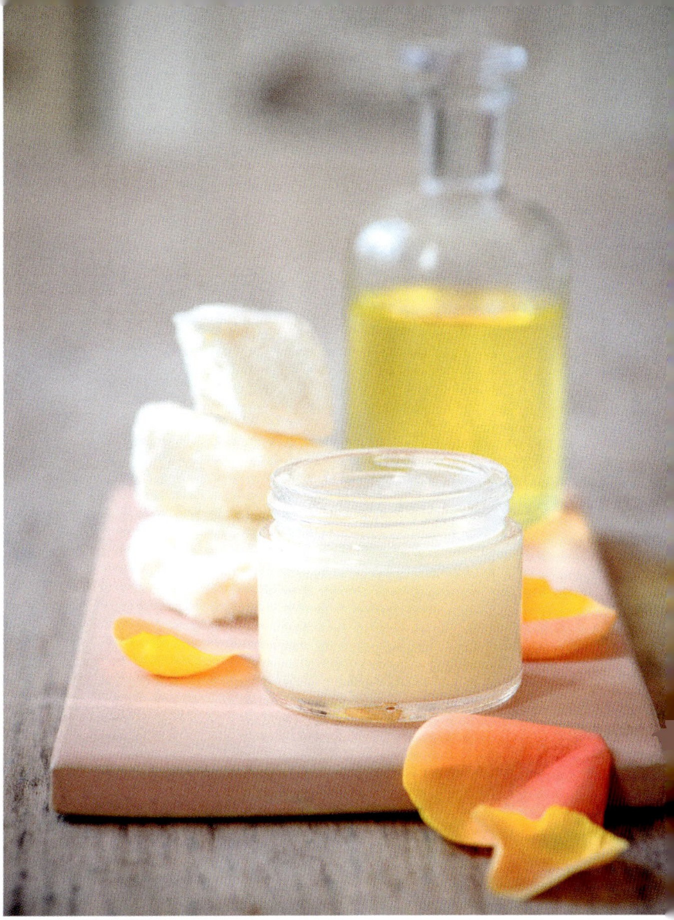

Wissen, was drin ist: Selbst gemachte Pflegeprodukte aus der eigenen Küche stecken voller wertvoller Nährstoffe.

Einfache und wirkungsvolle Rezepte mit Ghee

Ghee, auch als Butterreinfett bezeichnet, hat eine lange Geschichte in der ayurvedischen Medizin. In Indien wird es seit Jahrhunderten nicht nur als innerliches Heilmittel, sondern auch äußerlich zur Hautpflege verwendet. Seine Konsistenz ist der von Salbe ähnlich und so wird es oft verwendet, um:

- die Haut zu befeuchten und sie weich zu machen;
- die natürliche Strahlkraft zu verstärken;
- trockene, geschädigte Haut zu reparieren und wunde Stellen zu heilen;
- dunkle Pigmentflecken aufzuhellen;
- die Augenpartie zu verjüngen und Augenringe aufzuhellen;
- spröde Lippen, Fingerkuppen und rissige Fersen zu behandeln sowie
- durch das Auftragen auf die Haut vor kaltem, trockenem, windigem Wetter zu schützen.

Ghee ist reich an essenziellen kurzkettigen Fettsäuren sowie fettlöslichen Vitaminen, darunter:

- Omega-3-, -6- und -9-Fettsäuren, die wir als »gesunde Fette« kennen und die am Zellaufbau der Haut beteiligt sind und somit für eine schützende Zellmembran sorgen.
- Vitamin A, das den Regenerationsprozess der Haut unterstützt.
- Vitamin D, das die Wundheilung und Erneuerung der Hautzellen unterstützt.
- Vitamin E, das besonders zur Kollagenbildung in der Haut beiträgt.
- Vitamin K, das die natürliche Hautbarriere stärkt und bei der Wundheilung hilft.
- Antioxidantien wie Vitamin K_2 (Menachinon) und CLA, die antivirale Eigenschaften haben – vorausgesetzt, das Ausgangsprodukt stammt von Kühen, die mit Gras gefüttert wurden.

Aufgrund seiner natürlichen Zusammensetzung eignet sich Ghee theoretisch für jeden Hauttyp. Wenn du kein Ghee verwenden möchtest, dann kannst du es in den Rezepten durch die von uns in diesem Kapitel beschriebenen alternativen Pflanzenöle oder Kakaobutter ersetzen.
Bei sehr fettiger Haut oder Akne wird die Verwendung von Ölen oft nicht empfohlen. Was dahintersteckt?
In Bezug auf Öle und Fette in der Hautpflege, vor allem im Gesicht, gibt es unterschiedliche Meinungen. Ihnen wird einerseits nachgesagt, dass sie die Poren verstopfen und dadurch Pickel und Mitesser verursachen können. Diese Produkte werden auch als »komedogen« bezeichnet. Dazu zählen z. B. Ghee, Weizenkeimöl, Olivenöl und Leinsamenöl. Auch Kokosöl wird dazugezählt, wobei es gerade hier auch Gegenstimmen gibt.

Andererseits gibt es auch die Meinung, dass natürliches Pflanzenöl allein in der Regel nicht zu Pickeln und Mitessern führt. Vielmehr sind Hautschuppen, abgestorbene Hautzellen, Talg und Bakterien für deren Entstehung verantwortlich. Das ist, wie du dir gut vorstellen kannst, bei Menschen mit groben Hautporen auch eher der Fall als bei solchen mit feinen. Wenn du große Poren hast und zu Hautunreinheiten neigst, dann empfiehlt sich vor der Verwendung der Öle ein Peeling, um die Verursacher zu entfernen. Als nicht komedogen gelten z. B. Hanföl, Arganöl, Sheabutter, Mandel- und Rizinusöl, die du wahlweise auch verwenden kannst.

POREN ÖFFNEN

Damit die Inhaltsstoffe in Cremes oder Ölen tiefer in die unten liegenden, noch neueren Hautschichten eindringen können, hilft es, die Poren vorher zu öffnen und/oder die Produkte intensiver durch Massage einzuarbeiten.

Zum Öffnen der Poren kannst du dir einen warmen Waschlappen auf das Gesicht legen und die Wärme einwirken lassen. Das Ganze wiederholst du 2–3 Mal. Alternativ kannst du ein Gesichtsdampfbad machen, indem du dein Gesicht ein paar Minuten über heißen Wasserdampf hältst. Am besten gehst du hier ganz individuell und ayurvedisch vor: Einfach ausprobieren und schauen, wie es bei dir wirkt.

BEI RISSIGEN LIPPEN, FINGERKUPPEN ODER FERSEN

Vor allem im Winter, wenn das kalte Wetter und die Heizungsluft die Haut austrocknen, leiden viele Menschen unter trockenen Lippen, Fingern oder auch Füßen, vor allem Fersen. Um die Haut gut zu nähren und mit Fett und Feuchtigkeit zu versorgen, trage mehrmals am Tag großzügig Ghee auf. Lasse das Ghee über Nacht einwirken, um den Heilungsprozess zu fördern oder der

Trockenheit vorzubeugen. Die Füße und Hände kannst du mit Strümpfen oder dünnen Handschuhen bedecken.

BEI TROCKENER HAUT IM GESICHT ODER AM KÖRPER

Ghee repariert Hautschäden und spendet der Haut intensiv Feuchtigkeit. Einfach eine kleine Menge Ghee sanft auf die trockenen Partien auftragen, einmassieren und 10 Minuten einwirken lassen. Danach mit warmem Wasser abwaschen.

FÜR MEHR STRAHLKRAFT

Eine Gesichtsmaske mit Ghee bringt die Haut zum Strahlen. Mische dazu **Kichererbsenmehl mit Ghee im Verhältnis 1:1** und mit etwas **Milch oder Wasser** zu einer teigigen Konsistenz. Trage die Mischung auf dein Gesicht auf und lasse sie 20 Minuten einwirken. Anschließend mit warmem Wasser abwaschen.

BEI FEINEN LINIEN UND FÄLTCHEN

Ghee in Kombination mit Honig hilft, bei regelmäßiger Anwendung, feine Linien und Falten zu reduzieren. Das liegt an der stark antioxidativen Wirkung beider Produkte. Für eine nährende Gesichtsmaske verrühre **je ½ EL Ghee und Honig** miteinander und massiere die Mischung in deine Gesichtshaut ein, lasse sie 20 Minuten einwirken und wasche sie anschließend mit lauwarmem Wasser ab.

PFLEGE FÜR DIE AUGENPARTIE

Die Hautpartie unter den Augen ist besonders empfindlich und oft wird davon abgeraten, die Gesichtscreme dort aufzutragen. Um Falten und Krähenfüßen entgegenzuwirken, kannst du auch Ghee verwenden. Trage es rund um das Auge auf und lasse es am besten über Nacht gut einwirken.

GESICHTS- UND HANDPEELING

In der ayurvedischen Küche verwenden wir viele Kräuter, die gleichzeitig echte Schönheitshelfer sind. Ihre ätherischen Öle wirken antibakteriell, entzündungshemmend oder durchblutungssteigernd, während ihr Duft je nach Aroma entspannend oder vitalisierend wirkt.
Schafgarbenkraut oder **Salbeiblätter** besitzen antibakterielle Eigenschaften und regulieren, nach einigen Anwendungen, die übermäßige Fettproduktion. Bei unreiner, entzündlicher oder auch sehr fettiger Haut hilft das Peeling, Giftstoffe abzutransportieren. Die Haut kann

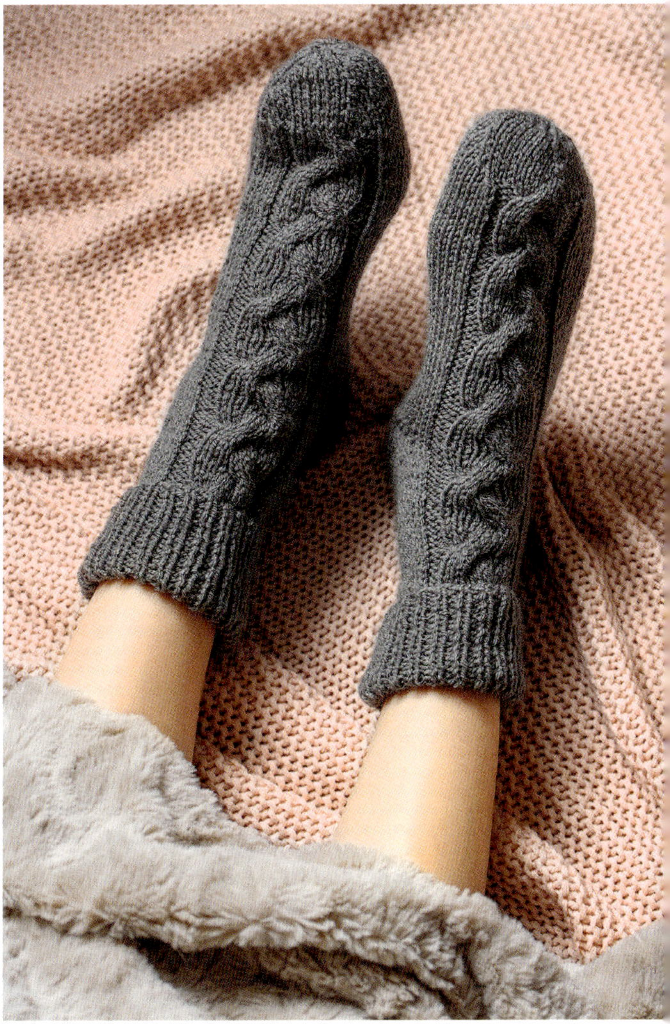

Ghee versorgt die Haut mit Fett und Feuchtigkeit – einfach in die Füße einmassieren und über Nacht einwirken lassen.

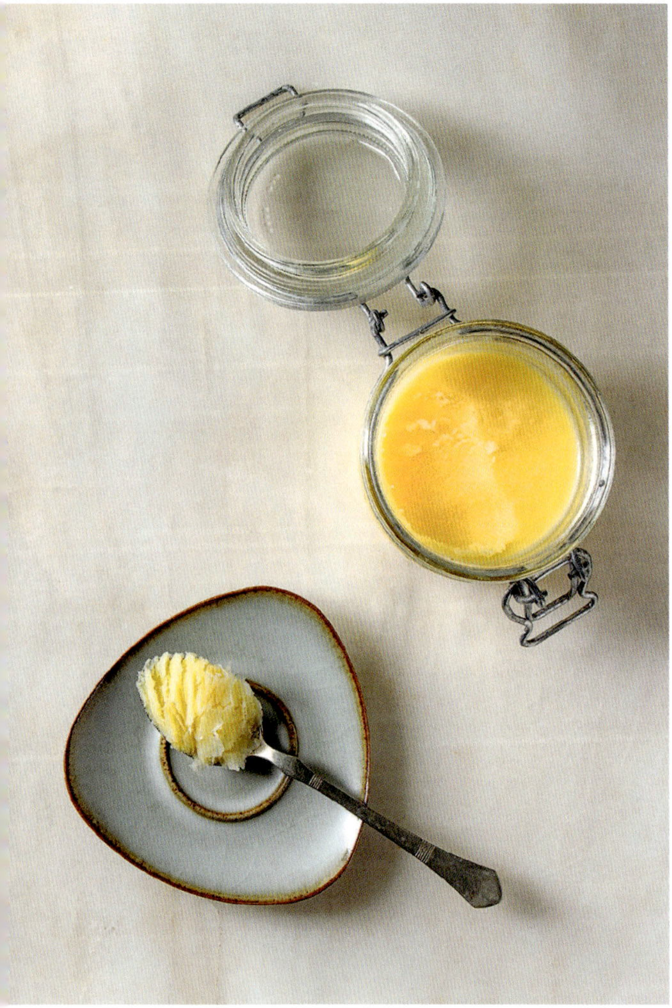

Ghee wird nicht nur innerlich als Heilmittel, sondern auch äußerlich zur Hautpflege verwendet.

wieder atmen und fühlt sich ganz weich an.
Rosmarin wirkt durchblutungsfördernd, regt den Sauerstofftransport zu den Hautzellen an und hilft, den natürlichen pH-Wert der Haut aufrechtzuerhalten.
Lavendel wirkt antibakteriell, entzündungshemmend, pflegend und beruhigend.
Für das Gesicht verwenden wir ein hausgemachtes Peeling aus **Ghee und Zucker im Verhältnis 1:1**. Gib nun **1 EL frische, im Mörser zermahlene Kräuter** dazu und peele deine Gesichtshaut damit. Wasche die Paste anschließend mit lauwarmem Wasser ab.

KÖRPERPEELING

Für den Körper darf der Peelingeffekt etwas kräftiger sein. Dazu mischen wir **Ghee und grobes Meersalz im Verhältnis 1:1**. Du kannst auch hier wieder **frische, im Mörser zermahlene Kräuter nach Belieben** dazugeben. Verwende die Paste am besten direkt vor dem Duschen und wasche sie anschließend mit lauwarmem Wasser ab.
In der kalten Jahreszeit kannst du mit einer wärmenden Variante wunderbar deinen Blutkreislauf ankurbeln. Dazu mischst du **4 EL Ghee** mit **3 EL braunem Zucker** zu einer Paste. Gib wärmende Gewürze wie **gemahlenen Zimt** oder eine **Lebkuchengewürz-Mischung** hinzu.

HAARMASKE

Erwärme ausreichend Ghee entsprechend deiner Haarlänge. Verteile das lauwarme Öl in deinem Haar und auf deiner Kopfhaut. Massiere es gut ein und lasse es anschließend 30 Minuten lang einwirken. Anschließend gut ausspülen.

GESICHTSMASKE FÜR EINEN EBENMÄSSIGEN TEINT

Einen gleichmäßigen Teint bekommst du durch die Kombination von Ghee und Kurkuma. Die antimikrobiellen, antiseptischen und antioxidativen Eigenschaften verhelfen dir zu einem klaren Hautbild. Mische dafür **Ghee und Kurkuma im Verhältnis 1:1** zu einer Paste und trage diese auf dein Gesicht auf (siehe Tipp Seite 163).
Wenn die Maske vollständig getrocknet ist, kannst du sie mit lauwarmem Wasser abwaschen und deine Haut sanft trocken tupfen.

PASTE ZUR AUFHELLUNG DER ZÄHNE

Mische ½ **TL Ghee** mit **1 Prise Salz** und trage es auf deine Zähne und dein Zahnfleisch auf. Nach 5 Minuten kannst du die Paste wieder abspülen.

Einfache und wirkungsvolle Rezepte mit Kokosöl

Kokosöl hat, in der entsprechenden Qualität, eine hohe Heilwirkung, sowohl innerlich als auch äußerlich. Vor allem für trockene Hauttypen und bei entzündlichen Hautproblemen wird es empfohlen. Ihm wird eine antivirale, antibakterielle und antientzündliche Wirkung zugeschrieben. Es ist feuchtigkeitsspendend, zieht schnell ein und ist reich an Antioxidantien, die helfen können, Altersflecken zu reduzieren, Schäden durch UV-Strahlung zu reparieren und die Hautalterung zu mindern.

GESICHTSREINIGUNG MIT KOKOSÖL

Kokosöl reinigt die Haut besonders schonend. Gleichzeitig versorgst du deine Haut mit Feuchtigkeit.
Für die Gesichtsreinigung trägst du ca. 1 EL handwarmes Öl in kreisenden Bewegungen auf die Haut auf und lässt es kurz einwirken, bevor du es mit lauwarmem Wasser sanft abwäschst. Die Haut anschließend nur trocken tupfen. Eincremen musst du sie bei der reichhaltigen Pflege nicht mehr.

VOR DEM SCHLAFENGEHEN

Reibe eine halbe Stunde, bevor du schlafen gehst, deine Schläfen, Hände und Füße mit leicht erwärmtem Kokosöl ein.

Einfache und wirkungsvolle Rezepte mit Kurkuma

Kurkuma gilt in Indien schon seit Langem als Elixier für schöne Haut. Es wird außerdem auch gerne zur Pflege von Haaren, Zähnen und Nägeln eingesetzt. Die Heilwirkung von Kurkuma ist mittlerweile auch bei uns relativ gut erforscht, sodass die gelbe Wurzel auch in unseren Küchen zunehmend Einzug hält. Kurkuma ist reich an Antioxidantien, die zellschädigende freie Radikale abfangen und so als natürliches Anti-Aging-Mittel wirken. Kurkuma wirkt zudem abschwellend, antibakteriell sowie entzündungshemmend und ist damit perfekt für sensible Haut geeignet.

KURKUMA-GESICHTSMASKE FÜR ALLE HAUTTYPEN

Verrühre **1 TL Kurkuma** mit 1 **TL Honig** und **1 TL Olivenöl**. Trage die Maske auf das gereinigte Gesicht auf und lasse sie 10 Minuten einwirken. Anschließend mit lauwarmem Wasser gründlich abwaschen.

> **TIPP**
> Kurkuma färbt sehr intensiv, daher am besten mit Einweghandschuhen arbeiten. Die gelbe Verfärbung der Haut kann mit Milch oder Kaffeesatz wieder entfernt werden.

HEILERDE-GESICHTSMASKE FÜR ALLE HAUTTYPEN

Vermische **10 ml Honig** mit **20 ml Aloe-Vera-Saft** und **30 g Heilerde** sowie **1 Prise Kurkuma**. Trage die Maske auf das gereinigte Gesicht auf und lasse sie 10 Minuten einwirken. Anschließend mit lauwarmem Wasser abwaschen.

Einfache und wirkungsvolle Rezepte mit Granatapfel

Auch Granatäpfel sind reich an wertvollen Inhaltsstoffen, die vor freien Radikalen schützen. Sie sind eine der besten Quellen für Ellagsäure, ein sekundärer Pflanzenstoff aus der Gruppe der antioxidativ wirkenden Polyphenole. Granatäpfel können zum Schutz vor Lichtschäden, Hautalterung und UV-Belastung sowie bei der Behandlung sonnenbedingter Hyperpigmentierung beitragen. Wo in der Ernährung lediglich die Kerne und der Saft des Granatapfels genießbar sind, überzeugt in der Hautpflege vor allem auch die Schale mit wertvollen Inhaltsstoffen.

NÄHRENDE GESICHTSMASKE GEGEN PICKEL

Gib **2–3 EL Buttermilch** mit **1 EL Haferflocken**, **1 EL Granatapfelkernen** und **1 EL Honig** in ein hohes Gefäß und püriere alles mit einem Stabmixer zu einer Paste. Trage die Maske auf Gesicht, Hals und Dekolleté auf und lasse sie etwa 10 Minuten einwirken. Spüle sie anschließend mit lauwarmem Wasser ab.

REINIGENDE UND FEUCHTIGKEITSSPENDENDE HAARMASKE

Gib **1 Tasse Yoghurt** und **1–2 EL Granatapfelkerne** in einen Mixer und püriere alles zu einer Paste. Füge anschließend **1 TL Zitronensaft** hinzu und trage das Ganze von den Haarwurzeln bis zu den Haarspitzen auf. Lasse die Maske 30 Minuten einwirken und wasche sie anschließend mit lauwarmem Wasser ab. Diese Maske gleicht die Talgabsonderung aus und verleiht trockenem und dehydriertem Haar wieder neuen Glanz.

PEELING ZUR REDUZIERUNG VON NARBEN

Peelings auf der Basis von Granatapfelschalen verhindern den Abbau von Kollagen und können bei regelmäßiger Anwendung das Zellwachstum fördern. Sie sind auch hilfreich bei der Bekämpfung von Aknenarben und Pickeln. Mische **1 EL Ghee** mit **2 EL Zucker** und **2 EL Granatapfelschalenpulver** (siehe Tipp). Massiere das Peeling in die Haut ein und wasche es anschließend mit lauwarmem Wasser ab.

> **TIPP**
> Auch die Schale des Granatapfels, die wir so oft wegwerfen, hat einiges zu bieten: Die Granatapfelschale bei 80 °C für ca. 3 Stunden bei leicht geöffneter Ofentür im Backofen trocknen, anschließend mit einem Mixer zu Pulver zerkleinern.

Basilikummaske für glatte und belebte Haut

Etymologisch stammt das Wort Basilikum vom griechischen Wort »basilikos« ab, das »königlich« bedeutet. In Indien ist Basilikum eine heilige Pflanze, die den Göttern Vishnu und Krishna gewidmet ist. Dem Glauben nach soll die Pflanze körperlichen und geistigen Schutz bieten. Basilikum liefert wertvolle Antioxidantien und kann daher wunderbar auch in einer Gesichtsmaske verwendet werden.
Um die Basilikum-Gesichtsmaske anzureichern, empfehlen wir, Honig hinzuzufügen. Honig ist ein natürliches Feuchthaltemittel, das der Haut hilft, Feuchtigkeit zu spenden und sie strahlen zu lassen: Mische **1 EL Honig** (alternativ Natur-Yoghurt) mit **1 EL frisch gemörsertem oder fein gehacktem Basilikum**. Verrühre beides zu einer Paste und trage sie auf das Gesicht auf. Nach 20 Minuten mit lauwarmem Wasser abwaschen.

Leberwickel

Unser Entgiftungsorgan Nummer eins erbringt täglich Höchstleistungen und ist deshalb besonders dankbar, wenn du es regelmäßig bei der Ausscheidungsarbeit unterstützt.
Ein Leberwickel sorgt für eine bessere Durchblutung der Leber, einen verbesserten Stoffwechsel und Entgiftung. Auf der psychischen Ebene sorgt er für Freiraum und Entspannung. Denn die Leber gilt als äußerst emotionales Organ, das unmittelbar auf Ärger und Stress reagiert. Ist deine Leber angespannt, fühlst du dich unwohl und eingeengt.

Wir empfehlen dir, den Leberwickel nicht mit reinem Wasser, sondern mit Schafgarbentee zu machen. Die Schafgarbe ist eine Pflanze mit besonders vielen Heilkräften. Die darin enthaltenen Gerbstoffe wirken zusammenziehend, antibakteriell und entzündungshemmend. Und so einfach geht's:

Übergieße **1 EL Schafgarbenkraut** mit **200 ml heißem Wasser** und lasse es 10 Minuten ziehen. Falte ein kleines Handtuch zu einer Rolle, tauche es in den Tee, wringe es gut aus und lege es unterhalb des rechten Rippenbogens auf den Körper. Lege eine warme Wärmflasche darauf und decke das Ganze mit einem trockenen Handtuch ab. Lasse den Leberwickel für 20–30 Minuten wirken. Nach dem Wickel solltest du nochmals eine halbe Stunde Ruhezeit einplanen.

Badezusätze

Für ein vitalisierendes Bad kannst du einige frische Zweige Rosmarin mit ins Badewasser geben. Einen Frischekick verspricht Minze, für eine entspannende Wirkung verwendest du Lavendel als Badezusatz, z. B. vor dem Einschlafen.

ENTSPANNUNGSFUSSBAD

Fußbäder sind wahre Stresskiller. Unsere Mischung, auf der Basis von Meersalz und Zitrone, ist zudem ein echter Stimmungsbooster. Durch die Beigabe von Lavendel oder Rosmarin wirkt es wahlweise beruhigend oder aktivierend und somit wärmend.
Fülle eine kleine Wanne mit ca. 38 °C warmem Wasser und gib **1–2 TL Meersalz** sowie die **abgeriebene Schale von einer Zitrone** hinzu. Bade deine Füße 10–20 Minuten darin. Massiere deine Füße anschließend mit Öl oder Creme ein und ziehe wärmende Wollsocken an.

Zur Entspannung:
Gib ein paar **Zweige frischen Lavendel** in **1 Liter abgekochtes warmes Wasser** und lasse sie darin 10 Minuten ziehen. Gieße den Sud anschließend durch ein Sieb und gib diesen dem Badewasser hinzu.

Zur Aktivierung oder bei kalten Füßen:
Gib **2 EL getrockneten Rosmarin** in **1 Liter abgekochtes warmes Wasser** und lasse ihn darin 10 Minuten ziehen. Gieße den Sud anschließend durch ein Sieb und gib diesen dem Badewasser hinzu.

Leberwickel fördern die Durchblutung sowie Entgiftungsprozesse in der Leber und sorgen für tiefe Entspannung.

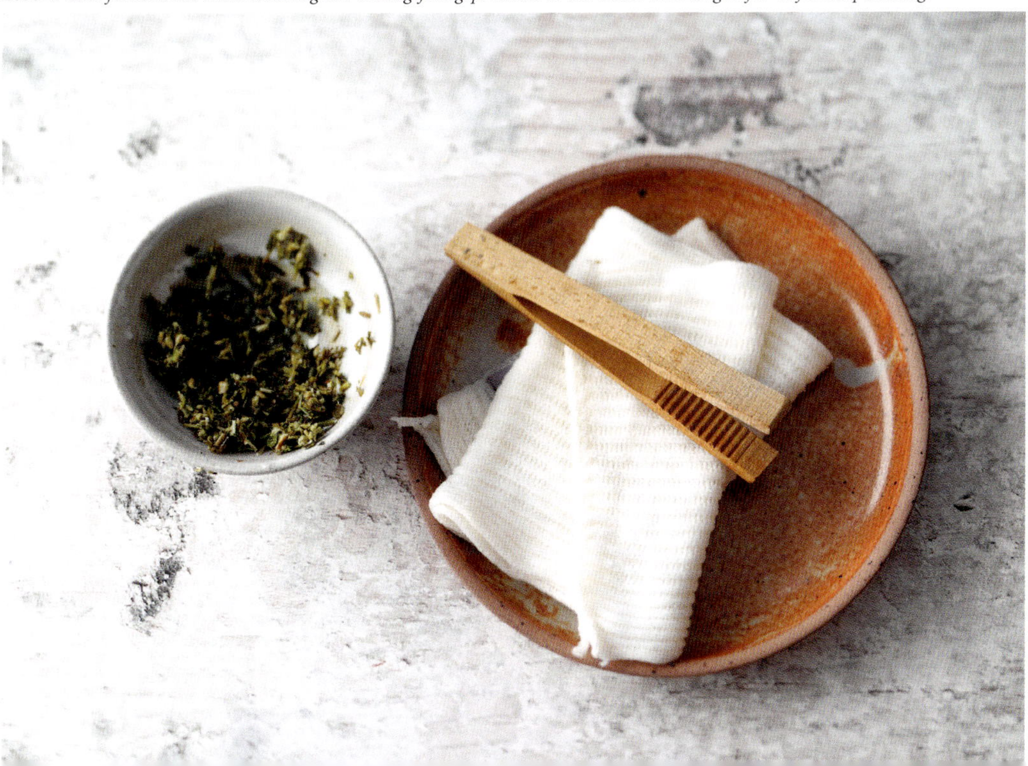

ÜBUNGEN AUS DER KÜCHE

Nur durch Atmung und ein paar Körperübungen Stress abbauen – kann das wirklich so einfach sein? Die Antwort lautet: Ja! Die Herausforderung ist vor allem, wirklich loszulassen, den Geist zur Ruhe zu bringen und sich bewusst die Zeit zu nehmen. Vor allem dann, wenn man es gewohnt ist, im Turbomodus durch den Tag zu hetzen.

Ayurveda und Yoga sind Schwesterwissenschaften, die seit Tausenden von Jahren gemeinsam ausgeübt werden. Die alten Dokumente besagen, dass »das Fundament des Yoga der Ayurveda und die Frucht des Ayurveda der Yoga sein soll«, mit dem Ziel, Körper, Geist und Seele in ein heilsames Gleichgewicht zu bringen.

Viele haben bei dem Begriff Yoga direkt eine Assoziation von Sport, Krafttraining oder eine Abfolge von akrobatischen Verrenkungen auf der Yogamatte im Sinn. Das wird dem Yoga im eigentlichen Sinne nicht gerecht. Vielmehr ist es ein Zusammenkommen wichtiger Elemente, die maßgeblich deine innere Balance bestimmen: Bewegung, Atmung und Meditation.

Wir greifen hier noch einmal die Energie von Vata auf, die in angespannten Phasen ja sehr ausgeprägt ist. Um Vata zu beruhigen und mehr Erdung und Entspannung in den Alltag zu bringen, können für den Einstieg schon einfache Atemübungen viel bewirken.

Im Ayurveda gehören Körper, Psyche und Geist zusammen und deshalb empfehlen wir dir, täglich Yogaeinheiten in deinen Tag einzubauen. Neben der Atmung kümmern wir uns im Retreat auch um den Körper: mit ganz einfachen, aber sehr wirkungsvollen Asanas, die du wunderbar in deiner Küche ausführen kannst. Du brauchst also nicht erst deine Matte auszurollen oder ein ruhiges Plätzchen zu suchen, sondern kannst bereits beim Kochen die Zeit nutzen, um dich für einen Moment zu entspannen. Die Übungen kannst du auch einzeln ausführen und über den Tag verteilt, wann immer es gerade passt, in deinen Ablauf einbinden.

Wenn du lieber rausgehen möchtest, kannst du deine Yogaeinheiten auch bei einem Spaziergang in der Natur einbauen. Denn Bewegung zusammen mit bewusster Atmung bzw. gezielten Atemübungen und Achtsamkeit für den Moment ist ebenso Yoga! Eine Form, die wir beide übrigens auch sehr lieben.

»YOGA IST EINZIG UND ALLEIN EINE ERFAHRUNG, UND DIE MUSS MAN ERLEBEN, UM SIE ZU KENNEN.«

Patanjali, Verfasser der Yogasutra

Yoga-Asanas

Asanas sind die Körperhaltungen des Yoga, die deine Muskeln, Gelenke und Sehnen dehnen und kräftigen sowie den Lymphfluss anregen. Mit den Asanas versorgst du die verschiedenen Körperregionen mit Sauerstoff und unterstützt, durch die Aktivierung des Lymphsystems, das für die Bekämpfung von Infektionen und den Abtransport von Giftstoffen zuständig ist, den Körper bei der Reinigung. Die Asanas in diesem Buch, die speziell auf die Bedürfnisse des Retreats ausgerichtet ist, beinhalten vor allem:

STEHENDE HALTUNGEN

Stehende Haltungen sind besonders dafür geeignet, dich über die Füße mit der Erde zu verwurzeln. Sie verbessern die Haltung, Bodenständigkeit und Stabilität, stärken dein Selbstvertrauen und das Wurzelchakra (siehe Seite 38). Wenn du Standhaltungen regelmäßig übst, kultivierst du ein inneres Gefühl von Kraft, Mut und Ausdauer.

DREHHALTUNGEN

Twists bzw. Drehungen wringen deinen Körper im wahrsten Sinne des Wortes aus und regen dadurch den Stoffwechsel und die Verdauung an. Zudem stärken sie die Bauch- und Rückenmuskulatur sowie dein drittes Chakra, das Solarplexuschakra (siehe Seite 38). Auch innerlich bewirken sie mehr Stabilität, Klarheit und Ruhe. Im Sinne des Retreats helfen sie dir, gerade in turbulenten Zeiten, in deiner Mitte zu bleiben.

RÜCKBEUGEN

Rückbeugen oder auch Herzöffner weiten deinen Brustkorb, stärken die Rückenmuskulatur und das Verdauungssystem. Durch unsere überwiegend sitzenden Tätigkeiten haben wir oft eine buckelige Haltung, die unseren Brustkorb und die Schultern eng macht. Sich wieder mal richtig aufzurichten und im Brustraum zu öffnen, schafft weite Atemräume, energetisiert und wirkt verjüngend auf Körper und Geist. Zudem stärken Herzöffner – wie der Name schon sagt – auch unser Herzchakra (siehe Seite 38).

»YOGA IST, WENN DER GEIST DEINEN KÖRPER BEWEGT UND DU DIE BEWEGUNG MIT DEINER ATMUNG UNTERSTÜTZT.«

Volker

VORBEUGEN

Vorbeugen schaffen Länge in der Wirbelsäule, haben eine beruhigende Wirkung auf das Nervensystem und können in Verbindung mit tiefer Atmung die Verdauung verbessern. Leber und Nieren werden durch eine Art »innere Massage« stimuliert.

HINWEIS:
Die Zeit nach dem Aufstehen ist am besten für deine Yoga- und Atempraxis geeignet. Zum einen solltest du nicht mit vollem Magen üben und zum anderen unterstützt du so die Ausscheidung der in der Nacht produzierten Abfallstoffe. Achte beim Üben also darauf, dass der Magen leer ist.

Tägliche Kitchen-Retreat-Übungen

Die gesamte Yogaeinheit beinhaltet Asanas, die im Stehen und in deiner Küche ohne Matte ausgeführt werden. Konzentriere dich beim Üben auf deine Basis und stelle deine Füße so auf, dass sie in allen Haltungen ein solides Fundament für dich bilden.

SICH WIEGENDE PALME

Eine unserer Lieblingshaltungen für schnelle Energie und Vitalität. Sie wirkt zudem einer schlechten Haltung oder Schmerzen im unteren Rücken entgegen und aktiviert die inneren Organe, wie Dickdarm, Bauchspeicheldrüse, Nieren, Muskel-, Skelett-, Atmungs- und Drüsensysteme.

Ausgangsposition: Komm in die Berghaltung (siehe Kasten Seite 169).

- Nimm einen Kochlöffel in die Hand.
- (Einatmen) Hebe die Arme über die Seiten nach oben, bis du mit der anderen Hand das Kochlöffelende greifen kannst. Strecke die Arme zur Decke, sodass der Bizeps entlang der Ohren ruht und du dich in einer geraden Linie von den Fingerspitzen bis zu den Fersen befindest.
- (Ausatmen) Bewege deinen Oberkörper nach rechts.
- (Einatmen) Komm zurück zur Mitte.
- (Ausatmen) Bewege deinen Oberkörper nach links. Mach das ein paarmal im Wechsel, verbunden mit deiner Atmung, um die Körperseiten aufzuwärmen.
- (Einatmen) Komm zurück zur Mitte. Strecke dich lang zur Decke.
- (Ausatmen) Strecke dich weit nach rechts. So weit, wie es dir möglich ist, ohne einzuknicken und die gerade Linie von den Fingern bis zu den Fersen zu verlieren. Spüre die Dehnung auf der linken Seite des Körpers. Atme für 5 tiefe Atemzüge durch den Bauch ein und aus.
- (Einatmen) Komme wieder zurück in die Mitte und wiederhole die Übung auf der linken Seite.

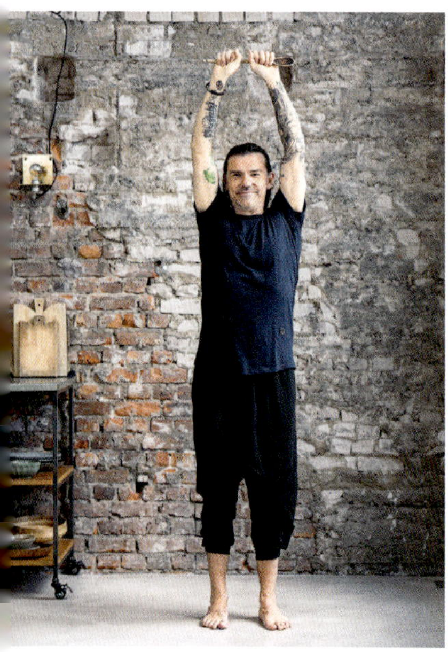

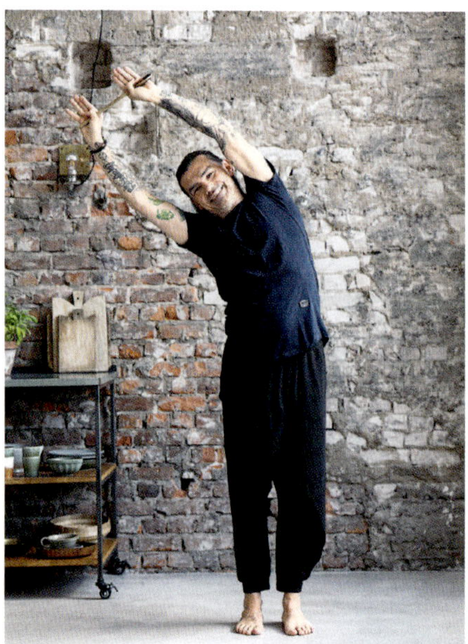

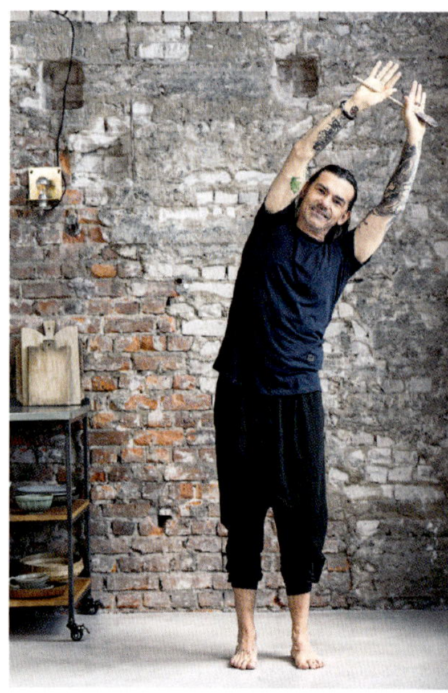

DAS STEHENDE KUHGESICHT

Diese intensive Schulterdehnung verbessert deine Haltung, weitet den Brustraum und sorgt für eine Öffnung und Dehnung deiner Schultern. Die Arm- und Schultermuskulatur wird gekräftigt, der Rücken gestärkt. Zur Unterstützung kannst du ein Küchentuch als Verlängerung deiner Arme mit beiden Händen greifen.

Ausgangsposition: Komm in die Berghaltung (siehe Kasten unten).

- Strecke deinen rechten Arm gerade nach oben und deinen linken Arm nach unten. Zieh dich noch einmal in die Länge. Beuge nun beide Ellenbogen, sodass deine rechte Handfläche und der Handrücken deiner linken Hand auf deinem Rücken ruhen.
- Vielleicht können sich deine Hände berühren, dann lege die Finger locker übereinander, ohne an ihnen zu ziehen. Wenn sie sich nicht berühren, greif das Küchenhandtuch als Verlängerung deiner Arme.
- Bleibe für 5–10 tiefe Atemzüge in dieser Position.
- Löse den Griff hinter deinem Rücken auf und rolle ein paarmal deine Schultern. Wiederhole dann die Asana auf der anderen Seite.

BERGHALTUNG

Als Ausgangsposition für unsere Kitchen-Retreat-Übungen dient überwiegend die Berghaltung:
Stelle dich hierfür mit langer Wirbelsäule aufrecht hin, die Füße hüftbreit und parallel, der Bauch fest, das Brustbein leicht gehoben und die Schultern entspannt. Deine Arme sind neben deiner Hüfte mit den Handflächen nach vorne zeigend.

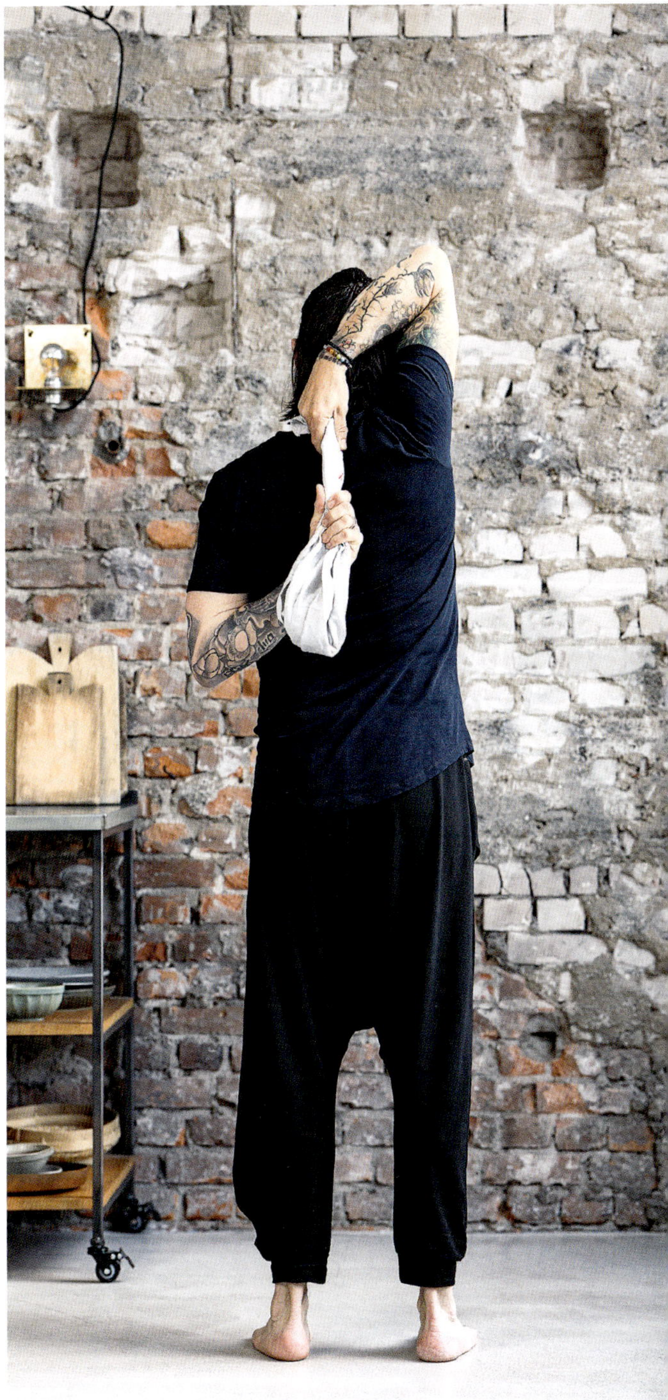

Stehende Haltungen schenken Erdung, Stabilität und Selbstvertrauen.

TAILLENDREHUNG IM STEHEN

Drehhaltungen sind beliebte Asanas, die im Stehen, im Sitzen oder im Liegen ausgeführt werden können. Sie halten die Wirbelsäule flexibel und aktivieren die Energiezentren, die Chakren, die sich entlang der Wirbelsäule befinden. Durch das Drehen der Taille werden Blockaden und Verspannungen gelöst, der Rücken gestärkt und die Bauchorgane massiert. Sie regen zur Entgiftung an und helfen beim Abtransport von Ama. Gerade hier ist es besonders wichtig, tief ein- und auszuatmen.

Vorbeugen wirken beruhigend auf das Nervensystem.

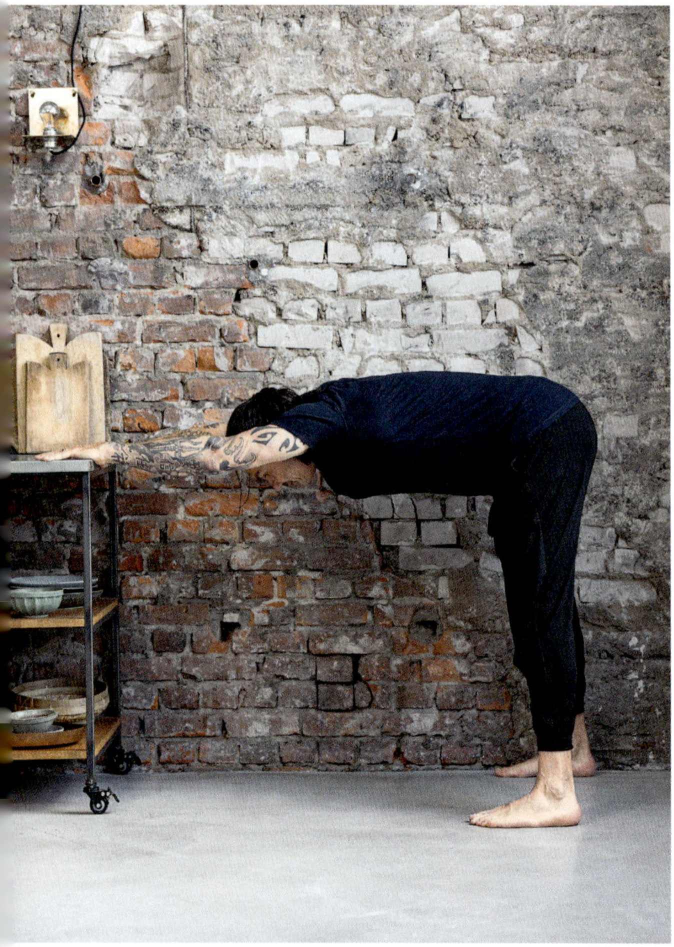

Ausgangsposition: Komm vor deinem Küchentresen in die Berghaltung (siehe Kasten Seite 169). Lege das rechte Bein auf dem Küchentresen ab. Beide Beine sind, so gut es geht, gestreckt.

- (Einatmen) Wachse noch einmal mit dem Oberkörper in die Länge.
- (Ausatmen) Drehe dich mit gerader Wirbelsäule vom Bauchnabel aus so weit du kannst nach rechts. Lege die linke Hand auf dem rechten Bein ab oder greife die Zehen deines rechten Fußes. Der rechte Arm ist in Verlängerung des linken Arms nach hinten gestreckt.
- Bleibe 5–10 tiefe Atemzüge in der Position.
- Löse die Asana auf und komm zurück in die Berghaltung. Wiederhole dann die Asana auf der anderen Seite.

DIE HALBE VORWÄRTSBEUGE

Diese intensive Vorwärtsbeuge streckt und kräftigt den gesamten Rücken. Sie ist zudem eine gute Dehnung der Beinrückseiten und fördert ein Gefühl von Weite in der Wirbelsäule, in den Schultern und in der Hüfte.

Ausgangsposition: Komm vor deinem Küchentresen in die Berghaltung (siehe Kasten Seite 169).

- (Einatmen) Wachse noch einmal in die Länge, indem du die Arme Richtung Decke streckst.
- (Ausatmen) Beuge dich aus der Hüfte nach vorne und lege deine Hände auf dem Küchentresen oder der Tischplatte vor dir ab.
- Rotiere deine Oberschenkel nach innen, während du dein Gesäß nach hinten wegschiebst. Halte den Kopf gerade, in Verlängerung der Wirbelsäule. Der Rücken ist lang und parallel zum Boden, sodass man ein Glas Wasser darauf abstellen könnte.
- Bleibe 5–10 tiefe Atemzüge in der Position.
- Löse die Asana auf und komm zurück in die Berghaltung.

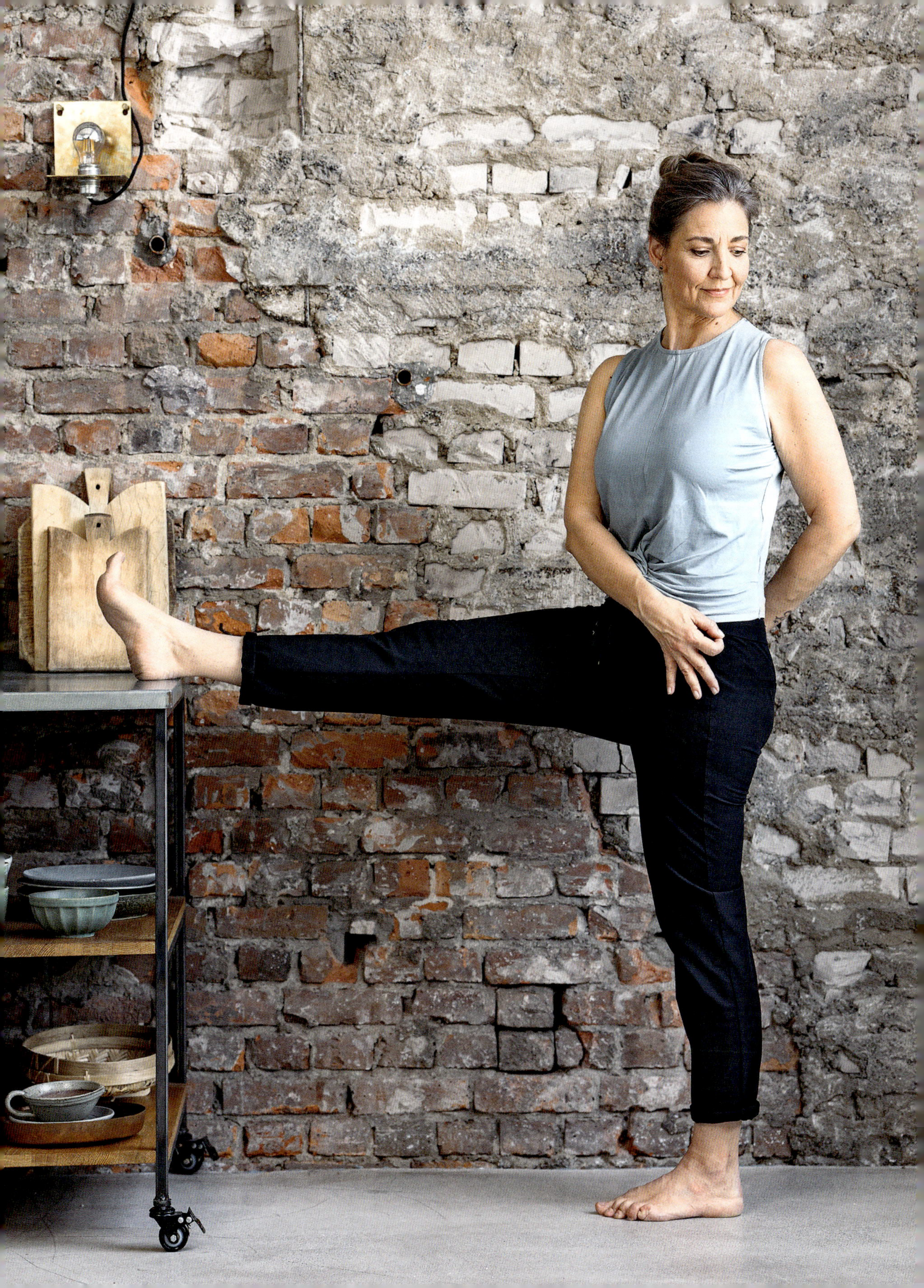

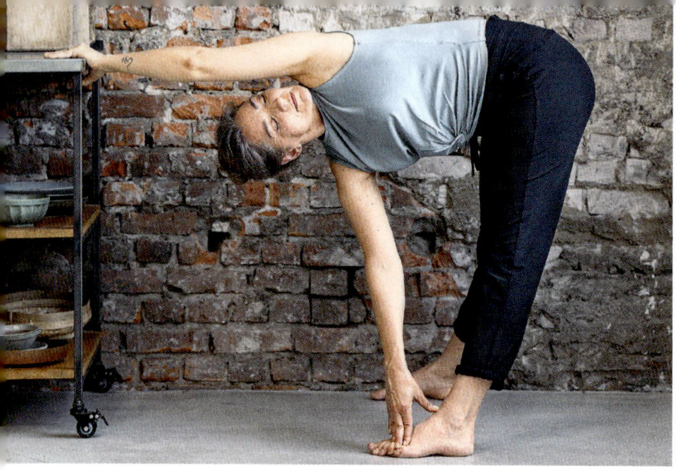

Mit Twists wringst du deinen Körper aus, regst den Stoffwechsel und die Verdauung an.

DIE STEHENDE GEDREHTE VORBEUGE

Die gedrehte Vorbeuge ist eine stehende Haltung, die den Hüftbereich stärkt und für einen guten Ausgleich von Kraft und Gleichgewicht sorgt. Gleichzeitig entspannt sie die Schultern und öffnet den Herzraum.

Ausgangsposition: Halbe Vorwärtsbeuge (siehe Seite 170).

- Wandere mit den Füßen auseinander in eine weite Grätsche, die Fußinnenkanten sind parallel zueinander ausgerichtet. Die Beine sind gestreckt.
- (Einatmen) Hebe die Brust und lass die Oberkörpervorderseite länger werden. Aktiviere die Oberschenkel und ziehe sie nach oben. Schiebe dein Gesäß dabei nach hinten. Arme, Kopf, Wirbelsäule und Rücken sind lang und parallel zum Boden.
- (Ausatmen) Lasse die rechte Hand auf dem Küchentresen liegen, twiste dich nach rechts und lege die linke Hand auf der Außenseite des rechten Fußes ab. Die Hüfte bleibt parallel ausgerichtet.
- Der Blick ruht auf dem rechten Fuß oder wandert alternativ zur Decke.
- Bleibe 5–10 tiefe Atemzüge in der Position.
- Löse die Asana auf, komm zurück zur Ausgangsposition und wechsel dann die Seite.

DAS STEHENDE NADELÖHR

Wenn du oft und lange sitzt, dann ist deine Rumpfmuskulatur wahrscheinlich verspannt und verkürzt, was oft zu Rücken- oder Hüftschmerzen führt. Da die Hüfte auch der Sitz der Emotionen sowie der Verdauungsorgane ist, wirkt diese Übung auf vielen Ebenen befreiend.

Ausgangsposition: Komm vor deinem Küchentresen in die Berghaltung (siehe Kasten Seite 169) mit den Händen auf dem Tresen liegend.

- Bringe deinen linken Fuß über das rechte Knie. Die Zehen sind geflext. Drehe nun dein linkes Knie nach außen.
- Ausatmend gehe mit geradem Rücken in die Hocke, so weit, bis du die Dehnung im Gesäß spürst.
- Bleibe 5–10 tiefe Atemzüge in der Position.
- Löse die Asana auf, komm zurück zur Ausgangsposition und wechsel dann die Seite.

Hüftöffner lösen physische und emotionale Blockaden.

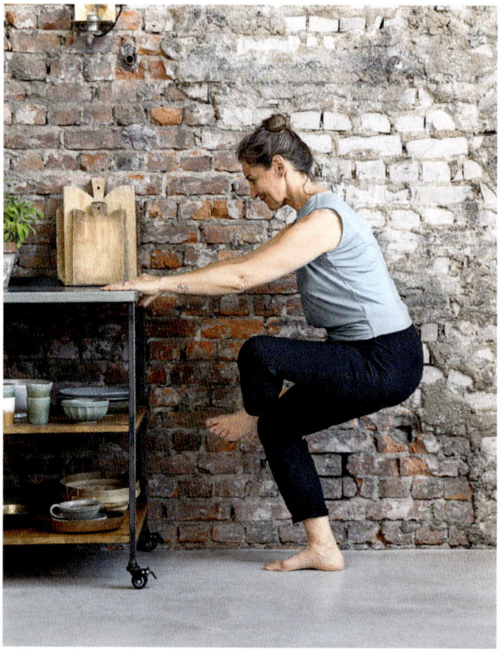

DER STEHENDE AUFSCHAUENDE HUND

Zum Schluss dehnen wir noch einmal die gesamte Körpervorderseite, kräftigen sowohl Arme und Schultern als auch den Rückenstrecker und die Gesäßmuskulatur. Diese Rückbeuge stimuliert die Bauchorgane und wirkt aktivierend und energetisierend auf den Geist.

Ausgangsposition: Halbe Vorwärtsbeuge (siehe Seite 170).

- (Einatmen) Stell dich auf die Fußzehen. Kipp dein Becken nach vorne. Drücke dabei in beide Hände und strecke deine Arme. Hebe gleichzeitig dein Brustbein nach oben. Der Bauch ist fest und zieht zur Wirbelsäule. Deine Schulterblätter ziehen zusammen und unten. Dein Blick geht entweder geradeaus oder du bringst den Kopf leicht in den Nacken und blickst nach oben.
- (Ausatmen) Komme zurück in die halbe Vorwärtsbeuge. Wechsel mit der Ein- und Ausatmung ein paarmal hin und her.
- (Einatmen) Halte im aufschauenden Hund 5–10 tiefe Atemzüge.
- (Ausatmen) Komm noch einmal in die Vorbeuge und löse dann die Asana auf.

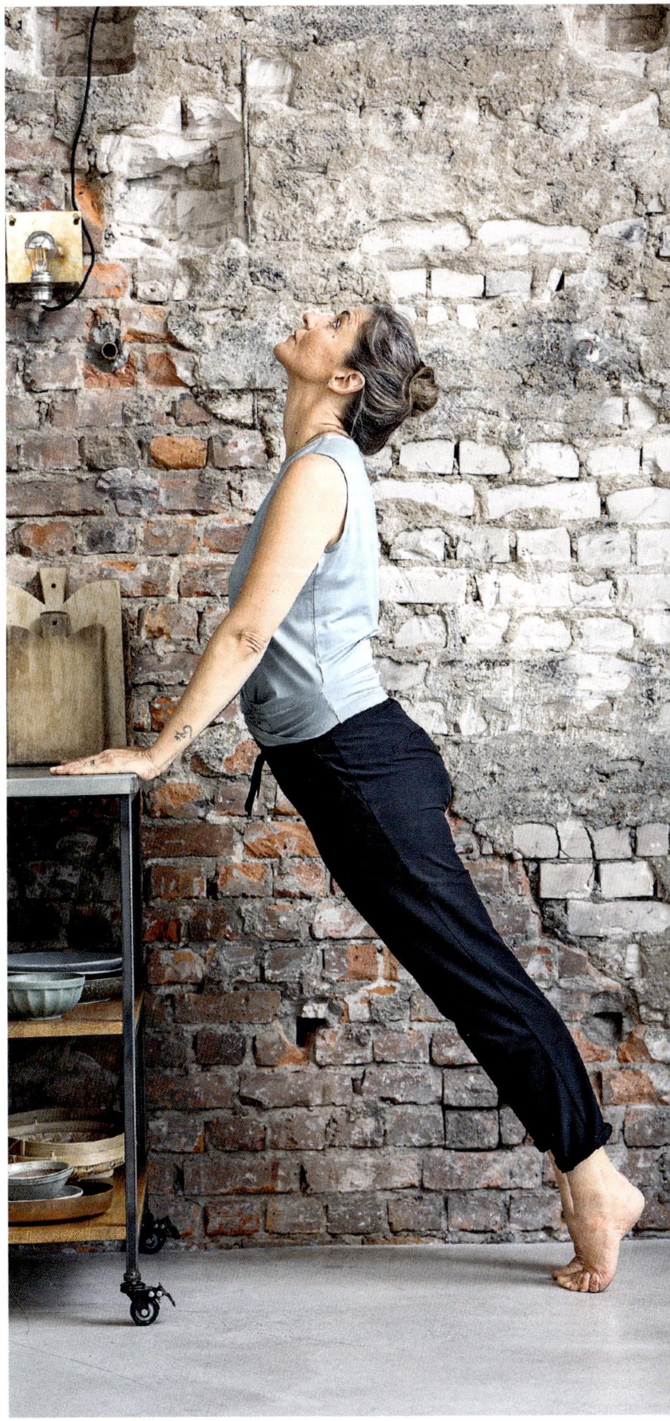

Rückbeugen öffnen den Brustkorb, weiten die Atemräume und wirken insgesamt energetisierend.

Pranayama

Auf »Prana«, die Lebensenergie, sind wir ja im Kapitel »Ayurveda – das Wissen vom Leben« (siehe ab Seite 41) schon ausführlich eingegangen. »Ayama« kann man mit Erweiterung oder Ausdehnung oder auch Kontrolle, im Sinne von Steuerung, übersetzen. So meint »Pranayama« die bewusste Steuerung des Atemflusses, tief und gleichmäßig.
Die Atmung, die wir oft als selbstverständlich hinnehmen, in der Regel nicht einmal wirklich wahrnehmen, ist der maßgebliche Faktor für einen entspannten Geist und gute Lebensenergie. Es ist eine interessante Tatsache, dass die Atmung ein Spiegelbild dessen ist, was in unserem Geist und Körper vor sich geht. Mithilfe der Atmung sind wir in der Lage, das ganze Leben zu verändern. Stimmungen, Gefühle und Gedankenmuster können gewandelt, Kraft und Energie im Inneren erzeugt werden.

WIE WIR ATMEN

Das Leben beginnt mit dem ersten Atemzug und endet mit dem letzten. Im Durchschnitt atmen wir im Ruhezustand 10 bis 15 Mal pro Minute, 600 bis 900 Mal in der Stunde, 14.400 bis 21.600 Mal am Tag und bis zu einer halben Milliarde Mal im Leben.

Bei der Atmung wird die verbrauchte Luft ausgeleitet und frische, mit Prana angereicherte Luft zu den inneren Organen geleitet. Je tiefer die Atmung ist und je bewusster du sie ausführst, desto stärker ist ihre stoffwechselaktivierende und ausgleichende Wirkung. Und desto besser ist folglich der Energiefluss von Prana. Vor allem der Ausatmung kommt eine wichtige Rolle zu. Wenn wir ausatmen, sondern wir Abfallstoffe aus dem Körper aus. Es ist eine natürliche Funktion, die unser Körper ausführt, um »den Müll« aus unserem System auszuscheiden. Ohne eine gesunde Versorgung mit Sauerstoff und das Ausatmen von Säuren (Kohlendioxid) erlahmt der Stoffwechsel und es kommt zu einer Übersäuerung.
Das Einatmen ist also die wichtigste Energieversorgung, das Ausatmen die wichtigste Entsäuerungsmaßnahme.
Gleichzeitig wird durch die bessere Versorgung mit Sauerstoff der Herzschlag verlangsamt. Die Gedanken werden klarer, der Blutdruck sinkt und der Vagusnerv wird gestärkt.
Mit einer tiefen und bewussten Atmung haben wir mit Abstand die wirksamste Methode zur Verfügung, um unseren Körper zu reinigen und zu stärken. Wenn du also der Atmung besondere Aufmerksamkeit schenkst, dann hilfst du deinem System, durch eine tiefe und langsame Bauchatmung seine Reinigungsaufgabe optimal auszuführen. Aber nicht nur das, der tiefe, gleichmäßige Atem kann auch:

- Stress und Unruhe vorbeugen,
- den Blutdruck senken,
- das Immunsystem stärken und
- das allgemeine Wohlbefinden steigern.

Wer regelmäßig Pranayama in seine Praxis integriert, der atmet zudem mit der Zeit auch im Alltag viel entspannter. Das führt zu einer gelasseneren Grundhaltung – etwas, das wir alle in dieser Zeit gut gebrauchen können.
Die Atmung nimmt übrigens nicht nur Einfluss auf die Lebensqualität, sondern auch auf die Lebensspanne: Wenn wir Tiere beim Atmen beobachten, stellen wir fest, dass es offenbar einen direkten Zusammenhang zwischen dem Atem und der Lebensspanne gibt. Eine Schildkröte wird 200 Jahre alt und atmet sehr langsam, ein Kaninchen hingegen atmet schnell und hat ein extrem kurzes Leben.
Wir peilen mal den Mittelweg zwischen Schildkröte und Kaninchen an. Konzentriere dich in dieser Woche auf deinen Atem. Vielleicht schaffst du dir mit einem Armband einen Anker, der dich bei allen Tätigkeiten, wie Gemüseschneiden, Rühren, Anbraten etc., daran erinnert, tiefer ein- und auszuatmen.

DER ATEM ALS DETOXSYSTEM

Dass der Atem nicht nur dein Antrieb, sondern auch dein natürlich mitgeliefertes High-End-Detoxsystem ist, war dir vielleicht bislang noch gar nicht bewusst.
Jeder von uns bewegt täglich im Durchschnitt 10.000 Liter Luft durch die Atmung, pro Atemzug rund 0,5 Liter. Die eingeatmete Luft enthält etwa 21 Prozent Sauerstoff, die ausgeatmete Luft dagegen nur noch 17 Prozent. Etwa 4 Prozent der vom Menschen ausgeatmeten Luft bestehen aus Kohlenstoffdioxid. So nimmst du am Tag etwa 400 bis 500 Liter reinen Sauerstoff auf, der den Zellen des Körpers für die Stoffwechselprozesse zur Verfügung steht.
Obwohl die Atmung eine oft unbewusste Anstrengung ist, ist sie komplex und betrifft alle Teile des Körpers. Wenn du atmest, dann nutzt du das Atmungssystem, zu dem die Organe Nasenhöhle, Mundhöhle, Rachen, Kehlkopf, Luftröhre und Lunge gehören. Die Aufgabe deiner Lunge ist es, den Sauerstoff aufzunehmen und ihn durch den Blutkreislauf zu leiten, wo er zu den Geweben und Organen transportiert wird. In den Zellen angekommen, verbrauchen diese die Luft und erzeugen im Gegenzug Abfall in Form von Kohlendioxid. Kohlendioxid ist ein natürlicher Giftmüll, der bei den Stoffwechselprozessen des Körpers entsteht und regelmäßig und konsequent aus dem Körper ausgeschieden werden muss. Das passiert bei rund 70 Prozent der Giftstoffe über die Atmung. So hilft dir tiefes Atmen dabei, deinen Körper zu entgiften.
Wenn du diesen Ruhezustand verlässt und in Bewegung kommst, dann verbrauchst du auch mehr Sauerstoff und die Zellen werden noch besser versorgt.

ATEMTECHNIKEN

Es gibt zwei Gruppen von Atemtechniken: die ausgleichenden oder beruhigenden und die aktivierenden. Die erste Gruppe aktiviert durch ihre lange Ausatmung den Parasympathikus, der uns entspannen und regenerieren lässt.
Bei der aktivierenden Atmung dagegen steht die Einatmung im Vordergrund. Die Herzfrequenz steigt, der Sympathikus wird angeregt und wir werden wacher und konzentrierter.
Bevor du mit den Atemübungen beginnst, denke immer daran: Es handelt sich um intensive Atemtechniken und nicht um die normale Atmung, und deshalb sollten die gezielten Atemübungen nur jeweils für kurze Zeit durchgeführt werden, ein- bis zweimal am Tag für nicht mehr als 30 Runden. Achte darauf, dass du, wenn du die Atmung unabhängig von den Asanas ausführst, aufrecht mit geradem Rücken sitzt, damit der Atem frei fließen kann. Du solltest außerdem vorher nichts gegessen haben, denn mit vollem Magen lässt es sich nicht so tief und voll in den Bauch atmen. Versuche niemals mit Gewalt tiefer zu atmen. Die Lunge besteht aus einem sehr feinen Gewebe und entsprechend achtsam sollten wir damit umgehen. Im Verlauf der Zeit wird sich dein Atem dank deiner Übungspraxis verändern. Er wird gleichmäßiger werden und der gesunde Rhythmus von Einatmung, Ausatmung und Atempause wird sich ganz natürlich einstellen.
Auf den folgenden Seiten findest du ein paar einfache, effektive Atemübungen und die jeweilige Beschreibung der Wirkung im Anschluss.

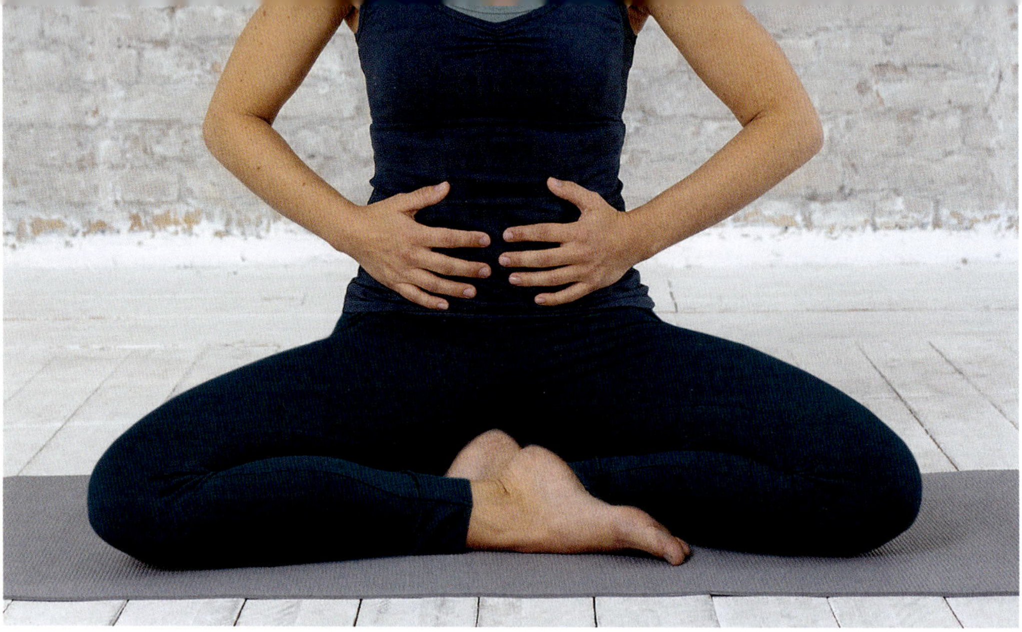

Die tiefe Bauchatmung entspannt das Nervensystem und massiert die Bauchorgane.

ATEMÜBUNGEN FÜR DEIN RETREAT

Die lymphanregende Atmung

Sie hat eine stark lymphaktivierende Wirkung und ist, mit allen anderen Vorteilen, wie Harmonisierung, Reinigung und Ausgleich, hervorragend auch für die Retreat-Woche geeignet. Hebe deinen linken Arm ein wenig an, forme mit deiner rechten Hand eine Faust und drücke diese fest in die linke Achselhöhle. Nimm den Arm wieder runter und klemme die Faust darunter ein. Mit der linken Hand schließt du nun das linke Nasenloch und atmest durch das rechte tief ein und aus. Nach ca. 30 Atemzügen wechselst du die Seiten.

Die Bauchatmung – Tiefe Entspannung

Die Bauchatmung ist eigentlich eine sehr natürliche Atmung, die wir aber leider ein wenig verlernt haben. Für die Bauchatmung setzt du dich aufrecht hin, gibst deine Hand auf den Bauch und atmest etwa vier Sekunden tief durch die Nase in den Bauch hinein. Danach atmest du vier Sekunden durch die Nase aus. Spüre dabei, wie dein Bauchnabel sich bei der Einatmung nach außen wölbt, und ziehe ihn bei der Ausatmung bewusst Richtung Wirbelsäule.
Bei dieser Atmung wird mehr Sauerstoff aufgenommen, deine Bauchorgane erhalten eine sanfte Massage und du bekommst mehr Energie. Vor allem bei Aufregung oder Ärger wird diese Atemtechnik empfohlen.

Anuloma Viloma – Die Wechselatmung I

Die Wechselatmung Anuloma Viloma (auch als Nadi Shodhana bezeichnet) ist ebenfalls für Anfänger geeignet. Sie wirkt ausgleichend auf das Nervensystem und wird dir helfen, dich in stressigen Momenten wieder in deine Mitte zu bringen. Die Technik ist kinderleicht: Nimm eine bequeme Sitzhaltung ein, atme einmal tief durch beide Nasenlöcher ein und aus. Verschließe dann das rechte Nasenloch mit dem rechten Daumen und atme ruhig durch das linke Nasenloch ein. Verschließe mit dem rechten Ringfinger das linke Nasenloch, öffne das rechte Nasenloch und atme vollständig über rechts aus. Atme nun wieder rechts ein, verschließe rechts mit deinem Daumen und atme über links wieder aus. Deine Ausatmung sollte dabei doppelt so lange sein wie deine Einatmung (z. B. 4:8).

Anuloma Viloma – Die Wechselatmung II (mit Atempause)

Wenn du schon ein wenig Erfahrung mit der Wechselatmung I (siehe Seite 176) sammeln konntest, kannst du zu Anuloma Viloma mit Atempause übergehen. Diese Atemtechnik hilft dir, deine Energiekanäle zu öffnen und sie mit wertvoller Lebensenergie, Prana, zu füllen. Sie wirkt ausgleichend und harmonisierend.
Hier wird nach der Einatmung die Luft angehalten, indem Daumen und Ringfinger die Nasenlöcher veschließen, bevor wieder ausgeatmet wird. Starte am besten mit einem Rhythmus von 4:4:8 und steigere dich dann langsam auf 4:16:8.

Sitali – Die kühlende Atmung

Sitali ist eine Atemtechnik, die du zur Abkühlung anwenden kannst. Finde eine bequeme Sitzhaltung, rolle deine Zunge ein und atme durch die gerollte Zunge ein. Danach halte kurz an und atme durch die Nase wieder aus. Dieses Pranayama eignet sich sehr gut bei Hitze, nach körperlicher Anstrengung oder auch bei Wut, die du sprichwörtlich »runterkühlen« möchtest.

Bhramari – Die Bienenatmung

Bei dieser Atemübung wird ein sanftes Summen erzeugt. Diese Übung hat eine tiefenentspannende und beruhigende Wirkung auf Körper und Seele. Sie ist ganz einfach: Du atmest tief durch die Nase ein und hältst den Atem, dabei beugst du dich nach vorne, das Gewicht deines Oberkörpers ruht auf deinen Händen. Achte darauf, den Kopf nur so weit nach vorne zu beugen, bis dein Kinn deine Brust berührt. Spanne nun den Beckenboden an und halte den Atem noch eine Weile, nicht ausatmen. Entspanne nun den Beckenboden wieder vollständig, hebe den Kopf, entspanne deine Schultern und setze dich aufrecht hin.
Bevor du ausatmest, verschließe deine Ohren, indem du die kleinen Ohrenklappen mit einem Finger gegen den Ohrengang drückst. Deine Ellenbogen weisen dabei zur Seite, der Brustkorb ist offen. Jetzt endlich kannst du ausatmen, du atmest langsam und entspannt mit geschlossenem, entspanntem Mund durch die Nase aus. Beim Ausatmen produzierst du einen brummenden, tiefen Ton. Das Ausatmen soll wie eine Biene klingen. Nimm ein paar normale Atemzüge und wiederhole diese Übung neun Mal.

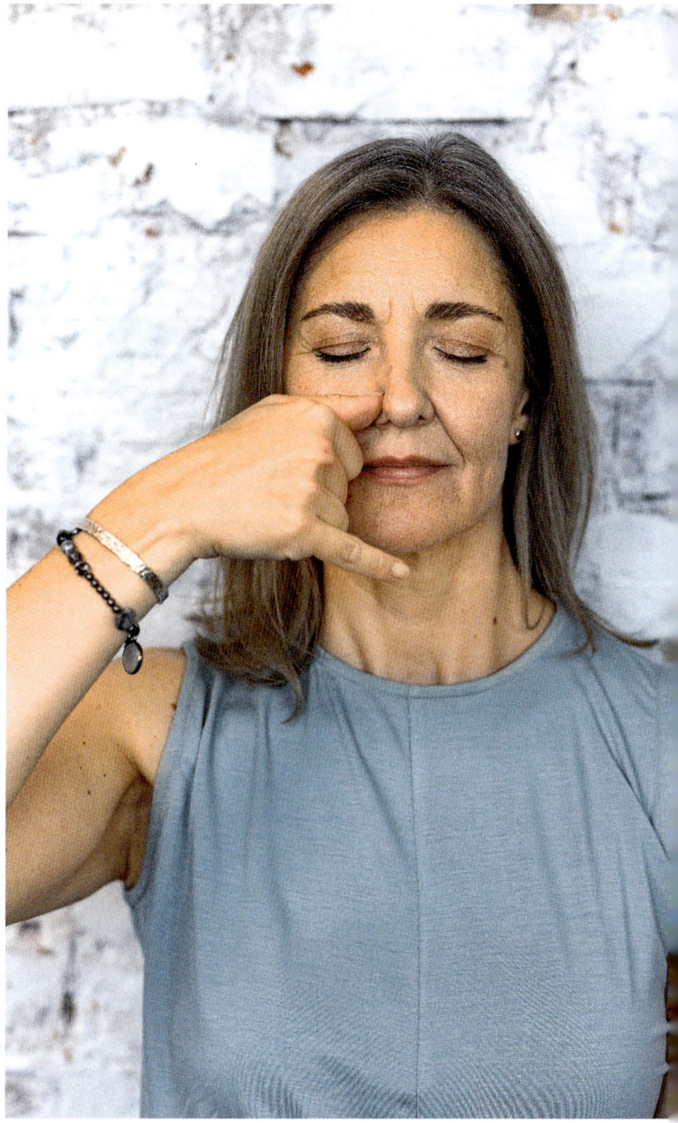

Die Wechselatmung wirkt ausgleichend auf beide Gehirnhälften und fördert die Konzentration.

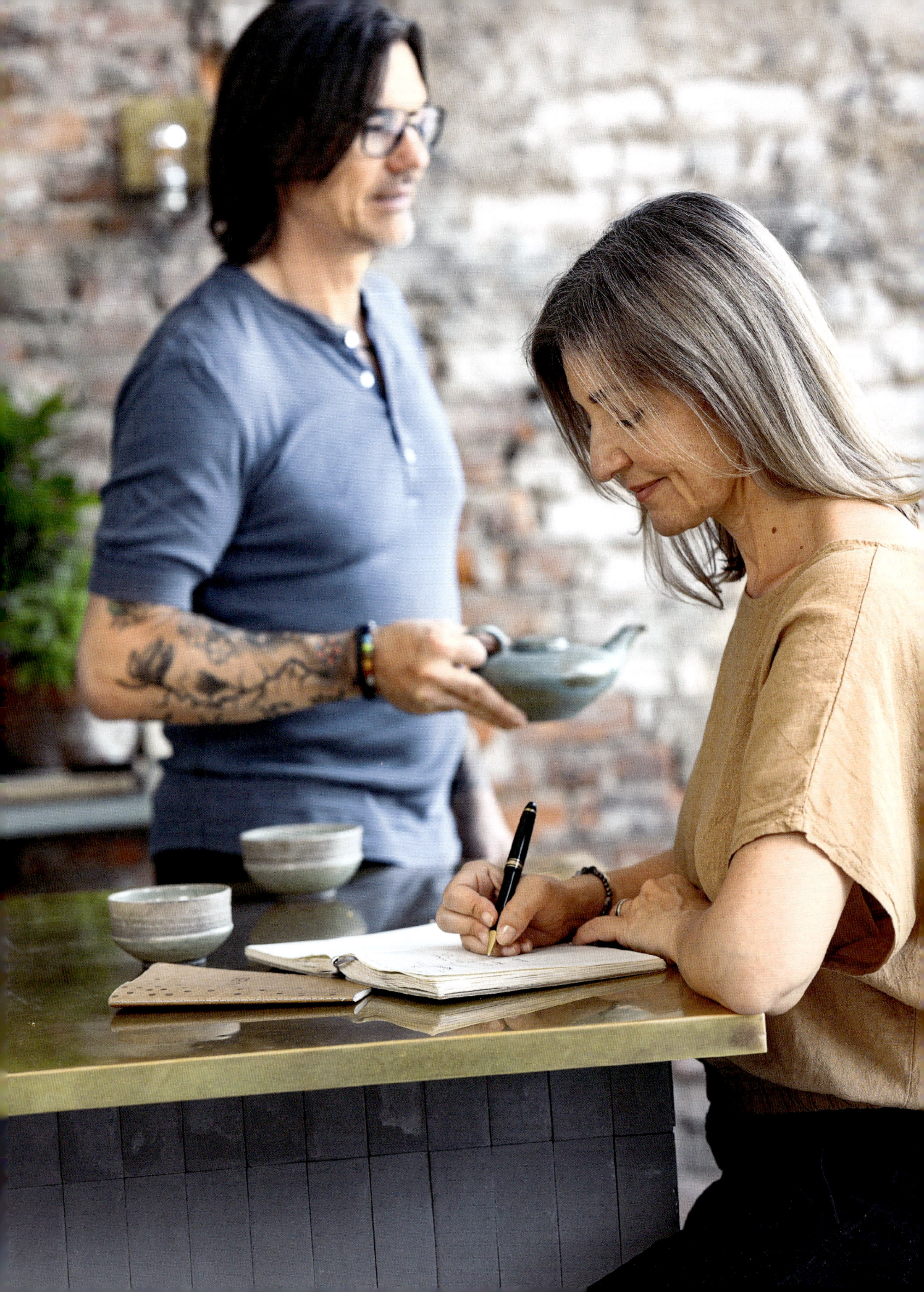

AUSBLICK

Deine persönlichen täglichen Wohlfühlroutinen aus der Retreat-Woche zu erkennen, ist der erste Schritt. Dranzubleiben, ist der zweite und wichtigste Schritt! Deshalb möchten wir dir hier einige Impulse mitgeben, wie dir das Dranbleiben gelingen kann.

WIE GEHT ES WEITER?

Uns ist natürlich bewusst, dass unsere gemeinsame Retreat-Woche nur ein erster Schritt sein kann und für dich jetzt die spannende Zeit der Etablierung beginnt. Vergiss dabei nie, dass Ayurveda keine »Alles oder nichts«-Methode ist. Ein kleiner Schritt ist genauso wertvoll wie hundert große Sprünge, denn du allein entscheidest über die wertvollen Momente in deinem Leben.

Wir möchten dich motivieren, kontinuierlich mit den Handlungen weiterzumachen, die dir in der Retreat-Woche besonders gutgetan haben und die du in deinen Notizen festgehalten hast. Mittel- und langfristig wird sich das vielfach positiv bemerkbar machen.
Wir werden immer mal wieder gefragt, ob wir denn auch mal was »Normales« essen. Spannende Frage, denn für uns ist es ja vollkommen normal, Lebensmittel zu essen, die uns Energie zuführen, uns nicht belasten und müde machen, die unseren Körper und Geist gut versorgen und uns dabei helfen, gesund zu bleiben. Welche genau das für uns individuell sind, haben wir im Laufe der Jahre gelernt. Wir kommen ja aus den Siebzigerjahren und sind, wie viele andere in unserem Alter auch, mit ordentlich Süßigkeiten, Limonade, Kuchen und Schokolade aufgewachsen. Wir haben aber schließlich doch angefangen, in uns reinzufühlen, und dabei erfahren, was uns guttut und was nicht.

»WIE LANGE KANN MAN DENN AYURVEDA MACHEN?« »DAS GANZE LEBEN LANG.«

Volker

Die Prinzipien der ayurvedischen Ernährung und Lebensweise machen für uns einfach Sinn. Denn der Ayurveda ist keine Crashmethode, er ist eine Lebensphilosophie. Es sind ja nicht die ein, zwei oder drei Wochen bewusste Auszeit, die zu einem nachhaltig glücklichen Leben führen, sondern die Art, wie du langfristig dein Leben gestaltest.
Wenn du dieses Buch gekauft hast, weil du glücklicher, gelassener, gesünder und fitter sein möchtest, empfehlen wir dir, deine wohltuen-

»WIR VERLIEREN OFT DEN FOKUS AUF DAS GUTE IM LEBEN, WEIL WIR SO SEHR DAMIT BESCHÄFTIGT SIND, DAS, WAS SICH NICHT GUT ANFÜHLT, IRGENDWIE ZU MEISTERN. DAS IST SCHADE. DENN DER FOKUS AUF DAS, WAS WIRKLICH ZU UNS PASST, ERMÖGLICHT, DASS ES WACHSEN DARF. UND DAS, WAS NICHT ZU UNS PASST, FÄLLT SCHLIESSLICH VOM TELLERRAND. HAPPY END!«

Anke

den Gewohnheiten auszubauen und diejenigen zu ändern, die dein Leben negativ beeinflussen. Schlechte, oder unpassende, Gewohnheiten bauen sich ja in der Regel über einen sehr langen Zeitraum auf oder schleichen sich ein. In Teilen sind sie dir vielleicht gar nicht wirklich bewusst. Deshalb ist es uns auch so wichtig, dass du das Wochenprogramm mit Achtsamkeit durchführst und das, was dir in der Retreat-Woche gutgetan hat, als neue Gewohnheit etablierst. So werden nach und nach alte, negative Gewohnheiten durch neue, positive ersetzt.

Der erste Schritt zu einer nachhaltigen Veränderung ist: Bewusstsein schaffen! Wenn du abends noch lange am Handy bist und mit deinen Freunden oder Freundinnen schreibst und anschließend keinen erholsamen Schlaf findest, dann zeigst du möglicherweise sehr viel Fürsorge für andere, für dich selbst dagegen weniger. Werde dir solcher Zusammenhänge bewusst.

Im Jahr 2009 hat das European Journal of Social Psychology eine Studie veröffentlicht, die besagt, dass es zwischen 18 und 254 Tagen dauert, eine neue Gewohnheit so zu etablieren, dass sie fester Bestandteil des Lebens ist und wir uns nicht jedes Mal aufs Neue motivieren müssen, dranzubleiben. Zugegeben, diese Spanne ist relativ groß. Das liegt auch nahe, wenn man bedenkt, dass es den meisten Menschen leichter fällt, täglich morgens ein Glas warmes Wasser zu trinken, als jeden Morgen eine vollständige ayurvedische Morgenroutine durchzuführen. Wir selbst haben, abgestimmt auf unseren Alltag, eine abgespeckte Morgenroutine etabliert: Unser Glas heißes Wasser im Bett ist gesetzt, danach trinken wir eine Tasse Kaffee und machen 3 Minuten Dehnübungen, gefolgt von der ausgiebigen Mundhygiene mit Zungereinigen, Ölziehen und Zähneputzen. That's it.

Bleib motiviert!

Du möchtest über die Retreat-Woche hinaus weitermachen? Dann lass deine Praxis zur Gewohnheit werden und sammle all deine positiven Momente. Nutze dafür z. B. dein Journal mit deinen Notizen (siehe Seite 72). Jede positive Erfahrung sorgt dafür, dass du auch in Zukunft motiviert bist, dranzubleiben.

Wie so oft im Leben spielt die Motivation eine zentrale Rolle. Je bewusster du dir über dein »Warum« bist, desto höher ist die Wahrscheinlichkeit, dass du nachhaltig etwas ändern wirst. Dein Warum ist dein Motivator, dein initialer Zündfunke.

Hier mal zwei ganz praktische Beispiele, was wir damit meinen: Du bewegst dich, damit du dich fitter fühlst und körperliche Spannung abbaust und nicht um der Bewegung willen. Du ernährst dich gesünder, um dich in deinem Körper wohler zu fühlen, frischer auszusehen oder Gewicht zu reduzieren und nicht um des Essens willen. Wenn du also in deiner Retreat-Woche merkst, dass dir etwas besonders guttut, dann halte es in deinem Notizheft fest und überlege dir, wie du es in Zukunft in deinen Alltag integrieren möchtest. Da wir aus eigener Erfahrung wissen, wie herausfordernd es manchmal sein kann, am Ball zu bleiben, möchten wir dir gerne die Möglichkeit bieten, dich auch weiterhin mit unserem Onlineangebot bei der Etablierung neuer Gewohnheiten zu unterstützen.
Weitere Infos dazu findest du auf unserer Webseite: **www.kitchen-retreat.com.**

Was uns im Alltag hilft

Abschließend möchten wir mit dir unsere persönlichen Highlights für ein entspanntes Leben teilen, denn auch unser Alltag birgt, durch ganz unterschiedliche Wohn- und Wirkstätten sowie eine große Bandbreite von Themen, ein großes Potenzial für Stress. Wir haben viele kleine Routinen und Rituale etabliert, die uns täglich helfen, gesund und fit zu bleiben sowie ausgeglichen und entspannt zu sein. Aber wir geben zu: Es ist manchmal schon herausfordernd. Schließlich sind wir auch keine Roboter.
Fakt ist: Es braucht oft nicht viel, um eine Veränderung zu bewirken. Entscheidend ist vor allem die Kontinuität, also das Dranbleiben. James Clear beschreibt es in seinem Buch »Die 1%-Methode« sehr anschaulich: »Sie fliegen von Los Angeles nach New York City. Ändert der Pilot, der von Los Angeles (LAX) startet, den Kurs um nur 3,5 Grad nach Süden, landen Sie nicht in New York, sondern in Washington.«
Welche kleinen Handlungen führen wir nun regelmäßig, also täglich, aus?

- Morgens eine Tasse warmes Wasser trinken, gefolgt von einem Kaffee.
- Mit einer positiven Einstellung in den Tag starten: Uns ist wichtig, die Neugier und Freude an dem, was der Tag uns bringen mag, nicht zu verlieren.
- Die kleine Morgenpflegeroutine.
- Längere Essenspausen einhalten. Wir essen in der Regel nicht öfter als 2–3 Mal pro Tag, ohne Zwischenmahlzeiten.
- Auszeiten nehmen, wenn der Körper »Pause« signalisiert.
- Jeden Tag und bei jedem Wetter Zeit in der Natur verbringen.
- Den Körper, oft auch im Verlauf des Tages immer mal wieder, durch Yoga-Asanas dehnen.
- Dankbar sein, dass die Menschen um uns herum ihr Leben mit uns teilen. Wir beschließen jeden Morgen: »Auch heute bleiben wir zusammen.«
- Lieben, was wir tun, und achtsam im Moment sein. Es macht keinen Sinn, Dinge mit verbissener Miene und negativem Mindset zu tun. Dann lasse ich es doch lieber und mache stattdessen etwas, das mir wirklich Freude bringt.
- Aktiv auf das blicken, was gut ist, und dankbar sein für die schönen Momente des Tages.
- Jeden Abend erzählen wir uns vor dem Schlafengehen kurz unsere Highlights des Tages.

»ICH FREUE MICH, WENN ES REGNET, DENN WENN ICH MICH NICHT FREUE, REGNET ES AUCH.«

Karl Valentin

DEINE SELBSTLIEBE-RITUALE

Schenke dir im Alltag immer mal wieder kleine Auszeiten der Selbstfürsorge. Gönne dir eine Beautyeinheit, bewege dich in der Natur und genieße deine Me-Time.

- Mache einen Spaziergang an der frischen Luft, nimm ein paar tiefe Atemzüge und genieße einen Moment das Alleinsein mit der Natur.
- Verwöhne dich mit einem Körperpeeling und nährendem Hautöl. Gönne deiner Haut regelmäßig eine Gesichtsmaske mit pflegenden Wirkstoffen. Wende ein Hand- und Fußpeeling an: Deine Hände und Füße sind täglich in Aktion und freuen sich, wenn du die abgestorbenen Hautschüppchen entfernst und die Haut mit Feuchtigkeit und Öl versorgst. Beautyrezepte findest du ab Seite 158.
- Schenke dir selbst einen Strauß bunte Blumen und erfreue dich an deiner Lieblings-Energiefarbe.
- Schaffe Freiraum: Wenn du dein Retreat-Erlebnis noch verstärken willst, dann nimm dir ein paar Ecken in deinem Zuhause vor, die gedanklich Ballast verursachen und wo du das Gefühl hast, das darf mal wieder aufgeräumt oder ausgemistet werden. Das befreiende Gefühl ist Gold wert!
- Nimm ein heißes Bad: Zünde ein paar Kerzen an, gib etwas Badezusatz (siehe Seite 165) ins Wasser und entspanne mit einem guten Buch oder schöner Musik in der Wanne.
- Genieße in Ruhe, ohne (digitale) Ablenkung, einen Tee oder Kaffee. Schau dabei vielleicht eine Zeit lang in den Himmel und lasse die beruhigende Wirkung des blauen Himmels und der weißen Wolken auf dich wirken.
- Mache dir eine Wärmflasche oder einen Leberwickel (siehe Seite 164). Dazu braucht es keine Schmerzen, das tut der Seele immer gut.
- Gehe auf Gedankenreise: Stelle dir deinen schönsten Tag vor. Wie sieht er aus? Du weißt ja: Gleiches zieht Gleiches an!
- Bring dich zum Lachen und Lächeln: Forscher haben herausgefunden, dass 2 Minuten lachen genauso gesund ist wie 20 Minuten joggen. Nach einer knappen halben Stunde Lachen hast du eine Marathondistanz für deine Gesundheit hingelegt!
- Nimm ein warmes Fußbad und genieße die entspannende und krampflösende Wirkung. Eine Anleitung findest du auf Seite 165.

Der Appell ist mittlerweile sicher angekommen: Wenn du dich gestresst fühlst, dann nimm dir erst einmal Zeit, dich um dich selbst zu kümmern. Stress ist bereits ein sehr deutliches Signal oder eine eindringliche Bitte – von deinem Körper an dich –, einen Gang runterzuschalten. Wenn du diese Zeichen immer wieder ignorierst, wirst du langfristig körperliche und seelische Schäden davontragen. Regelmäßige Selbstfürsorgeeinheiten sind kein egoistisches Handeln, sondern ein sehr selbstbewusster Akt der Liebe – der Selbstliebe!

ZUM NACHSCHLAGEN

BÜCHER, DIE WEITERHELFEN

Bücher von Volker Mehl (Auswahl)

Mehl, Volker/Grönemeyer, Prof. Dr. med. Dietrich: *Heilsam kochen mit Ayurveda.* Gräfe und Unzer Verlag

Mehl, Volker: *Koch dich gesund. Ayurveda meets Klosterheilkunde.* Südwest Verlag

Mehl, Volker: *Meine Ayurveda-Familienküche. Gemeinsam isst man glücklicher.* Trias Verlag

Mehl, Volker/Inga Heckmann: *Der Ayurveda-Lebenskompass: In zehn heilsamen Schritten das eigene Potenzial entfalten - Tipps zu Bewegung, Mindset, Atmung, Achtsamkeit, Ernährung, Lifestyle.* Irisiana

Aus dem GRÄFE UND UNZER VERLAG

Guggenbühl, Dr. Claudia/Larsen, Dr. Christian: *Yoga – Die 5 Schlüssel zur Gesundheit*
Harisch, Dr. Christian: *Die heilende Kraft der Ernährung*
Loewig, Andrea Kathrin/Sharma, Gaurav/Mauracher, Elisabeth: *Ayurveda. Die 7-Tage-Panchakarma-Kur für zu Hause*
Trökes, Anna: *Das große Buch vom Yoga*
Wiedemann, Christina: *Kurkuma. Rundum gesund mit goldgelben Wohlfühlrezepten*

ADRESSEN, DIE WEITERHELFEN

Deutsche Ärztegesellschaft für Ayurveda-Medizin e. V. (DÄGAM)
www.daegam.de
Webseite der Vereinigung von in Deutschland approbierten Ärztinnen und Ärzten, die medizinisch mit Ayurveda in Universitäten, Forschungseinrichtungen, Krankenhäusern, Praxen und anderen Organisationsformen arbeiten. Mit Ärztinnen- und Ärztesuche.

Deutsche Gesellschaft für Ayurveda e. V. (DGA)
www.ayurveda.de
Webseite des ältesten Ayurveda-Ärzteverbands außerhalb Indiens mit Übersicht der Ayurvedaärztinnen, -ärzte und –kliniken in Deutschland, Österreich, der Schweiz, den Niederlanden und Dänemark.

Verband Europäischer Ayurveda Mediziner und Therapeuten e. V. (VEAT)
www.ayurveda-verband.eu
VEAT verfolgt das Ziel, Ayurveda als ganzheitliches und komplementäres Medizin- und Therapiesystem in Deutschland und Europa zu etablieren. Ärztinnen- und Ärztesuche nach Kategorien, Spezifikation, Ländern und Postleitzahl möglich.

Verband Schweizer Ayurveda-Mediziner & Therapeuten
www.vsamt.ch
Informationen rund um Ayurveda(produkte) sowie Adressen von Therapeutinnen und Therapeuten in der Schweiz.

Webseiten der Autoren:

www.kitchen-retreat.com
www.volkermehl.com
www.ankepachauer.de

SACHREGISTER

REZEPTREGISTER

ÜBER DIE AUTOREN

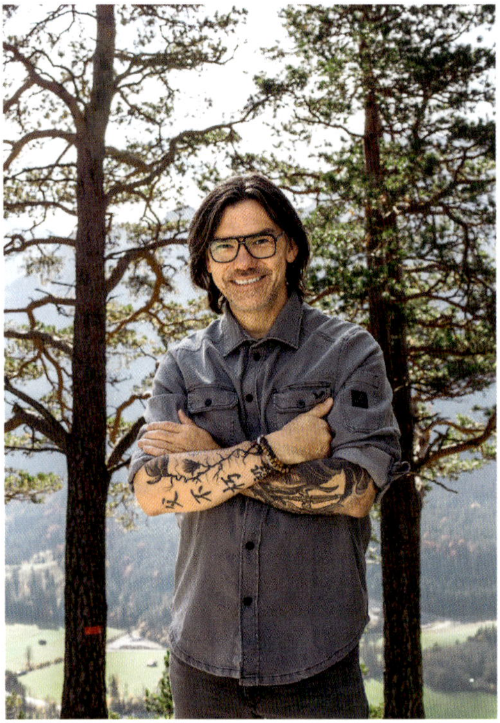

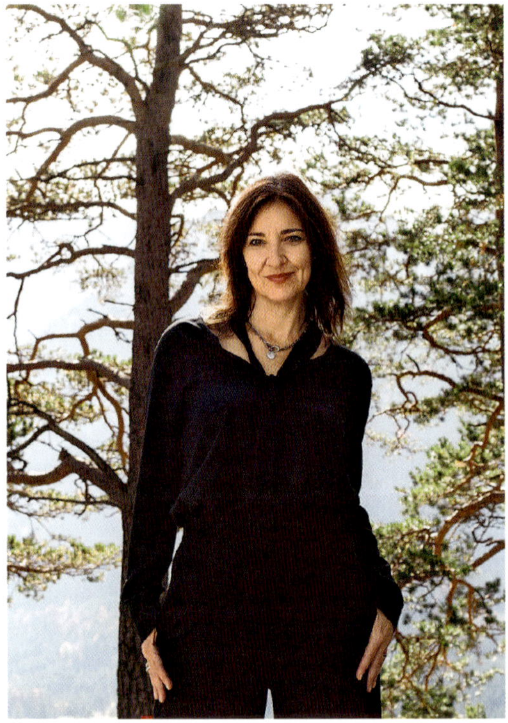

Volker Mehl ist Deutschlands angesagtester Ayurvedakoch, Spiegel-Besteller-Autor und zweifacher Gewinner des Gourmand World Cookbook Award. Seit über 20 Jahren befasst er sich intensiv mit den medizinischen und gesundheitlichen Aspekten von Ernährung und Heilkräutern, die er sowohl in seinen Kochkursen als auch in der Dozententätigkeit für gemeinnützige Organisationen und Kliniken weitergibt. Zusammen mit seiner Frau Anke Pachauer führt er eine Ayurveda-Akademie in Heppenheim und ihr Ayurveda Restaurant »Acht« in Reichelsheim im Odenwald.

www.volkermehl.com

Anke Pachauer lebt ihre Leidenschaft für die Themen Identität und Kommunikation in vielen unterschiedlichen Bereichen aus. Mit ihrer Erfahrung als PR-Managerin, Unternehmensberaterin, Hochschuldozentin und ganzheitliche Farb- und Stilberaterin hat sie 2021 den Zweig der Ayurveda-Psychologie mit dem Schwerpunkt »Urnatur und Umfeld« in die Volker Mehl Akademie für Ayurveda eingebracht. Ihre Passion für Kochen und Backen bringt sie seit jeher aus ihrem eigenen familiären Umfeld mit.

www.ankepachauer.de

LIEBE LESERINNEN UND LESER,

wir wollen Ihnen mit diesem Buch Informationen und Anregungen geben, um Ihnen das Leben zu erleichtern oder Sie zu inspirieren, Neues auszuprobieren. Wir achten bei der Erstellung unserer Bücher auf Aktualität und stellen höchste Ansprüche an Inhalt und Gestaltung. Alle Anleitungen und Rezepte werden von unseren Autoren, jeweils Experten auf ihren Gebieten, gewissenhaft erstellt und von unseren Redakteur*innen mit größter Sorgfalt ausgewählt und geprüft.

Haben wir Ihre Erwartungen erfüllt? Sind Sie mit diesem Buch und seinen Inhalten zufrieden? Wir freuen uns auf Ihre Rückmeldung. Und wir freuen uns, wenn Sie diesen Titel weiterempfehlen, in Ihrem Freundeskreis oder bei Ihrem Online-Kauf.

Sollten wir Ihre Erwartungen so gar nicht erfüllt haben, tauschen wir Ihnen Ihr Buch jederzeit gegen ein gleichwertiges zum gleichen oder ähnlichen Thema um.

KONTAKT ZUM LESERSERVICE

GRÄFE UND UNZER VERLAG
Grillparzerstraße 12
81675 München
www.gu.de

IMPRESSUM

GU ist eine eingetragene Marke der GRÄFE UND UNZER VERLAG GmbH, www.gu.de

ISBN 978-3-8338-8841-0
1. Auflage 2023

Projektleitung: Stella Schossow
Lektorat: Marline Mavie Ernzer
Bildredaktion: Simone Hoffmann
Umschlaggestaltung: ki36 Editorial Design, München, Bettina Stickel
Layout: ki36 Editorial Design, München, Marta Olesniewicz/Stephanie Reindl
Herstellung: Petra Roth
Satz: Christopher Hammond
Reproduktion: Longo AG, Bozen
Druck und Bindung: Firmengruppe APPL, aprinta druck, Wemding

Umwelthinweis:
Nachhaltigkeit ist uns sehr wichtig. Der Rohstoff Papier ist in der Buchproduktion hierfür von entscheidender Bedeutung. Daher ist dieses Buch auf PEFC-zertifiziertem Papier gedruckt. PEFC garantiert, dass ökologische, soziale und ökonomische Aspekte in der Verarbeitungskette unabhängig überwacht werden und lückenlos nachvollziehbar sind.

Bildnachweis:
Fotoproduktion und Cover: GU/Wolfgang Schardt, Hamburg
Adobe Stock: S. 19, 27, 30, 31, 47, 59, 62, 78, 116, 117, 118, 119, 120, 121, 162; Bettina Ebert: S. 4, 22, 190; GU-Archiv/Jochen Arndt: S. 159; GU-Archiv/Kramp+Gölling: S. 165; GU-Archiv/Nicolas Olonetzky: S. 176; iStockphoto: S. 33, 79, 161; Taylor Kiser/Unsplash: S. 28; Shutterstock: S. 37; Rehina Sultanova/Unsplash: S. 63; Jon Tyson/Unsplash: S. 8
Foodstyling: Adam Koor
Styling: Maria Grossmann
Haare & Make-up: Laura Laszek/Close up Agency
Syndication: Bildagentur Image Professionals GmbH, Tumblingerstr. 32, 80337 München
www.imageprofessionals.com

Wichtiger Hinweis:
Die Gedanken, Methoden und Anregungen in diesem Buch stellen die Meinung bzw. Erfahrung der Verfasser dar. Sie wurden von den Autoren nach bestem Wissen erstellt und mit größtmöglicher Sorgfalt geprüft. Sie bieten jedoch keinen Ersatz für persönlichen kompetenten medizinischen Rat. Jede Leserin, jeder Leser ist für das eigene Tun und Lassen auch weiterhin selbst verantwortlich. Weder Autoren noch Verlag können für eventuelle Nachteile oder Schäden, die aus den im Buch gegebenen praktischen Hinweisen resultieren, eine Haftung übernehmen.

GRÄFE UND UNZER
Ein Unternehmen der
GANSKE VERLAGSGRUPPE